Schäfer • Reif • Juckel (Hrsg.)

Therapie-Tools
Bipolare Störungen

Online-Material auf psychotherapie.tools

Mit dem untenstehenden Freischalt-Code erhalten Sie die digitalen Arbeitsmaterialien aus diesem Buch. Hierfür ist eine Registrierung auf psychotherapie.tools notwendig:

1. psychotherapie.tools/online-material öffnen.
2. Freischalt-Code eingeben.
3. Auf »Freischalt-Code einlösen« klicken. Der Code ist einmal gültig.
4. Im Warenkorb auf »Credits einlösen« klicken und Vorgang nach Login abschließen.
5. Arbeitsmaterialien nutzen.

Die Arbeitsmaterialien stehen Ihnen in Ihrem Kundenkonto unter »Mein Material« dauerhaft zur Verfügung. Sie sind für Ihren persönlichen Gebrauch bestimmt.
Als Institution mit mehreren Nutzer:innen wenden Sie sich bitte an vertrieb-psychotherapie.tools@beltz.de

C34MCHSA54

Martin Schäfer • Andreas Reif • Georg Juckel (Hrsg.)

Therapie-Tools Bipolare Störungen

Mit Online-Material

2., neu ausgestattete Auflage

BELTZ

Anschrift der Herausgeber:
Prof. Dr. med. Martin Schäfer
Klinik für Psychiatrie, Psychotherapie, Psychosomatik und Suchtmedizin
Kliniken Essen-Mitte
Akademisches Lehrkrankenhaus der Universität Duisburg/Essen
Evang. Huyssens Stiftung/Knappschaft GmbH
Henricistr. 92
45136 Essen

Prof. Dr. med. Andreas Reif
Klinik für Psychiatrie, Psychosomatik und Psychotherapie
Zentrum für Psychische Gesundheit, Universitätsklinikum Frankfurt
Heinrich-Hoffmann-Str. 10
60528 Frankfurt am Main

Prof. Dr. med. Georg Juckel
Klinik für Psychiatrie, Psychotherapie und Präventivmedizin
LWL-Universitätsklinikums Bochum der Ruhr-Universität Bochum
Alexandrinenstr. 1–3
44791 Bochum

Dieses Buch ist erhältlich als:
ISBN 978-3-621-29339-6 Print
ISBN 978-3-621-29340-2 E-Book (PDF)

FSC www.fsc.org MIX Papier | Fördert gute Waldnutzung FSC® C089473

2., neu ausgestattete Auflage 2025

Verlagsgruppe Beltz
Werderstraße 10, 69469 Weinheim
service@beltz.de

Lektorat: Andrea Glomb
Herstellung: Lelia Rehm
Umschlagbild: Lelia Rehm
Satz: Markus Schmitz, Altenberge
Gesamtherstellung: Beltz Grafische Betriebe, Bad Langensalza
Beltz Grafische Betriebe ist ein Unternehmen mit finanziellem Klimabeitrag (ID 15985-2104-1001).
Printed in Germany

Weitere Informationen zu unseren Autor_innen und Titeln finden Sie unter: www.beltz.de

Inhaltsverzeichnis

Vorwort

Die Bipolare Störung gehört zu den psychiatrischen Kernerkrankungen mit einer Prävalenz von 1,5 bis 2 Prozent. Bei bis zu 5 Prozent der Bevölkerung kann man erhebliche Stimmungsschwankungen feststellen, die sich als Störungen aus dem bipolaren Spektrum klassifizieren lassen. Diese können individuell erhebliche Belastungen darstellen und Auswirkungen auf den Alltag und das soziale Umfeld des Betroffenen haben.

Selbst bei exakter Diagnose und optimaler Therapie gelingt es medikamentös oft nur, die Schwere oder Häufigkeit der depressiven oder maniformen Phasen zu reduzieren. Umso wichtiger ist die ergänzende psychotherapeutische Arbeit, die sowohl allgemeine als auch spezifisch auf die Bipolare Störung bezogene Elemente beinhalten sollte. So finden sich in diesem Buch allgemeine Übungen wie auch bipolar-spezifische Hinweise und Anleitungen zur Emotions- und Impulsregulation, Umgang mit Stress, Achtsamkeit sowie Ressourcenaktivierung. Durch die starke Beteiligung der Angehörigen im Rahmen manischer oder depressiver Stimmungsschwankungen, in denen es zu Gefühlen der Hilflosigkeit kommen kann, in dem aber auch ein erhebliches Potenzial für die Stabilisierung, Rückfallprophylaxe und Früherkennung liegt, sollte die Arbeit mit Angehörigen ebenfalls ein zentraler Anteil der therapeutischen Aktivitäten mit bipolar Erkrankten sein. Als ein weiterer spezifischer Ansatz wurde das Metakognitive Training, welches sich aus der Psychosebehandlung kommend mit dem Umgang von verbleibenden Symptomen der Erkrankung auseinandersetzt, in einer neu bearbeiteten Form in dieses Buch integriert.

Dank der vom Beltz Verlag aufgelegten Reihe »Therapie-Tools« ist es für uns möglich geworden, ein nicht nur umfangreiches, sondern hoffentlich für den praktischen Alltag relevantes und nützliches Therapiebuch zu schaffen. In der Bipolarbehandlung klinisch und wissenschaftlich außerordentlich erfahrene Psychologen und Psychiater von der Deutschen Gesellschaft für Bipolare Störungen (DGBS e. V.) versuchen hier gemeinsam, alltagsrelevante praktische Arbeitsmaterialien für therapeutisch tätige Ärzte, Psychologische Psychotherapeuten sowie für alle im psychiatrischen Gebiet aktive Personen zusammenzustellen und zu erläutern, um sie möglichst einfach und praxisnah im Alltag einsetzen zu können. Selbst gut geschulten und interessierten Betroffenen und Angehörigen könnte das Buch aus unserer Sicht helfen, sich über verschiedene therapeutische Möglichkeiten zu informieren, ihr Krankheitsverständnis zu schulen und die Arbeitsblätter immer wieder nach professioneller erfolgter Anleitung im Alltag einzusetzen.

Wie keine andere Fachgesellschaft versucht die DGBS den Trialog zwischen Profis, Betroffenen und Angehörigen zu fördern. Der DGBS war es daher wichtig, die trialogische Arbeit als Grundlage für die hier dargestellten therapeutischen Interventionen und Übungen zu betonen. Ziel der DGBS ist es, Betroffene und Angehörige zu unterstützen und zu Experten in der eigenen Sache zu machen. Psychiater und Therapeuten sollen ihnen zur Seite stehen, um sie bestmöglich zu beraten und zu behandeln, ohne dabei die Sichtweise und die individuellen Ziele des Betroffenen und der Angehörigen aus den Augen zu verlieren. Auch hierfür ist die vorliegende Sammlung von Therapiematerialien bestens geeignet und daher eine wichtige und erfreuliche Ergänzung der Arbeit der DGBS.

Neben den umfangreichen praktischen Kapiteln mit Arbeitsblättern und Anleitungen für den Alltag wollten wir in einigen einleitenden Kapiteln nicht vergessen, zumindest kurz und prägnant und angelehnt an die wichtige 2012 erschienene S3-Leitlinie Bipolare Störungen der Deutschen Gesellschaft für Psychiatrie und Psychotherapie, Psychosomatik und Nervenheilkunde (DGPPN) und DGBS grundsätzliche und wichtige klinische Pfeiler des Umgangs mit bipolar Erkrankten zu skizzieren. Neben den Grundlagen eines trialogischen Umgangs im praktischen Alltag gehen wir dort auf die diagnostischen Probleme und Früherkennungsmöglichkeiten ein. Ohne ein klinisches Lehrbuch ersetzen zu wollen, sind auch die in den S3-LL-Bipolar empfohlenen Behandlungsmöglichkeiten und ihre Empfehlungsgrade kurz und prägnant zusammengefasst, damit der praktisch tätige Behandler eine Information erhält, auf welchen Ebenen eine weitere Optimierung der aktuellen Behandlung des Betroffenen möglich erscheint und diese ggfs. mit einem erfahrenen kooperierenden Arzt besprechen kann.

Die Fülle der Arbeitsmaterialien durch die hier vertretenen Experten zeigt die erheblichen Bemühungen und hervorragende Arbeit der im Bereich der Bipolaren Störungen Tätigen in den letzten Jahren. So konnten die Therapiemöglichkeiten der Bipolaren Störung stets mit neuen Elementen erweitert und krankheitsspezifisch ergänzt werden. Wir hoffen,

dass der alltagsorientierte und praktische Ansatz dieser Buchreihe es vielen therapeutisch Interessierten ermöglichen wird, effektiv und erfolgreich mit Menschen mit einer Bipolaren Erkrankung zu arbeiten.
Die Herausgeber möchten abschließend nochmals allen Autoren für die hervorragend gestalteten und in dieser Form für die Bipolare Störung bisher einmaligen Beiträgen danken.
Dem Beltz Verlag gilt unser Dank für die Möglichkeiten, die er uns und der DGBS mit dieser so wichtigen Reihe eröffnet hat.
Dem Leser und praktischem Nutzer wünschen wir viel Erfolg und Freude mit diesem Buch und hoffentlich einen spürbaren Gewinn für die alltägliche Arbeit.

Essen, Frankfurt und Bochum, im Frühjahr 2016

Martin Schäfer
Andreas Reif
Georg Juckel

Icons

Zur besseren Orientierung sind die Arbeits- und Informationsblätter mit verschiedenen Icons ausgestattet. So können Sie sofort erfassen, für wen die Materialien vorgesehen sind und wie sie eingesetzt werden sollten. Folgende Icons werden Ihnen in diesem Buch begegnen:

T „Therapeut/In«: Dieses Icon kennzeichnet Arbeits- und Informationsblätter, die nur für den Therapeuten selbst gedacht sind.

P »Patient/In«: Dieses Icon kennzeichnet Arbeits- und Informationsblätter, die den Patienten zur Bearbeitung ausgehändigt werden.

A »Angehörige«: Arbeitsblätter mit diesem Icon richten sich direkt an Angehörige der Patienten.

»Ran an den Stift«: Dieses Icon fordert dazu auf, einen Stift zur Hand zu nehmen und Antworten und Überlegungen direkt auf dem Arbeitsblatt zu notieren.

»Hier passiert was«: An dieser Stelle werden Handlungsanweisungen für Therapeuten und Patienten gegeben.

»Input fürs Köpfchen«: Hier werden Anregungen zum Weiter- und Ums-Eck-Denken gegeben.

»Ganz Ohr« kennzeichnet Abschnitte, in denen der Therapeut dem Klienten die Fragen vorgibt und sich dessen Antworten notiert bzw. den Text auf dem entsprechenden AB oder INFO vorliest.

I Einleitung und Grundlagen

KAPITEL 1 /

Der Trialog als therapeutische Grundhaltung

Martin Schäfer

Wie in keinem anderen Gebiet der Psychiatrie hat sich der trialogische Umgang im Bereich Bipolare Störungen vor allem durch die Aktivitäten der Deutschen Gesellschaft für Bipolare Störungen (DGBS e. V.) etabliert. Dieses wird als erheblicher Fortschritt im therapeutischen Alltag für ein besseres Miteinander angesehen. Es erscheint daher sinnvoll und wichtig, zu Beginn eines so praxisnahen Buches auf den trialogischen Umgang im therapeutischen Miteinander einzugehen und wichtige Aspekte als Grundlage einer gemeinsamen Kommunikation aufzuführen.

1.1 Entstehung des Trialogs

Trialog (»Dreiergespräch«) ist definiert durch die aktive Beteiligung »auf Augenhöhe« von Patienten (Betroffenen), Angehörigen und Ärzten bzw. in der Medizin tätigen Personen. Die Ursprünge der trialogischen Bewegung in Deutschland sind in der Psychiatriereform in den 1970er Jahren zu sehen, als wohnortferne psychiatrische Großkrankenhäuser weitgehend aufgelöst und wohnortnahe Behandlungsangebote geschaffen wurden. Im Zuge einer Modernisierung und Öffnung der psychiatrischen Krankenhäuser und Abteilungen erschien es wichtig, durch mehr Mitspracherecht und Transparenz zu einer verbesserten Akzeptanz der psychiatrischen Behandlungsansätze zu gelangen. Für die trialogische Entwicklung waren die Umgebungsgestaltung und die Schaffung von neuen stabilen Rahmenbedingungen ebenfalls zentral. Zu den notwendigen Voraussetzungen des Trialogs gehörte es, dass sich alle beteiligten Gruppen zunächst aktiv eigene Kompetenzen für ein besseres Miteinander schaffen konnten. Das bedeutete für Betroffene, sich zunächst in der Selbsthilfe zu organisieren und Selbsthilfegruppen aufzubauen. Ebenso mussten Angehörige sich organisieren und einen gemeinsamen Austausch z. B. in Angehörigengruppen suchen. Für Professionelle war es zunehmend wichtig (als grundlegender Schritt des Trialogs), eng mit den Selbsthilfegruppen für Betroffene und Angehörige zusammen zu arbeiten, den Kontakt zu suchen und zu pflegen. Hier lernten die professionell Tätigen zunächst erstmal die Grundlagen für eine gemeinsame »Sprache« und die Beachtung der Wünsche und Bedürfnisse der Betroffenen und Angehörigen weitab von den medizinischen Standardregeln. In diesen Kontext passt auch der wichtige Grundgedanke der »Partizipation«, also Teilhabe (Bock, 2012). »Teilhabe« kann nur dort ermöglicht werden, wo sich auch das medizinische Versorgungs- und Behandlungssystem entsprechend öffnet und verändert.

1.2 Formen und Strukturen des Trialogs

Trialog kann prinzipiell in verschiedenen Settings stattfinden. Im hier gemeinten therapeutischen Alltag bedeutet eine trialogische Struktur, Betroffene und Angehörige möglichst standardisiert in die ambulante oder auch stationäre Behandlung mit einzubeziehen. Erweitert kann hier eben auch die aktive Arbeit mit und in Selbsthilfegruppen gemeint sein. Auf anderen Ebenen können aber auch in Städten und Gemeinden trialogisch besetzte Gremien oder Arbeitsgemeinschaften entstehen, die lokale Vernetzungen fördern und gemeinsam Behandlungsangebote besprechen und planen. Auf Vereins- oder Verbandsebene ist bundesweit oder regional die Kommunikation zwischen professionellen Fachgesellschaften mit Vertretern aus Selbsthilfeverbünden und Angehörigenverbänden möglich. Vorteil hier kann die prinzipiell völlig unabhängige Arbeit voneinander sein, die auch Raum für eigene Aktivitäten lässt. Trialogische Verbände und Fachgesellschaften wie die Deutsche Gesellschaft für Bipolare Störungen (DGBS e. V.) stellen eine Weiterentwicklung dieser Strukturen dar, da hier Regeln zur trialogischen Zusammenarbeit auf Augenhöhe in der Satzung fest verankert sind und als Grundlage der alltäglichen Arbeit gelten.

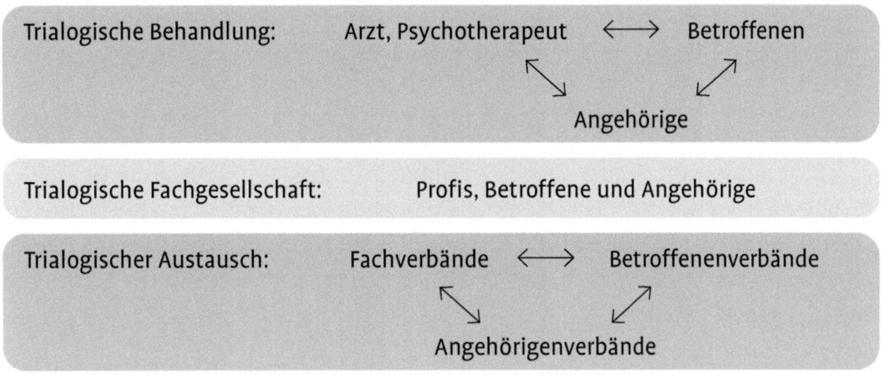
Trialogische Behandlung:
Arzt, Psychotherapeut
Betroffenen
Angehörige
Trialogische Fachgesellschaft:
Profis, Betroffene und Angehörige
Trialogischer Austausch:
Fachverbände
Betroffenenverbände
Angehörigenverbände

Abbildung 1.1 Beispiele möglicher trialogischer Kommunikationsstrukturen

Trialogische Struktur in der Deutsche Gesellschaft für Bipolare Störungen (DGBS e. V.).

Die deutsche Gesellschaft für Bipolare Störungen hat als erste und bisher einzige psychiatrische Fachgesellschaft nach ihrer Gründung 1999 als rein ärztlich-wissenschaftlich orientierte Fachgesellschaft eine trialogische Struktur geschaffen, in die Betroffene und Angehörige als gleichberechtigte Mitglieder eintreten und sich auf allen Ebenen aktiv einbringen können. In der Satzung wurde sogar eine trialogische Führung der Gesellschaft festgeschrieben. So setzt sich der Vorstand aus Profis, Betroffenen- und Angehörigenvertretern zusammen. Als trialogische Errungenschaften entstanden im Laufe der Jahre gemeinsame Jahrestagungen, gemeinsame Mitteilungsblätter (InBalance, Newsletter), gemeinsame Kongresssymposien auf verschiedenen Tagungen, eine trialogische S3-Leitlinie, trialogisch organisierte Weiterbildungskonzepte, Projekte zur Teilhabe, gemeinsame Diskussionen in der Mitgliederversammlung, Forschungsprojekte sowie öffentlichkeitswirksame Antistigma-Veranstaltungen und politische Aktivitäten. Ergebnisse der trialogischen Zusammenarbeit beschränken sich langfristig nicht nur auf die individuelle Therapiebeziehung, sondern haben Auswirkungen auf die angemessene Darstellung der Interessen der Patienten und Angehörigen in der Öffentlichkeit und Politik, auf die Qualitätsförderung und auf die Fortentwicklung der Versorgungsstrukturen.

1.3 Trialog in der S3-Leitline für Bipolare Störungen

Eine Besonderheit im Bereich der Bipolaren Erkrankung war die Entwicklung einer trialogisch geprägten S3-Leitlinie. Diese beinhaltet wesentliche Grundlagen und Leitsätze für den Umgang miteinander. Aufgrund der hohen Wichtigkeit für die Umsetzung der in diesem Buch zusammengestellten Übungen und Arbeitsblätter für Betroffene und Angehörige sollen hier aus der S3-Leitlinie die wesentlichen Aussagen zum therapeutischen Trialog erläutert werden. Dabei werden Aussagen zum Trialog und seiner Bedeutung in der Leitlinie als »Statements« oder als »Expertenkonsensus« (KKP) zusammengefasst, da sie bei fehlenden wissenschaftlichen Studien und Erhebungen bezüglich ihrer Auswirkungen nicht in sogenannten Evidenzgraden dargestellt werden konnten. Leitlinien ermöglichen aber auch die Darstellung klinischer Erfahrungswerte z. B. als klinischer Expertenkonsens.
In den S3-Leitlinien wird betont, dass im Rahmen der Behandlung der Bipolaren Störung eine trialogische Zusammenarbeit besonders wichtig erscheint. Sie ist eine wesentliche Voraussetzung für eine offene, vertrauensvolle und erfolgreiche Kooperation zwischen betroffenen Patienten, Angehörigen und anderen Bezugspersonen sowie Behandlern, auf deren Basis gemeinsame Interessen und Behandlungsziele verfolgt werden können. Die direkte Beteiligung engagierter Betroffener, Angehöriger und anderer Bezugspersonen sollte daher im klinischen Alltag selbstverständlich sein. Mit dem Patienten sollte im Rahmen einer partizipativen Entscheidungsfindung von Behandlern, Patienten und, wenn zugestimmt, auch Angehörigen über mögliche Behandlungsstrategien und die damit verbundenen erwünschten Wirkungen und möglichen Risiken gesprochen und entschieden werden.

Information und Weiterbildung. Auch die trialogische Ausgestaltung der Information und Weiterbildung kann langfristig helfen und die Kommunikation erleichtern. Patienten und Angehörige sollten auf eine mögliche Unterstützung in Form von Ratgebern, Selbsthilfemanualen, Schulungsprogrammen (z. B. Kommunikations-Trainings, Selbstmanagement-Trainings) hingewiesen werden, konkrete Literaturhinweise erhalten und zur Teilnahme an aktuellen Veranstaltungen ermuntert werden. Letztendlich fördern diese Maßnahmen wie auch die therapeutischen Übungen in diesem Buch das Selbstmanagement.

Selbsthilfe. Die Leitlinien heben zusätzlich die Selbsthilfetätigkeit hervor. Betroffene und Angehörige sowie andere Bezugspersonen sollten demnach zum Besuch von Selbsthilfegruppen ermutigt werden. Selbsthilfegruppen sollten insgesamt als therapeutische Option mehr Beachtung finden und gefördert werden. Neben der direkten Integration in das stationäre therapeutische Angebot ist auch eine kontinuierliche Kooperation mit regionalen Gruppen oder einer Kontaktstelle für Selbsthilfegruppen sinnvoll. Auf diese Weise können Selbsthilfegruppen als Element der Nachsorge zur Stabilisierung des Behandlungserfolgs genutzt werden.

Angehörige. Auch die Rolle der Angehörigen wird in der Leitlinie beachtet. So sind demnach aufgrund der starken Dynamik der Bipolaren Erkrankung die nahen Angehörigen oft in besonderer Weise belastet. Gleichzeitig gibt es häufiger nicht nur Primär- (d. h. Eltern/Geschwister), sondern auch Sekundärfamilien (d. h. Partner/Kinder/andere Bezugspersonen). Der Erhalt dieser Beziehungen hat große prognostische Bedeutung. Die Experten sehen es als wichtig an, Angehörige von Beginn an und über alle Phasen der Behandlung des Erkrankten einzubeziehen. Selbst bei anfänglicher Ablehnung sollte im Interesse der Sicherung eines langfristigen Behandlungserfolges und der Rückfallprophylaxe darauf hingearbeitet werden, das Vertrauensverhältnis zwischen Patienten und Angehörigen zu stärken. Die Einbeziehung der Angehörigen kann dabei in unterschiedlichen Konstellationen erfolgen: über individuelle Einzelgespräche mit Angehörigen, Familiengesprächen (mit Erkrankten), Gespräche in Mehr-Familien-Gruppen, über psychoedukative Angehörigengruppen, Selbsthilfegruppen, Angehörigen-Informationstage, Angehörigenvisiten/Angehörigen-Sprechstunde, »Trialog«-Gruppen (in denen sich oft Patienten und Angehörige unabhängig von gemeinsamer Geschichte begegnen) oder sogar über Angehörigen-Briefe bzw. Angehörigen-Entlassungsbriefe. Unabhängige Organisationen sind der Bundesverband der Angehörigen psychisch Kranker e. V. oder die DGBS e. V. Wichtige Ziele des Einbezugs der Angehörigen sind:

- fremdanamnestische Angaben zum Erkrankungsverlauf
- Vermittlung von Wissen über die Symptome und Ursachen der Erkrankung
- Information über Indikation, Wirkung und Nebenwirkungen von Behandlungsmaßnahmen
- mögliche Unterstützungsmöglichkeiten durch das Versorgungssystem
- emotionale Entlastung durch die Möglichkeit zur Weitergabe ihrer Erfahrungen mit dem Erkrankten
- Wertschätzung ihres Bemühens um den Erkrankten
- Erkennen, Lösen bzw. Mildern interaktioneller Konflikte zwischen Patienten und Angehörigen
- Rückfallverhütung

Fazit Trialog ist wichtig und kann helfen, das Vertrauensverhältnis in der Therapie zu verbessern, die Compliance zu erhöhen, gemeinsame und nicht einseitige Therapieziele zu entwickeln, Angehörige zu entlasten und den Blick des Behandlers auf die Situation des Betroffenen und seines Umfelds zu erweitern. Die praktischen Übungen und Arbeitsblätter dieses Buchs sollten daher wenn möglich auch aus dem trialogischen Blickwinkel in den Alltag eingebaut und eingesetzt werden.

KAPITEL 2 /

Neurobiologische Erklärungsmodelle Bipolarer Störungen

Georg Juckel • Paraskevi Mavrogiorgou • Josef Priller • Klara Meister • Michael Bauer

Weitgehend unklar ist bis heute die Ätiologie der Bipolaren Störung, wobei eine multifaktorielle Genese mit sowohl biologisch-genetischen als auch psychosozialen Faktoren angenommen wird (Abb. 2.1). Bei der Erforschung der Ursachen konnten in den vergangenen Jahren mit Hilfe der modernen molekularbiologischen und bildgebenden Verfahren (z. B. in Form von Positronen-Emissions-Tomographie (PET) und funktioneller Kernspintomographie (fMRT)) erhebliche Fortschritte erzielt werden (Abb. 2.2).

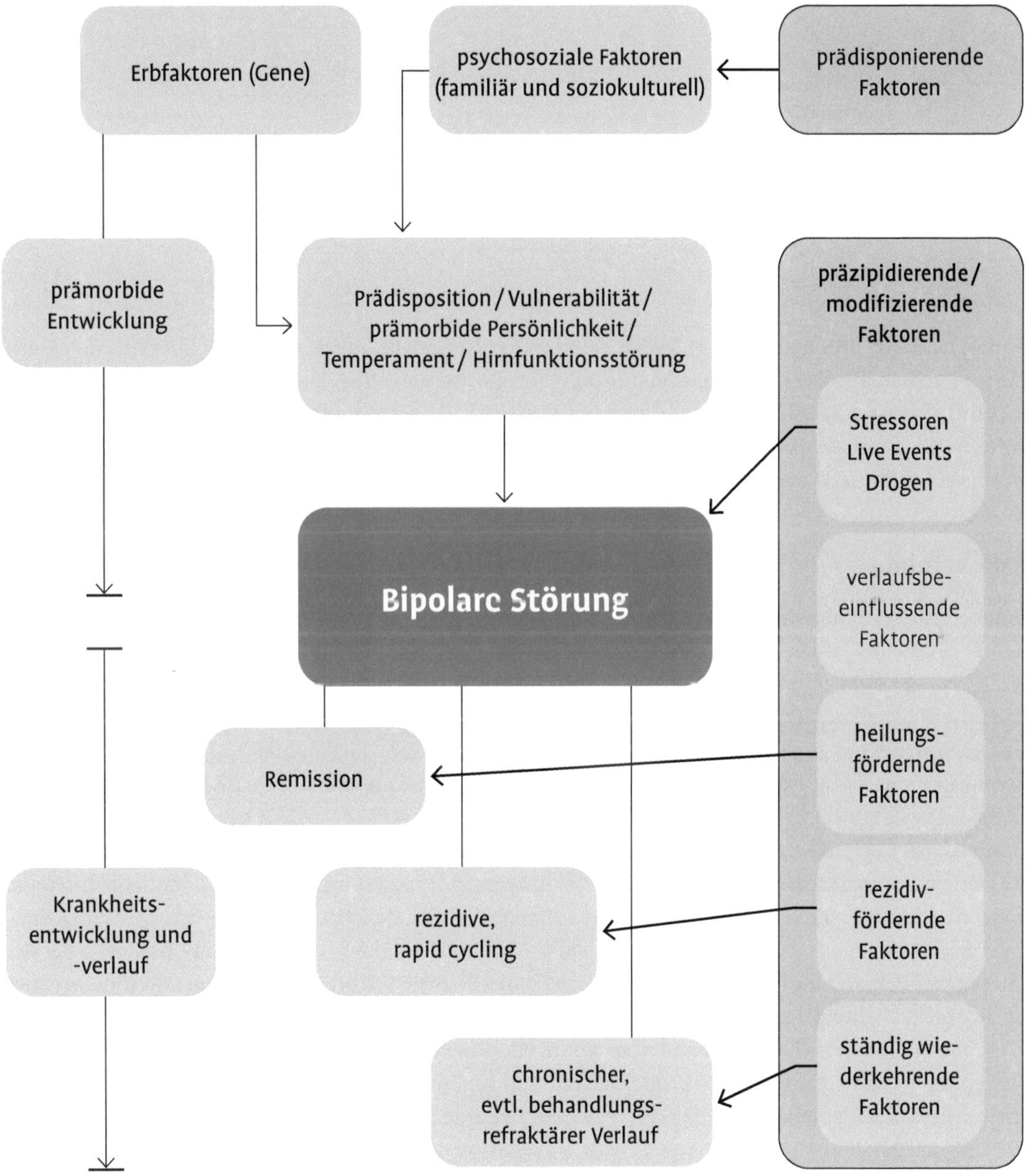

Abbildung 2.1 Entstehungsmodell und Verlauf Bipolarer Störungen

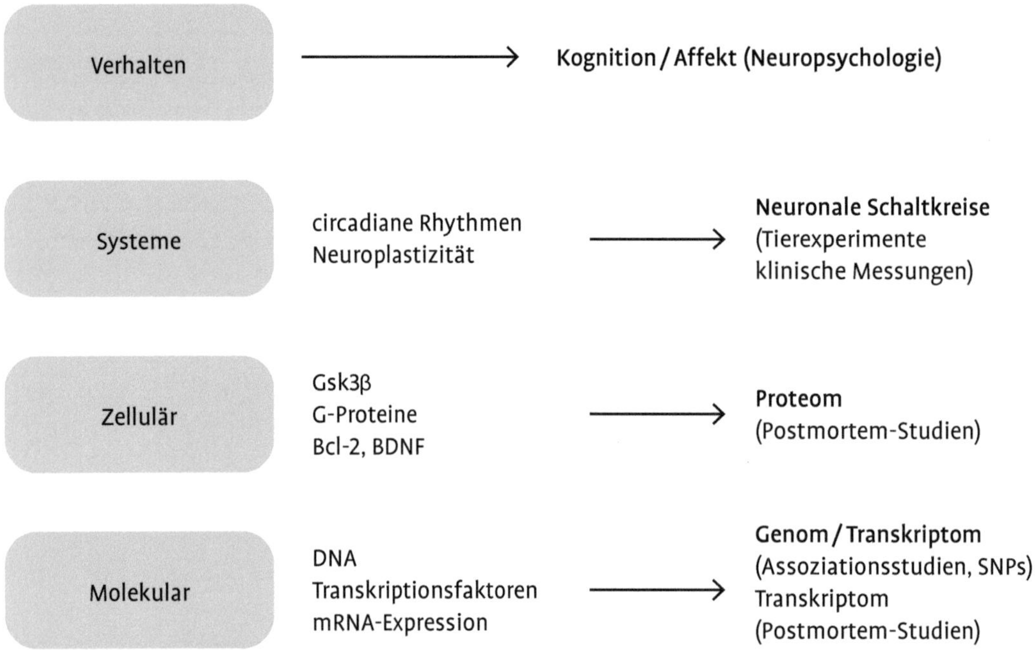

Abbildung 2.2 Pathophysiologie der Bipolaren Erkrankung und ihre verschiedenen physiologischen Ebenen (Molekular, Zellulär, Systeme und Verhalten). SNPs: Single nucleotide polymorphisms; Bcl-2: B-cell leukemia/lymphoma-2; BDNF: Brain-derived neurotrophic factor, Gsk3β: Glycogen synthase kinase3 β, Transkriptom: Gesamtheit der zellulären messenger RNA (mRNA)-Spezies und deren Expressionslevel, Proteom: Gesamtheit der zellulären Protein-Spezies und deren Expressionslevel (modifiziert nach Manjii & Lenox, 2000).

2.1 Genetische Befunde

Zwillings-, Familien- und Adoptionsstudien haben gezeigt, dass genetische Faktoren einen wichtigen Beitrag zur Ätiologie der Bipolaren Erkrankung leisten. Die Konkordanzrate eineiiger Zwillinge beträgt je nach Studie zwischen 43 und 75 Prozent (Kieseppä et al., 2004). Unterscheidet man bei den affektiven Störungen zwischen unipolaren und bipolaren Erkrankungen, ist die Konkordanzrate bei den bipolaren Zwillingen höher als bei den unipolaren, was auf einen größeren Einfluss genetischer Faktoren bei der Bipolaren Erkrankung hinweist. Die Polarität (unipolar, bipolar) ist bei monozygoten Zwillingen meist konsistent. Diese Daten legen nahe, dass bipolare und unipolare Erkrankungen genetische Ähnlichkeiten aufweisen.

Das Erkrankungsrisiko bei Verwandten ersten Grades ist bei der Bipolaren Erkrankung deutlich erhöht und beträgt um die 10 Prozent bei einem Lebenszeitrisiko von 1 Prozent in der Allgemeinbevölkerung (Kato, 2001). Schließlich zeigten sich auch in größeren Adoptionsstudien stark erhöhte Raten Bipolarer Erkrankungen im Vergleich zur Gesamtpopulation. Diese Ergebnisse legen nahe, dass die Erkrankung genetisch mitdeterminiert ist, dass Umweltfaktoren bei der Entstehung der Bipolaren Erkrankung aber ebenfalls eine wichtige Rolle spielen. Trotz des erheblichen Einflusses genetischer Faktoren auf die Entstehung der Bipolaren Erkrankung konnten die verantwortlichen Gene bislang nicht identifiziert werden (Schulze, 2010). Dies liegt unter anderem daran, dass eine komplexe genetische Heterogenität existiert, d. h. mehrere Suszeptibilitätsgene mit der Umwelt interagieren und für ähnliche klinische Symptome prädisponieren. Gen-Kopplungsstudien erbrachten bislang mehrfach replizierte Befunde zu den Kandidatenregionen auf den Chromosomen 4, 12, 18, 21 und 22.

2.2 Störungen des zirkadianen Rhythmus

Bipolare Patienten leiden sowohl in depressiven als auch in manischen Phasen unter deutlichen Alterationen des zirkadianen Rhythmus. Beispielsweise zeigen depressive Patienten neben diurnalen Schwankungen des Affektes ein vorzeitiges Erwachen, eine verkürzte REM-Schlaf-Latenz, Veränderungen endokrinologischer Sekretionsprofile sowie ein verspätetes Erreichen der minimalen Körperkerntemperatur. Insgesamt scheint bei bipolaren Patienten einen Verkürzung der zirkadianen Periode vorzuliegen. Schlafentzug kann bei etwa 50 Prozent der depressiven Patienten zu einer klinischen Besserung führen, führt aber bei 5 bis 25 Prozent der bipolaren Patienten zur Provokation hypomanischer und manischer Phasen (Colombo et al., 1999). Das phasische Auftreten von Affektstörungen ist charakteristisch für Bipolare Erkrankungen, sodass den Veränderungen des biologischen Rhythmus, des inneren Zeitgebers und seiner Genetik eine pathogenetische Rolle zukommen könnte.

Biologische Rhythmen werden durch eine Kombination von internen circadianen Schrittmachern und externen Schlüsselreizen, wie z. B. Tag-Nacht-Zyklus, bestimmt. Bei Säugetieren befindet sich der interne circadiane Schrittmacher im Nucleus suprachiasmaticus (SCN) des Hypothalamus und reguliert die Periode von physiologischen Rhythmen und Verhaltensrhythmen auf ungefähr 24 Stunden. Die basale oszillatorische Funktion hängt von zwei Transkriptionsfaktoren ab: CLOCK und BMAL1. Diese bilden miteinander ein Dimer, welches als positives Element agiert und die Expression von Genen, z. B. PER, aktiviert. Das PER-Protein agiert als ein negatives Element in einem Feedback-Mechanismus und supprimiert die Aktivierung der positiven Elemente (Abb. 2.3).

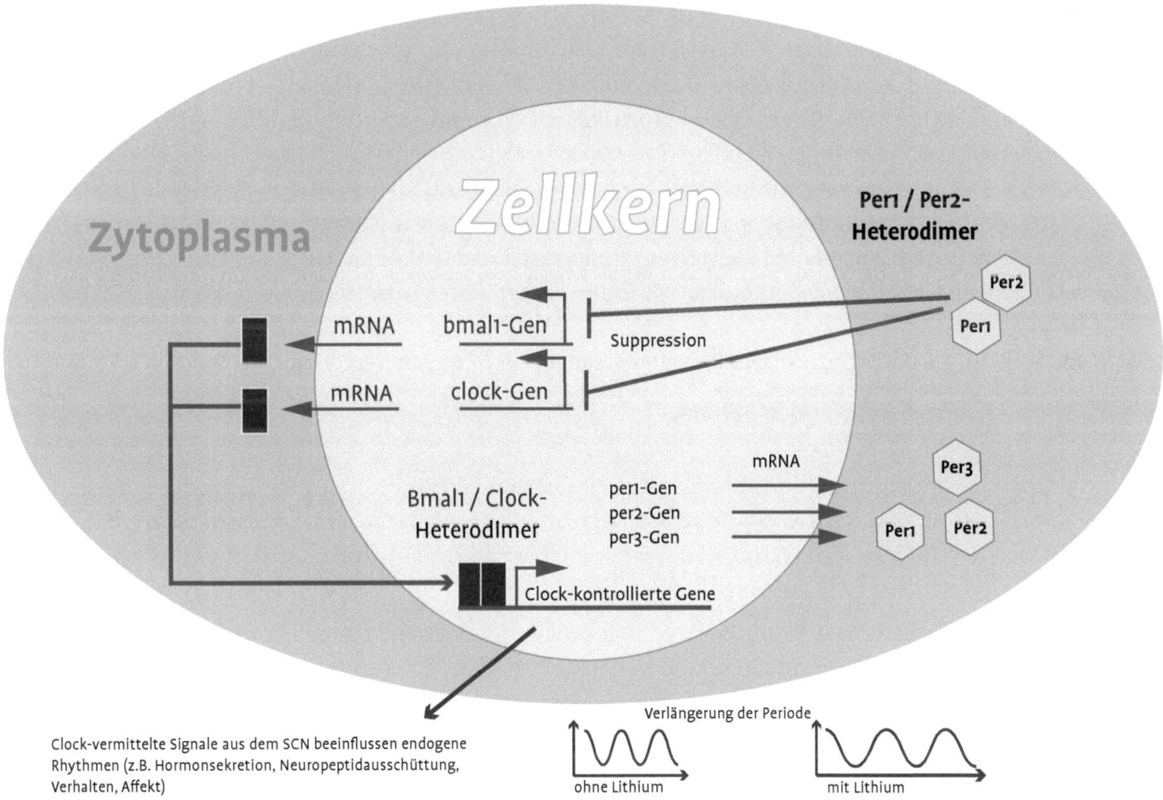

Abbildung 2.3 Modell zum Clock-Genzyklus im Nukleus suprachiasmaticus (SCN). Bmal1/Clock-Heterodimere binden an Promotoren und aktivieren die Transkription der Clock-kontrollierten Gene sowie der per1-, 2- und 3-Gene. PER1- und PER2-Proteine bilden Heterodimere, welche nach Translokation in den Zellkern als negativer Rückkopplungsmechanismus die Transkription der Clock-kontrollierten Gene inhibieren.

2.3 Neurotrophe Faktoren und Neuroplastizität

Neurotrophine sind essentiell für die Entwicklung des zentralen Nervensystems, insbesondere für das Aussprossen der Neuriten, die phänotypische Differenzierung der Neurone und die Synaptogenese. Zusätzlich zu ihrer Rolle in der Entwicklung tragen sie zur Plastizität des Gehirns bei. Darunter versteht man strukturelle und funktionelle Umgestaltungen des zentralen Nervensystems in Reaktion auf sensomotorische, emotionale und psychosoziale Stimuli. Zu der Familie der Neurotrophine gehören unter anderem BDNF (brain-derived neurotrophic factor), NGF (nerve growth factor) und NT-3 (neurotraphin 3). Im Rahmen von Depressionen kommt es zu einer Reduktion der Serumspiegel von BDNF, deren Ausmaß mit dem Schweregrad der Erkrankung korreliert (Karege et al., 2002). Dabei könnte Stress als wesentlicher Risikofaktor für affektive Erkrankungen eine mögliche Rolle bei der Suppression der BDNF-Transkription zukommen. Es wird angenommen, dass bei affektiven Störungen ein angeborener oder erworbener Mangel an Neurotrophinen zu einer Unfähigkeit des Gehirns führt, sich an wechselnde Unweltreize strukturell und funktionell anzupassen (Plastizität). Danach könnte man die Bipolaren Erkrankungen als Folge einer inadäquaten Reaktion auf Stress deuten.

Veränderungen der intrazellulären Signaltransduktion

Im zentralen Nervensystem spielen komplexe Signalnetzwerke eine bedeutende Rolle, da zahllose extrazellulär generierte Informationen verstärkt und gewichtet werden müssen, bevor sie von Nerven- und Gliazellen integriert an Effektoren weitergegeben werden können. Jede Zelle ist mit einem System von Molekülen zur intrazellulären Signaltransduktion ausgestattet, das kaskadenartig aufgebaut ist und wechselseitige Beeinflussungen erlaubt. Die Bindung von Neurotransmittern an Rezeptoren auf der Zelloberfläche führt zu einer allosterischen Konformationsänderung des Rezeptormoleküls und zur Aktivierung sogenannter G-Proteine, welche wiederum second messenger wie cAMP, Inositol1,4,5-Triphosphat (IP3) und Diacylglycerol mobilisieren. Diese intrazellulären Botenstoffe aktivieren Proteinkinasen direkt (z. B. PKA, PKC) oder indirekt über eine Erhöhung der intrazellulären Calciumkonzentration (z. B. CaMK). Wachstumsfaktoren wie BDNF binden an Rezeptoren, die selbst Tyrosinkinaseaktivität entfalten (TrkB) und die ERK-MAP-Kinase sowie PI-3K/AKT Kaskaden in Gang setzen. Patienten mit Bipolarer Erkrankung weisen charakteristische Veränderungen der intrazellulären Signaltransduktion auf, welche in Abbildung 2.4 zusammengefasst sind. Insbesondere sind in Post-mortem-Untersuchungen erhöhte Mengen an stimulatorischem G-Protein (Gsα) und eine verstärkte Aktivität der Adenylatzyklase im Gehirn bipolar erkrankter Patienten nachgewiesen worden (Gould & Manji, 2002, Tab. 2.1).

Tabelle 2.1 Veränderungen der intrazellulären Signalkaskaden bei der Bipolaren Störung

Molekül	Befunde bei Bipolarer Störung
cAMP	▶ normale basale cAMP-Spiegel in Plasma und Liquor ▶ verminderte cAMP-vermittelte Antworten in Leukozyten während depressiver Phasen ▶ erhöhte cAMP-vermittelte Antworten in spezifischen Hirnregionen (post mortem) ▶ erhöhte cAMP-abhängige Phosphorylierung in Leukozyten während euthymer Phasen
G-Proteine	▶ Gsα erhöht in Thrombozyten und Leukozyten während manischer und euthymer Phasen ▶ Gsα und Gsα-mRNA erhöht in spezifischen Hirnregionen (post mortem) ▶ erhöhte G-Protein-Rezeptorbindung im Gehirn (post mortem)
Phosphatidylinositol	▶ erhöhter PIP2-Membrangehalt in Thrombozyten während manischer Phasen ▶ verminderter PIP2-Membrangehalt bei mit Lithium behandelten Patienten während euthymer Phasen ▶ verminderte Inositol-Spiegel regionsspezifisch im frontalen Kortex (post mortem) ▶ verminderte G-Protein-stimulierte PI-Hydrolyse im okzipitalen Kortex (post mortem) ▶ erhöhte Phosphomonoesterase-Aktivität während manischer und depressiver Phasen

Molekül	Befunde bei Bipolarer Störung
PKC	► erhöhte PKC-Aktivität in Thrombozyten während manischer Phasen ► erhöhte PKC-Aktivität (isoformspezifisch) in kortikalen Arealen (post mortem) ► verminderte PKC-Aktivität (isoformspezifisch) bei mit Lithium behandelten Patienten
Intrazelluläres Cy2+	► erhöhte basale Ca^{2+}-Spiegel in Thrombozyten und Leukozyten während manischer, depressiver und euthymer Phasen ► erhöhte stimulierte Ca^{2+}-Antworten in Thrombozyten und Leukozyten während manischer und depressiver Phasen

Monaminerge Neurotransmitter

Bereits in den 1960er Jahren rückten die Aminhypothesen (Schildkraut, 1965) als wesentlicher pathogenetischer Faktor affektiver Erkrankungen in den Vordergrund des wissenschaftlichen Interesses. Von diesen Hypothesen ausgehend postulierte man als Ursache von Depressionen eine Erniedrigung von Noradrenalin und Serotonin, hingegen bei der Manie eine Erhöhung dieser biogenen Amine. Nicht zuletzt die Wirksamkeit noradrenerg oder serotonerg wirkender Substanzen bei der Behandlung depressiver Symptome einerseits und der Ausbruch manischer Zustände durch eben diese andererseits wurde immer wieder als Beleg für eine wesentliche Rolle der Katecholamine bei affektiven Störungen angesehen. Messungen der pathogenetisch relevanten Neurotransmitter und ihrer Metaboliten im Liquor oder Plasma bipolarer Patienten lieferten zwar Hinweise für eine Dysfunktion der noradrenergen bzw. serotonergen Neurotransmission, allerdings reichen die vielfältigen Befunde nicht zu einem in sich vollends geklärten neurochemischen Krankheitsmodell Bipolarer Störungen aus (Elhwuegi, 2004). Darüber hinaus konnten keine eindeutigen Unterschiede in Bezug der Art und des Ausmaßes der noradrenergen bzw. serotonergen Dysfunktion zwischen unipolarer und bipolarer affektiver Störung gefunden werden. Lediglich Post-mortem-Untersuchungen legen Hinweise für das Vorliegen struktureller und letztlich funktioneller Unterschiede in der dysfunktionalen Neurotransmission biogener Amine zwischen unipolarer und bipolarer Störungen nahe. So zeigten bipolar affektive Patienten eine höhere Neuronenzahl im Locus coeruleus, dem hauptsächlich Noradrenalin enthaltenden Hirnstammkern, als unipolare Patienten und gesunde Kontrollen. Aufgrund des engen funktionellen Zusammenhangs zwischen noradrenergem System und Antrieb könnte dies ein Korrelat für die klinischen Unterschiede zwischen uni- und bipolarer Störung sein (Baumann & Bogerts, 2001). Unklar ist bislang auch, inwieweit die bei affektiven Erkrankungen beschriebenen Veränderungen des dopaminergen Systems im Sinne einer verminderten Neurotransmission bei Depressiven und einer Normalisierung bzw. Erhöhung desselbigen in der Manie zwischen unipolarer und bipolarer Störung differenzieren können.

Neuroendokrinologische Veränderungen

Ein wichtiges neuroendokrinologisches System, dessen pathogenetische Bedeutung für affektive Störungen seit langem erforscht wird, ist die Hypothalamus-Hypophysen-Schilddrüsen-Achse (HHS) (Bauer et al., 2008). Das Vorkommen psychiatrischer Symptomatik, insbesondere depressiver und kognitiver Störungen, bei primären Schilddrüsenerkrankungen ist häufig, allerdings relativ unspezifisch. Während der überwiegende Teil depressiver Patienten zwar laborchemisch (peripher) euthyreot ist, gibt es dennoch Hinweise dafür, dass eher subklinische Abweichungen der Schilddrüsen-Stoffwechsellage einen ätiologischen und/oder krankheitsunterhaltenden Faktor bei bipolaren Erkrankungen darstellen, insbesondere bei Rapid-Cycling-Verläufen. Nicht zuletzt wird dies ex juvantibus deutlich: Schilddrüsenhormone scheinen den antidepressiven Effekt herkömmlicher Medikamente zu beschleunigen und eine hochdosierte, zusätzlich zur klassischen medikamentösen Behandlung durchgeführte Schilddrüsenhormongabe (im Sinne einer Augmentation) beeinflusst zunächst therapieresistent erscheinende akute depressive Krankheitsbilder und Verläufe affektiver Störungen positiv. Dies gilt insbesondere für akute und prophylaxeresistente Bipolare Störungen und Rapid Cycling. Auf welche Art und Weise Schilddrüsenhormone ihre Wirkung bei affektiven Erkrankungen entfalten, ist bislang nicht geklärt. Mögliche Wirkmechanismen könnten sein den Ausgleich einer »zentralen Hypothyreose«, die Beeinflussung von an der Affektmodulation beteiligten Neurotransmittersystemen sowie Auswirkungen auf die Genexpression verschiedener Zielstrukturen. Die Wechselwirkungen von Schilddrüsenhormonen mit anderen funktionellen Systemen des adulten ZNS sind komplex. Insgesamt scheinen die Schilddrüsenhormone im Sinne eines »crosstalks« mit verschiedenen anderen Funktionseinheiten des ZNS in Verbindung zu stehen und diese modulieren zu können bzw. durch diese selber modifiziert zu werden. Die therapeutischen Effekte einer Augmentationsbehandlung mit Trijodthyronin (T3)- und L-Thyroxin (L-T4) bei affektiven Störungen gehen möglicherweise auf eine solche Wechselwirkung zurück, durch die die serotonerge Neurotransmission gesteigert wird (Bauer et al., 2002; Abb. 2.4).

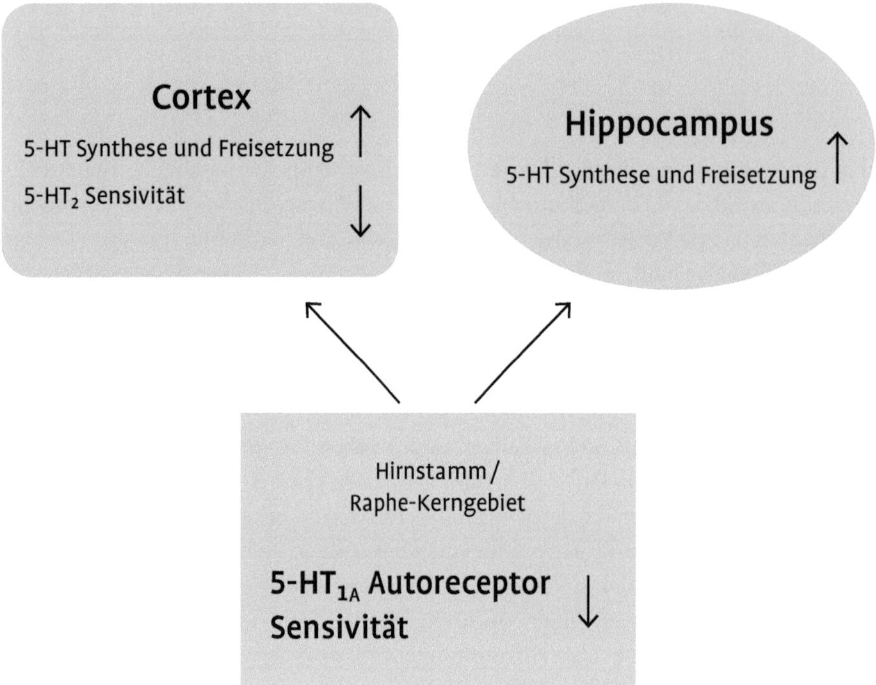

Abbildung 2.4 Effekte von Schilddrüsenhormonen auf das serotonerge System im Gehirn

Auffälligkeiten in der Neuroanatomie

Die bisherigen neuropathologischen Post-mortem-Untersuchungen bei bipolar affektiven Patienten lieferten Hinweise für dysfunktionale cortikolimbische und cortikostriatale Regelkreise insbesondere mit Veränderungen im Frontallappen (Abb. 2.5), allerdings konnten die hierbei beschriebenen mikro-und makroskopischen Veränderungen bisher wenig zur nosalogischen Spezifizierung und Differenzierung bipolarer affektiver Störungen beitragen. Eine wesentliche Erklärung hierfür könnte darin bestehen, dass hirnfunktionelle und hirnmorphologische Veränderungen ihren Ausdruck in einzelnen Symptomen und nicht in nosalogischen Entitäten finden.

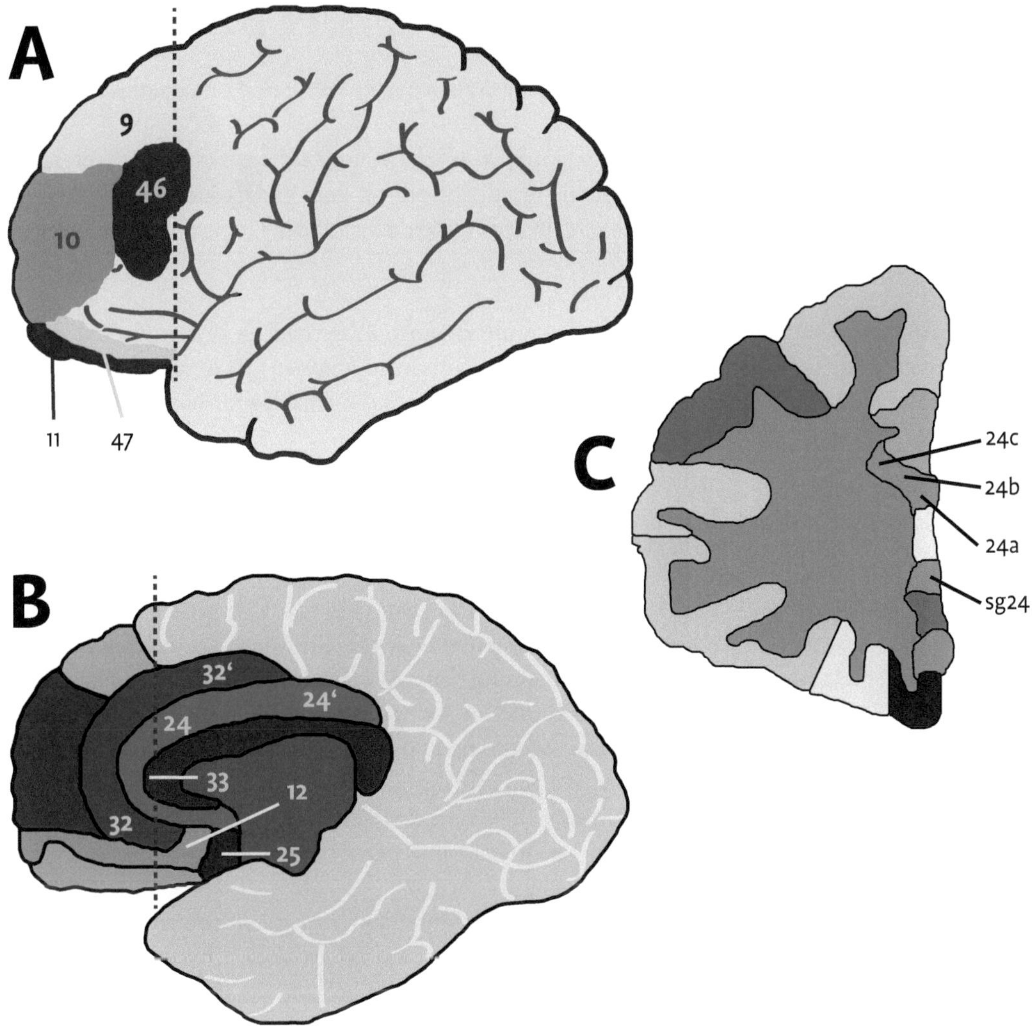

Abbildung 2.5 Neuropathologie des Frontallappens bei affektiven Störungen (modifiziert nach Harrison, 2002)

Mittels bildgebender Verfahren wie Computertomographie (CT) und der Magnetresonanztomographie (MRT) konnten zahlreiche strukturelle Hirnveränderungen bei affektiven Patienten im Allgemeinen und bei bipolaren Patienten im Speziellen gefunden werden, die letztlich aber auch nicht zu einer Unterscheidung zwischen unipolaren und bipolaren Verlauf beitragen konnten (Hallahan et al., 2011). Neben den widersprüchlichen Ergebnissen liegt ein weiterer Nachteil darin, dass die meisten Untersuchungen bei bipolaren Patienten in euthymen und/oder depressiven Phasen und weniger in der manischen Phase durchgeführt wurden. Dies trifft auch für die Untersuchungen mittels funktioneller bildgebender Verfahren wie PET (Positronen-Emissions-Tomographie), SPECT (Single-Photon-Emissions-Tomographie) oder fMRI (funktionelle Kernspintomographie) zu. Die hauptsächlichen Befunde sind:

- Eine Erweiterung des dritten Ventrikels im Vergleich zu gesunden Kontrollen konnte bei bipolaren Patienten und eindeutiger noch bei unipolar Erkrankten gezeigt werden.
- Vermehrte subkortikale Hyperintensitäten werden sowohl bei bipolaren Patienten als auch bei älteren Patienten mit unipolarer Depression im Vergleich zu gesunden Kontrollen berichtet.
- Eine frontal/präfrontale Volumenabnahme scheint bei bipolaren Patienten sowie bei unipolar depressiven Patienten im Vergleich zu gesunden Probanden vermehrt aufzutreten.
- Eine verringerte globale Hirnaktivität konnte sowohl bei bipolaren als auch bei unipolaren depressiven Patienten im Vergleich zu Gesunden gefunden werden, allerdings gibt es dazu auch widersprüchliche Befunde.

- Eine Verminderung der dorsolateral-präfrontalen Aktivität ist der eindeutigste Befund bei bipolar-depressiven Patienten, aber auch bei unipolar-depressiven Patienten im Vergleich zu Gesunden.
- Eine verminderte Aktivität des temporalen Kortex und der Basalganglien bei bipolaren und unipolaren depressiven Patienten konnte nicht konsistent repliziert werden.
- Eine erhöhte Aktivität der Amygdala fand sich sowohl bei bipolar als auch bei unipolar depressiven Patienten.
- Eine variable anterior cinguläre/medial-präfrontale Aktivität wurde sowohl bei unipolar als auch bipolar depressiven Patienten gefunden, wobei diese Aktivitätsunterschiede im Zusammenhang mit der Therapieresponse gebracht werden.

Bezüglich funktioneller Kernspintomographie (fMRI) ist die Literaturlage noch überschaubar. In den Studien, bei denen explizit bipolare Patienten mittels fMRI untersucht wurden, zeigten diese im Rahmen von emotionalen Paradigmen Auffälligkeiten in daran beteiligten Hirnregionen wie Amygdala, ACC und medialer präfrontaler Kortex, zum Teil anders als bei unipolaren Patienten.

2.4 Psychologische Modelle Bipolarer Störungen

Kognitive Modelle der Manie wurden analog zum Hoffnungslosigkeitsmodell der Depression formuliert. Demnach begünstigen bei gegebener Vulnerabilitat dysfunktionale Schemata kognitive Fehler wie z. B. Übergeneralisierung sowie entsprechende globale und stabile Attributionen infolge von antizipierten oder aktuellen positiven Erlebnissen dazu, dass die Stimmung positiver oder reizbarer wird. Als Folge davon nimmt beispielsweise der Selbstwert zu, werden mehr Aktivitäten geplant, Warnungen anderer werden ignoriert, die Einnahme der Medikamente in Frage gestellt. Dies kann eine Spirale in Gang setzen, die zu einer Eskalation manischer Symptome führt (z. B. Meyer & Hautzinger, 2013).
Mansell und Morrison (2007) versuchen Stimmungsschwankungen im Allgemeinen zu verstehen. Im Kern steht die subjektive Interpretation von Veränderungen internen Zustände, z. B. vermehrte Energie, vorzeitiges Aufwachen etc. Demnach wird eine funktionale Emotionsregulation dadurch gestört, dass internen Veränderungen eine hohe persönliche Bedeutsamkeit zugeschrieben wird (z. B. Angst, dass Müdigkeit eine erneute Depression ankündigt, morgendliches Erwachen als Anzeichen für eine kreative Phase) und versucht wird, diese internen Zustände zu kontrollieren. Mansell und Morrison (2007) klassifizieren diese kontraproduktive Kontrollagenada, die das Risiko für klinische relevante depressive oder manische Symptome erhöhen, als »ascent behaviours« und »descent behaviour«. Erstere führen zu einer Zunahme in der Aktivierung (z. B. Einnahme von Stimulanzien gegen Müdigkeit; aktivierende Verhaltensweisen) und Letztere dienen einer Abnahme des aktuellen Erregungszustands (z. B. Vermeiden sozialer Kontakte aufgrund von Befürchtungen, nicht unterhaltsam zu sein; deaktivierende Verhaltensweisen). Erste Studien zeigen, dass dieser Ansatz unser psychologisches Verständnis und die Behandlung Bipolarer Störungen verbessern könnte (Searson et al., 2012).

Schlussfolgerungen

Über die Neurobiologie bipolar affektiver Störungen ist bislang trotz aller Forschungsanstrengungen deutlich weniger bekannt als z. B. über die der unipolaren Depression. Zudem werden bipolare Patienten oft nur im depressiven, nicht aber im manischen Zustand untersucht, sodass hier die neurobiologischen Befunde oft denen bei unipolar depressiven Patienten ähneln. Vor allem ein stärkerer genetischer Einfluss ist bei bipolaren Patienten sicher auszumachen. Größere Studien, die systematisch bipolare Patienten intraindividuell im Übergang vom depressiven zum manischen Zustand und umgekehrt neurobiologisch untersuchen, fehlen bislang. Einzig Fallstudien rarer Ultra-Rapid-Cycling-Fälle, bei denen hoch rhythmisch alle 24 Stunden ein depressives Zustandsbild mit einem manischen abwechselt, erlauben abzuschätzen, wie sich rhythmisch bei bipolaren Patienten neurochemische, neuroendokrinalogische und neuroanatomische Parameter wie ein »chronobiologisches Uhrwerk« ändern (Juckel et al., 2000). So wurden in der Vergangenheit verschiedene, in der Regel empirisch wenig gestützte pathogenetische Modelle für Bipolare Störungen entwickelt. So geht man im sog. Kindling-Modell davon aus, dass durch die zunehmende Abfolge von manisch-depressiven Phasen eine Zunahme der phasischen Störungsintensität, eine Beschleunigung der Phasenhäufigkeit, eine zunehmende Unabhängigkeit der Krankheitsepisoden von belastenden Lebensereignissen sowie eine progrediente Therapieresistenz getriggert, sprich »gekindelt« wird. Ausgehend von chronobiologischen Überlegungen wird bezüglich des Switch-Modells angenommen, dass eine Verlangsamung eines stimmungswirksamen Oszillators im Hirnstamm und eine Abschwächung der hemisphärischen Top-Down-Regulation dieses Oszillators zu einer erhöhten Sensitivität für externe Stimuli und damit zu einem erhöhten Switch-Risiko entweder in eine depressive Phase (Dominanz der rechten Hemisphäre) oder in eine manische Phase (Dominanz der linken Hemisphäre) führt. Dringend weiter benötigte empirische Daten werden in Zukunft sicherlich zu präziseren pathophysiologischen Modellvorstellungen bezüglich der bipolar affektiven Störung führen. Trotz des zum Teil recht guten Kenntnisstandes über molekulare und neurobiologischer Mechanismen, die bei der Entstehung, dem Verlauf und der Therapie Bipolarer Erkrankungen zum Tragen kommen, fehlt bis heute ein Erklärungsmodell, das die gesamten Befunde der bisherigen Forschung einschließlich der psychologischen Erklärungsansätze miteinander in Zusammenhang stellt und somit ein ganzheitliches Bild zum Verständnis dieser Erkrankungen ermöglicht. Dies stellt die Herausforderung für die nächsten Jahre dar.

AB 1 /

T

Checkliste Krankheitsursachen

- biologisch-genetische Faktoren (diagnostizierte Bipolare Erkrankung bei Verwandten ersten Grades) ☐
- psychosoziale Faktoren (familiär und soziokulturell) ☐
- Stressoren (Live-Events, Drogen) ☐
- angeborener oder erworbener Mangel an Neurotrophinen ☐
- Veränderungen der intrazellulären Signaltransduktion ☐
- niedriger Noradrenalin- und Serotoninspiegel ☐
- hoher Noradrenalin- und Serotoninspiegel ☐
- Dysfunktion der noradrenergen bzw. serotonergen Neurotransmission ☐
- primäre Schilddrüsenerkrankungen ☐
- hirnfunktionelle und hirnmorphologische Veränderungen ☐
- Störung der funktionalen Emotionsregulation ☐

KAPITEL 3 /

Grundlagen und diagnostische Hilfen

Martin Schäfer • Thomas Aubel

3.1 Epidemiologie

Die 12-Monats-Prävalenz der Bipolaren Störung wird auf ca. 0,9 Prozent geschätzt (Jacobi et al., 2014). Die Lebenszeitprävalenz für die Kernstörungen (Bipolar-I- und Bipolar-II-Störungen) liegt bei ca. 2 Prozent (Bipolar-I-Störung: 1,3–1,8 %; Bipolar-II-Störung bei ca. 1 %). Nimmt man Störungen aus dem erweiterten bipolaren Spektrum dazu, steigt die Prävalenz auf ca. 5 Prozent (Zyklothymie, Hypomanien, schizo-affektiv bipolarer Subtyp, hyperthymes Temperament etc.). Die Belastung durch die Erkrankung und die Folgen für die Betroffenen sind hoch. Gegenüber der Allgemeinbevölkerung kommt es im Mittel zu einem Verlust von 12 gesunden Lebensjahren und von 14 Jahren normaler beruflicher und familiärer Aktivität. Bis zu 50 Prozent der Betroffenen weisen im Laufe der Erkrankung einen Suizidversuch auf. Die Suizidrate ist gegenüber der Allgemeinbevölkerung um das 10-Fache erhöht wobei ca. 5 Prozent der Todesfälle bei erkrankten Frauen und knapp 10 Prozent bei Männern durch Suizid verursacht werden (Khan et al., 2013). Zu beachten ist auch die hohe Rate an psychischer und somatischer Komorbidität und die dadurch um ca. 8 Jahre verkürzte Lebenszeit, insbesondere wenn diese nicht ausreichen diagnostiziert und behandelt wurde (Crump et al., 2013). Eine wichtige Erklärung für die überschüssige Mortalität scheint eine zu späte Diagnose von kardiovaskulären und anderen Erkrankungen und damit auch eine unzureichende somatische Versorgung zu sein. Dafür spricht, dass diejenigen Bipolar-Patienten, bei denen schon vor dem Tod eine kardiovaskuläre Erkrankung bekannt war, nicht früher als psychisch gesunde Herzkreislaufpatienten sterben. Zu beachten ist jedoch auch ein oft recht ungesunder Lebensstil vieler Bipolar-Patienten, der sowohl das Auftreten somatischer Erkrankungen wahrscheinlicher macht als auch den Verlauf negativ beeinflussen kann. Beachtet werden müssen in diesem Rahmen auch mögliche metabolische Effekte einiger Medikamente wie atypische Neuroleptika und Stimmungsstabilisatoren.

Die Bipolare Störung versteht man als dynamische Erkrankung mit diagnostischen fließenden Übergängen (Abb. 3.1). Das Ersterkrankungsalter liegt zwischen dem 20. und 30. Lebensjahr, häufig beginnt die Erkrankung aber bereits im Jugendalter. Die Diagnosestellung gestaltet sich aufgrund verschiedener Probleme oft schwierig. In vielen Fällen wird eine Bipolare Störung erst 5 bis 10 Jahre nach Auftreten der ersten Krankheitssymptome diagnostiziert. Amerikanische Untersuchungen konnten zeigen, dass im Jahr nach der initialen Krankheitsepisode nur etwa 30 Prozent der Betroffenen die richtige Diagnose erhielten (Sachs, 2003). Die Folge ist eine fehlende Behandlung oder die Einleitung einer für die Bipolare Störung nicht spezifischen Therapie.

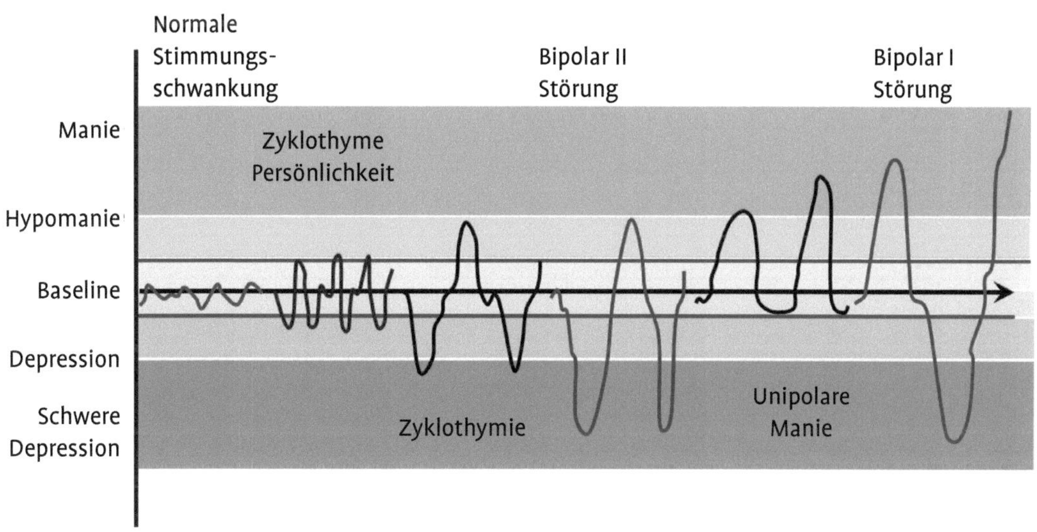

Abbildung 3.1 Bipolares Spektrum

Besonders schwer ist eine frühzeitige Diagnosestellung, wenn wie häufig zunächst klinisch erkennbar nur depressive Episoden aufgetreten sind. Depressionen sind das häufigste primäre Symptom der Bipolaren Störung (47 %), während Manien nur in ca. ¼ der Fälle mit einer manischen Auslenkung beginnen (Abb. 3.2). Als weitere erste Krankheitssymptome werden starke Stimmungsschwankungen (11 %), Reizbarkeit (8 %) und Wahn/Paranoia (8 %) beschrieben (Lish et al., 1994). Von den ursprünglich als unipolar depressiv diagnostizierten Patienten entwickeln bis zu 40 Prozent im Laufe ihres Lebens eine Bipolare Störung bei einer relativ konstanten Konversionsrate von 1,25 Prozent pro Jahr (Angst et al., 2005).

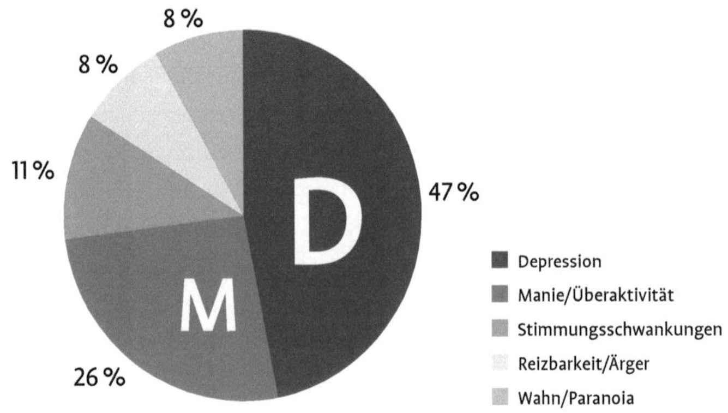

Lish et al. 1994

Abbildung 3.2 Erstmanifestationssymptome

Einige klinische Besonderheiten können jedoch schon frühzeitig auf eine Bipolare Störung hinweisen. Zum einen sind gerade bei bipolaren Patienten häufig psychiatrische Komorbiditäten wie Angststörungen, Substanzmissbrauch, ADHS und Persönlichkeitsstörungen zu finden. Als weitere frühe diagnostische Hinweise auf das Vorliegen einer bipolaren Störung gelten eine positive Familienanamnese für (bipolar-)affektive und schizo-affektive Störungen, Suizidversuch in der Anamnese, frühes Erkrankungsalter, atypische depressive Symptomatik, mehrere depressive Episoden in der Anamnese oder auch eine auffällig rasche Rückbildung der depressiven Symptome. Zudem sind aufgrund der oft unberechenbaren Stimmungsschwankungen gehäuft Folgeprobleme in allen wichtigen Bereichen des Lebens zu finden, darunter Familie, Beziehungen, Freundeskreis, Arbeit, Schule, Finanzen, körperliche Gesundheit und Umgang mit Suchtmitteln (Tab. 3.1).

Tabelle 3.1 Häufigkeit psychosozialer Probleme vor Diagnosestellung und Therapieeinleitung (modifiziert nach Hirschfeld et al., 2003)

Probleme vor der korrekten Diagnosestellung	n = 600
Beziehungsprobleme	80 %
Beziehungsprobleme zu Familie/Freunden	68 %
Eheproblem	49 %
Arbeits-/schulbezogene Probleme	73 %
Substanzmissbrauch/Suchtverhalten	72 %
Kaufexzessse	52 %
Promiskuität	43 %
Alkohol-/Medikamentenmissbrauch	37 %
Finanzschwierigkeiten	55 %
Körperliche Gesundheitsprobleme	46 %

Die Therapie der Bipolaren Störung und auch der bipolaren Depression unterscheidet sich wesentlich von der Therapie der unipolaren Depression. Als Folgen einer ungenauen Diagnosestellung sind neben der unspezifischen medikamentösen Therapie auch eine unzureichende Schulung und Informationsvermittlung des Betroffenen und der Angehörigen zu erwarten, die aufgrund ihrer krankheitsspezifischen Besonderheiten erheblich zur Stabilisierung und Rückfallprophylaxe beitragen könnten. Im Folgenden sollen daher noch ein paar Diagnosebesonderheiten bei der Bipolaren Störung hervorgehoben werden:

- Differentialdiagnostisch kann gerade bei jungen Patienten eine Abgrenzung zu psychotischen Erkrankungen, ADHS, Substanzmissbrauch oder Abhängigkeit sowie Borderline-Störungen schwierig sein.
- Bei der Bipolar-I-Störung mit vollständig ausgeprägten manischen Episoden kann durch sehr häufig zu beobachtende psychotische Symptome während der manischen Phasen eine Abgrenzung von schizoaffektiven oder paranoiden Psychosen schwer sein.
- Auf spezielle Verläufe mit schnellen Phasenwechseln (»rapid cycling«) oder sogar extrem schnellen und häufigen Stimmungsumschwüngen (»ultra rapid cycling«) sowie sogenannte »Mischzustände« mit gleichzeitig auftretenden depressiven und manischen Symptomen (z. B. Gereiztheit) ist zu achten.
- Neben der Diagnose sollten gerade bei Betroffenen mit einer Bipolaren Störung Zusatzmerkmale bezüglich der Besonderheiten des Verlaufes festgehalten oder sogar bildlich dargestellt und somit besser für Behandler und Betroffene erfassbar gemacht werden (Belastungsfaktoren, Stressoren, Schweregrad, psychotische Symptome, Phasenhäufigkeit, Phasenlänge, Therapien, Ansprechen, Remission, Psychosoziale Folgen etc).
- Im Idealfall sollte die Diagnose auch andere medizinisch-somatische, psychologisch-psychotherapeutische und soziale Daten enthalten.

3.2 Allgemeine Klassifikation und Diagnostische Einordnung

Letztendlich werden die Bipolaren Störungen aktuell durch zwei Klassifikationssysteme definiert (DSM-V [APA, 2013]; ICD-10 [WHO, 2000]), wobei in Deutschland die ICD das gebräuchliche System darstellt und daher im Weiteren v. a. darauf eingegangen werden soll. Die ICD-10 erlaubt zunächst eine Diagnose bezogen auf die Beschreibung der Episoden affektiver Störungen, die entsprechend mit einer Nummer (z. B. F30) kodiert werden. Die Bipolare Störung ist ebenfalls in der ICD 10 in verschiedene Subkategorien unterteilt (s. Tab. 3.2).

Tabelle 3.2 Definition der Episoden affektiver Störungen (S3-LL Bipolare Störungen, 2012)

F30	**Manische Episode**
.0	Hypomanie
.1	Manie ohne psychotische Symptome
.2	Manie mit psychotischen Symptomen
.20	mit synthymen psychotischen Symptomen
.21	mit parathymen psychotischen Symptomen
.3	Manische Episode, gegenwärtig remittiert
.8	Sonstige manische Episoden
.9	Nicht näher bezeichnete manische Episode
F32	**Depressive Episode**
.0	Leichte depressive Episode
.00	ohne somatisches Syndrom
.01	mit somatischem Syndrom
.1	Mittelgradige depressive Episode

.10	ohne somatisches Syndrom
.11	mit somatischem Syndrom
.2	Schwere depressive Episode ohne psychotische Symptome
.3	Schwere depressive Episode mit psychotischen Symptomen
.30	mit synthymen psychotischen Symptomen
.31	mit parathymen psychotischen Symptomen
.4	Depressive Episode, gegenwärtig remittiert
.8	Sonstige depressive Episoden (atypische Depressionen)
.9	Nicht näher bezeichnete depressive Episode
F38.0	**Gemischte affektive Episode**

F31	**Bipolare affektive Störung**
.0	gegenwärtig hypomanische Episode
.1	gegenwärtig manische Episode ohne psychotische Symptome
.2	gegenwärtig manische Episode mit psychotischen Symptomen
.3	gegenwärtig leichte oder mittelgradige depressive Episode
.4	gegenwärtig schwere depressive Episode ohne psychotische Symptome
.5	gegenwärtig schwere depressive Episode mit psychotischen Symptomen
.6	gegenwärtig gemischte Episode
.7	gegenwärtig remittiert
.8	Sonstige bipolare affektive Störungen
.80	Bipolar II Störung
.81	Mit schnellem Phasenwechsel (Rapid Cycling)
.82	Rezidivierende manische Episoden
.9	Nicht näher bezeichnete bipolare affektive Störung
F34.0	**Zyklothymia**

3.3 Kennzeichen und Symptome der einzelnen Episoden

In den folgenden Abschnitten sind die häufigsten und wichtigsten Symptome verschiedener affektiver Zustände aufgelistet. Für den alltäglichen Gebrauch haben wir Arbeitsblätter beigefügt, in denen diese typischen Symptome systematisch erhoben werden können.

Manische Episode:

- der Situation unangemessene und dadurch auffällig gehobene, expansive oder gereizte Stimmung
- deutlich erhöhtes Erregungsniveau bis zu aggressiver Erregung
- Antriebssteigerung
- Rededrang
- Ideenflucht
- reduzierte soziale Hemmungen
- vermindertes Schlafbedürfnis
- überhöhte Selbsteinschätzung

- Ablenkbarkeit
- riskantes Verhalten
- gesteigerte Libido

Erläuterung: mindestens drei – bei gereizter Stimmung mindestens vier – der Symptome sollten im gleichen 1-Wochen-Intervall auftreten.

Hypomane Episode:
- anhaltende leicht gehobene Stimmung (wenigstens einige Tage hintereinander)
- gesteigerter Antrieb und Aktivität
- ein auffallendes Gefühl von Wohlbefinden und körperlicher und seelischer Leistungsfähigkeit
- gesteigerte Geselligkeit, Gesprächigkeit und übermäßige Vertraulichkeit
- gesteigerte Libido
- vermindertes Schlafbedürfnis
- ggfs. auch Reizbarkeit, eingebildetes Auftreten und flegelhaftes Verhalten
- Beeinträchtigung von Konzentration und Aufmerksamkeit
- gesteigertes Interesse an ganz neuen Unternehmungen und Aktivitäten
- etwas übertriebene Geldausgaben
- geforderte Symptomdauer: mindestens vier Tage

Erläuterung: Die Hypomanie ist im Vergleich zur Manie durch eine leichtere Ausprägung der Manie-Symptome gekennzeichnet. Einige der genannten Merkmale gehobener oder veränderter Stimmung bzw. gesteigerter Aktivität sollen zumindest einige Tage deutlich und durchgehend vorhanden sein. Eine deutliche Beeinträchtigung der Berufstätigkeit oder der sozialen Aktivität ist mit der Diagnose einer Hypomanie vereinbar. Die Symptome sind allerdings nicht in dem Ausmaß vorhanden, dass sie zu einem Abbruch der Berufstätigkeit oder zu sozialer Ablehnung führen. Halluzinationen oder Wahn sind nicht vorhanden.

Depressive Episode:
- Dauer mindestens zwei Wochen mit gleichzeitig mindestens vier Symptomen
- Hauptsymptome:
  - depressive Stimmung
  - Interesselosigkeit
  - Freudlosigkeit
  - Antriebsminderung
- Zusatzsymptome:
  - verminderte Konzentration und Aufmerksamkeit
  - vermindertes Selbstwertgefühl und Selbstvertrauen
  - Schuldgefühle und Gefühle von Wertlosigkeit
  - wiederkehrende Gedanken an den Tod bzw. Suizidalität
  - Selbstverletzung oder Suizidhandlungen
  - negative und pessimistische Zukunftsperspektiven
  - kognitive Defizite
  - psychomotorische Veränderungen (psychomotorische Hemmung oder Agitiertheit)
  - Schlafstörungen (Einschlafstörungen, Durchschlafstörungen, Früherwachen)
  - erhöhte Ermüdbarkeit
  - Appetitstörungen
  - weitere emotionale Symptome (z. B. Ängstlichkeit)
  - körperliche Symptome (z. B. Schwitzen)

Psychotische Symptome:

- Größenwahn
- Liebeswahn
- Beziehungswahn
- Verfolgungswahn
- Schuldwahn
- Hypochondrischer Wahn
- Nihilistischer Wahn

Erläuterung: Bei schweren depressiven sowie manischen Episoden muss aktiv auch nach psychotischen Symptomen gesucht werden. Im Vergleich zu Wahnideen oder Halluzinationen bei der Schizophrenie sind Wahngedanken bei schweren bipolar-affektiven Störungen eher nicht bizarr oder kulturell unangemessen. Halluzinationen treten nicht in Form von kommentierenden Stimmen oder Reden in der dritten Person auf. Bei affektiven Störungen ist im Vergleich zu Psychosen aus dem schizophrenen Formenkreis eher ein synthmer Wahn im Vergleich zum parathymen Wahn vorhanden.

Gemischte Episode. Erläuterung: Gemischte Episoden sind durch eine Mischung oder einen raschen Wechsel (innerhalb weniger Stunden) von depressiven und (hypo-)manischen Symptomen gekennzeichnet. Depressive und (hypo-) manische Symptome müssen dabei gleichermaßen die meiste Zeit während einer mindestens zweiwöchigen Periode auftreten.

3.4 Hinweise zu den Arbeitsmaterialien

Nachfolgend finden sich Arbeitsblätter, die den Patientenakten/-kurven zugeordnet werden können. Weiterhin sind diagnostische Instrumente zum Fremdrating oder Selbstrating für den klinischen Gebrauch aufgelistet. Eine Diagnosehilfe soll helfen, das eigene Vorgehen nochmals systematisch nachvollziehbar zu machen.

INFO 1/

Diagnosehilfe Bipolare Störungen

Diagnosehilfe Bipolare Störungen

- Gehobene, expansive oder gereizte Stimmung > 1 Woche mit Unterbrechung der Funktionalität → Manische Episode
- Gehobene, expansive oder gereizte Stimmung wenigstens einige Tage, Funktionalität weniger stark beeinträchtigt → Hypomanische Episode
- Über 2 Wochen depressive Verstimmung, Antriebsminderung und Interessenverlust (keine Trauerreaktion) → Depressive Episode
- Gleichzeitig Kriterien für manische und depressive Episode erfüllt → Gemischte Episode

Ausschluss:

- Substanzmissbrauch
- Organische Ursache

- Anamnestisch frühere manische oder gemischte Episode → Bipolar I Störung (mit oder ohne psychot. Symptomen)
  - → psychotische Symptome nur im Rahmen schizo-affektiver Phasen → Schizoaffektiv, bipolarer Subtyp
- Anamnestisch frühere hypomane und mindestens eine depressive Episode → Bipolar II Störung
- Über 2 Jahre wechselnd hypomane und leicht depressive Verstimmungen → Zyklothymia

modifiziert nach S3-LL Bipolare Störungen, 2012

AB 2/

T

Diagnostische Definition und Zusatzsymptome

Fasst man die verschiedenen Möglichkeiten zusammen, kann man in der folgenden aus der S3-Leitlinie entnommenen Tabelle am besten die diagnostische Einschätzung mit den Subklassifizierungen festhalten.

Name:

Geburtsdatum:

Datum:

Diagnose	**Zusatzsymptome**		**Verlaufsmerkmale**			
	Schweregrad	**Psychotische Symptome**	**Nur eine Episode**	**Mehrere Episoden**	**Bipolar II**	**Rapid Cycling/ Ultra RC**
Hypomanie						
Manie						
Leichte/mittelgradige depressive Episode						
schwere depressive Episode						
Gemischte Episode						
Bipolar affektive Störung						
gegenwärtig hypoman						
gegenwärtig manisch						
gegenwärtig depressiv						
gegenwärtig gemischt						
Sonstige bipolare affektive Störung						
Anhaltende affektive Störungen Zyklothymia						

Hilfstabelle zur diagnostischen Zuordnung (modifiziert nach S3-LL Bipolare Störungen, 2012)

AB 3/

T

Symptomliste Manie/Hypomanie

Name:

Geburtsdatum:

Datum:

Manie (bitte Zutreffendes ankreuzen):
☐ der Situation unangemessene und dadurch auffällig gehobene, expansive oder gereizte Stimmung
☐ deutlich erhöhtes Erregungsniveau bis zu aggressiver Erregung
☐ Antriebssteigerung
☐ Rededrang
☐ Ideenflucht
☐ reduzierte soziale Hemmungen
☐ vermindertes Schlafbedürfnis
☐ überhöhte Selbsteinschätzung
☐ Ablenkbarkeit
☐ riskantes Verhalten
☐ gesteigerte Libido

Hypomanie
☐ anhaltende leicht gehobene Stimmung (wenigstens einige Tage hintereinander)
☐ gesteigerter Antrieb und Aktivität
☐ ein auffallendes Gefühl von Wohlbefinden und körperlicher und seelischer Leistungsfähigkeit
☐ gesteigerte Geselligkeit, Gesprächigkeit und übermäßige Vertraulichkeit
☐ gesteigerte Libido
☐ vermindertes Schlafbedürfnis
☐ ggfs. auch Reizbarkeit, eingebildetes Auftreten und flegelhaftes Verhalten
☐ Beeinträchtigung von Konzentration und Aufmerksamkeit
☐ gesteigertes Interesse an ganz neuen Unternehmungen und Aktivitäten
☐ etwas übertriebene Geldausgaben

weitere Symptome:

Dauer: ....

AB 4 / Symptomliste Depression

T

Name:

Geburtsdatum:

Datum:

Depressive Symptome

Hauptsymptome:
☐ depressive Stimmung
☐ Interesselosigkeit
☐ Freudlosigkeit
☐ Antriebsminderung

Zusatzsymptome:
☐ verminderte Konzentration und Aufmerksamkeit
☐ vermindertes Selbstwertgefühl und Selbstvertrauen
☐ Schuldgefühle und Gefühle von Wertlosigkeit
☐ wiederkehrende Gedanken an den Tod bzw. Suizidalität
☐ Selbstverletzung oder Suizidhandlungen
☐ negative und pessimistische Zukunftsperspektiven
☐ kognitive Defizite
☐ psychomotorische Veränderungen (psychomotorische Hemmung oder Agitiertheit)
☐ Schlafstörungen (Einschlafstörungen, Durchschlafstörungen, Früherwachen)
☐ erhöhte Ermüdbarkeit
☐ Appetitstörungen
☐ weitere emotionale Symptome (z. B. Ängstlichkeit)
☐ körperliche Symptome (z. B. Schwitzen)

weitere Symptome:

Dauer: ....

AB 5 / Liste Zusatzsymptome/Verlaufsmerkmale

T

Name:

Geburtsdatum:

Datum:

Psychotische Symptome

☐ Größenwahn

☐ Liebeswahn

☐ Beziehungswahn

☐ Verfolgungswahn

☐ Schuldwahn

☐ Hypochondrischer Wahn

☐ Nihilistischer Wahn

Gemischte Episode

☐ Mischung oder einen raschen Wechsel (innerhalb weniger Stunden) von depressiven und (hypo-)manischen Symptomen

Verlauf

☐ Rapid Cycling

☐ Ultra Rapid Cycling

P

MEIN MONATLICHER STIMMUNGSKALENDER

DGBS
Deutsche Gesellschaft für Bipolare Störungen e.V.

Monat und Jahr tragen Sie in die dafür vorgesehene Zeile des Stimmungskalenders ein. Drucken Sie für jeden Monat eine neue Seite aus.
Schlaf in Stunden: Tragen Sie die Anzahl Stunden ein, die Sie in der vergangenen Nacht geschlafen haben.
Schlafstörungen: Wenn Sie unruhig oder mit Unterbrechungen geschlafen haben, machen Sie hier ein Kreuzchen.
Stimmung und Antrieb: Markieren Sie in dieser Skala die Kästchen, die am ehesten Ihrer momentanen Stimmung entsprechen. Nähere Erläuterungen hierzu finden Sie auf der Rückseite des Blattes.
Medikamente: Tragen Sie den jeweiligen Namen/Wirkstoff der Medikamente ein, die Sie regelmäßig nehmen und kreuzen Sie die Tage an, an denen Sie diese eingenommen haben.
Notfallmedikament: Wenn zu Ihren Vorkehrungen für den Notfall die Einnahme eines bestimmten Medikaments gehört, kreuzen Sie hier an, wenn Sie es eingenommen haben.
Krankenhausaufenthalt: Falls Sie sich momentan in einer Klinik aufhalten, so tragen Sie dies hier ein.
Gearbeitet: Wenn Sie berufstätig sind, kreuzen Sie hier die Tage an, an denen Sie gearbeitet haben.
Tage der Menstruation: Bitte ankreuzen.
Gereiztheit: Notieren Sie die Tage, an denen Sie deutlich gereizt sind.
Besondere Ereignisse können sich auf Ihre Stimmung auswirken, sei es im positiven oder im negativen Sinn. Kreuzen Sie die Tage mit solchen Ereignissen an und notieren Sie Stichworte mit Datum als Erinnerungshilfe.
Beachten Sie bitte auch die näheren Informationen auf der Rückseite des Stimmungskalenders.

Jahr: Monat:

	Datum/Tag	1	2	3	4	5	6	7	8	9	10	11	12	13	14	15	16	17	18	19	20	21	22	23	24	25	26	27	28	29	30	31
STIMMUNG UND ANTRIEB	Nicht mehr kontrollierbar																															
	Extrem gesteigert																															
	Deutlich gesteigert																															
	Leicht gesteigert																															
	Ausgeglichen																															
	Leicht vermindert																															
	deutlich vermindert																															
	Extrem vermindert																															
	Auf dem Tiefstpunkt																															
	Schlaf in Stunden																															
	Schlafstörungen																															
	Med 1																															
	Med 2																															
	Med 3																															
	Notfallmedikament																															
	Krankenhausaufenthalt																															
	Gearbeitet																															
	Tage der Menstruation																															
	Gereiztheit																															
	Besondere Ereignisse																															

mit Stichworten und Datum

Deutsche Gesellschaft für Bipolare Störungen e.V. (DGBS) • Postanschrift: Klinik für Psychiatrie · Heinrich-Hoffman-Straße 10 · 60528 Frankfurt am Main • Internet: www.dgbs.de • E-Mail: info@dgbs.de

INFO 2/

Instrumente zur Diagnostik sowie Selbst- und Fremdrating

Die folgende Auflistung kann aufgrund der Fülle der Instrumente nur eine tabellarische Übersicht geben. Je nach möglichem Zeitaufwand und gewünschter Zielsetzung und Intensität können die aufgelisteten Instrumente zur Klassifikation Bipolarer Störungen bzw. zur Selbst- oder Fremdbeurteilung manischer oder depressiver Syndrome eingesetzt werden.

Instrumente zur Klassifikation Bipolarer Störungen (nach DGBS & DGPPN, 2012)

Instrument	Autor & Jahr	Aufwand
Strukturiertes klinisches Interview nach DSM-IV (SKID)	Original: First et al., 1996 Dt.: Wittchen et al., 1997	SKID-I: 60–90 Min. SKID-II: 60–90 Min. 117 Items
Diagnostisches Interview bei psychischen Störungen (DIPS)	Original: Schneider et al., 2006	90–120 Min.
Diagnostisches Kurzinterview bei psychischen Störungen (Mini-DIPS)	Original: Margraf et al., 1994	30 Min.
Composite International Diagnostic Interview (CIDI bzw. DIA-X)	Original: WHO, 1990 Dt: Wittchen et al., 1990 bzw. Wittchen et al., 1997	DIA-X: computergestützt 30–90 Min. CIDI: computergestützt patientenabhängig bis zu 180 Min.
Internationale Diagnose-Checklisten für ICD-10 (IDCL)	Original: Hiller et al., 1995	30–90 Min.
Schedule for clinical Assessment in neuropsychiatry (SCAN)	Original: WHO, 1993, van Gülick-Bailer et al., 1995	1872 Items in 28 Abschnitten, die Interviewdauer ist individuell von abgefragten Abschnitten abhängig

INFO 2 /

Instrumente zur Diagnostik sowie Selbst- und Fremdrating

Beispiele Fremdbeurteilungsskalen manischer und depressiver Symptomatik

Messinstrument	Autor & Jahr	Aufwand
Young Mania Rating Scale (YMRS)	Original: Young et al., 1978 Dt: Hautzinger et al., 2002; Grunze et al., 2003; Richter et al., 1990	11 Items 15–25 Min. Mehrere nicht-autorisierte Übersetzungen vorliegend
Bech Rafaelsen Manie Skala (BRMAS)	Original: Bech et al., 1978 Dt.: Collegium Internationale Psychiatriae Scalarum, 2005	11 Items <20 Min.
Hamilton Depression Rating Scale (HAMD)	Original: Hamilton 1960 Dt.: Collegium Internationale Psychiatriae Scalarum, 2005	17/21/24 Items 30 Min.
Montgomery-Asberg Depression Scale MADR(A)S	Original: Montgomery & Asberg, 1979 Dt.: Schmidtke et al., 1988	10 Items 15 Min.
Brief-Patient Health Questionnaire (B-PPH-9, PHQ)	Original: Spitzer et al., 1999 Dt: Löwe et al., 2002	Für Erkennung und Diagnostik der häufigsten psychischen Störungen, man kann je nach Fragestellung auch nur einzelne Module verwenden 9 Items

Beispiele Selbstbeurteilungsskalen depressiver Symptomatik

Messinstrument	Autor & Jahr	Aufwand
Beck Depressions-Inventar-II (BDI-II)	Original: BDI, Beck et al., 1961; Beck & Steer, 1987; BDI II, Beck et al., 1996 Dt: Hautzinger et al., 2006	21 Items 5–10 Min.
Allgemeine Depressionsskala (ADS)	Original: Weiterentwicklung der Center for Epidemiological Studies Depression Scale (CES-D Skala), Radloff, 1977 Dt: Hautzinger & Bailer, 1993	20/15 Items (Lang-/ Kurzversion) 5–10 Min.
Hospital Anxiety and Depression Scale (HADS)	Original: Zigmond & Snaith, 1983 Dt.: Herrmann-Lingen et al., 2005	14 Items 5 Min.

KAPITEL 4 /

Früherkennung Bipolarer Störungen

Ida S. Haußleiter • Eike Zeschel • Georg Juckel

4.1 Das bipolare Prodrom

Die Prodromalphase der Bipolaren Störung mit ihren unterschiedlichen Verlaufsbildern (Abb. 4.1) wird generell als subsyndromales Stadium angesehen, das der tatsächlichen Erstmanifestation vorausgeht (Hauser et al., 2007; Correll et al., 2007a; Bauer et al., 2008). In früheren Studien wurden klinische Symptomkonstellationen und Persönlichkeitseigenschaften als mögliche Prädiktoren der Bipolaren Störung beschrieben (Özguerdal et al., 2009; Evans et al., 2005; Kochman et al., 2005), insbesondere das zyklothyme Temperament und eine gestörte Stimmungsregulation (Angst et al., 2003). Ein Hinweis auf die Bedeutsamkeit der Stimmungsregulation ergab sich aus der über elf Jahre durchgeführten prospektiven Studie von Akiskal et al. (1995). Hier stellte sich die Stimmungsregulation als stärkster Prädiktor für den Übergang einer unipolaren in eine bipolare Störung dar. Auf der Unterskala »zyklothymes Temperament« der Temperamentsskala TEMPS-A wiesen remittierte bipolare Patienten den höchsten, gesunde Kontrollen ohne genetisches Risiko den niedrigsten und solche mit genetischem Risiko einen dazwischenliegenden Wert auf (Mendlowicz et al., 2005). Ähnlich ergab auch die Studie von Chiaroni et al. (2005) ein Kontinuum im Sinne einer zunehmenden Ausprägung des zyklothymen Temperaments von gesunden Kontrollen ohne genetisches Risiko über gesunde Kontrollen mit familiärem Risiko für eine nicht näher spezifizierte affektive Erkrankung zu solchen mit genetischem Risiko für eine bipolare Erkrankung. Bechdolf et al. (2012) postulierten einen Endophänotypen für Bipolare Störungen, bestehend aus positiver Familienanamnese, strukturellen Hirnveränderungen, veränderter Reizbearbeitung, Schlafarchitekturveränderungen, zirkadianen Schwankungen, neurokognitiven Defiziten und Temperamentsveränderungen. Insgesamt wurden in 15 Studien zyklothyme Veränderungen (z. B. Stimmungsschwankungen) vor der ersten manischen Episode beschrieben (Correll et al., 2007a). Insbesondere das zyklothyme-hypersensitive Temperament – bestehend aus Reizbarkeit, aggressivem Verhalten, Wutausbrüchen, emotionaler Hypersensibilität und Stimmungsschwankungen – schien innerhalb einer Kohorte aus primär depressiv Erkrankten eine hohe Konversionsrate zu Bipolaren Störungen zu besitzen (Correll et al., 2007b).

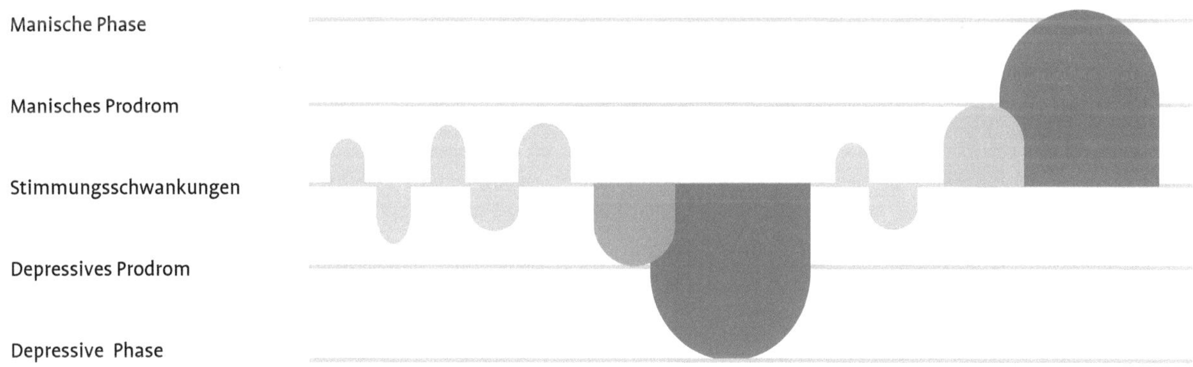

Abbildung 4.1 Beispielhafter Krankheitsverlauf einer Bipolaren Störung

Psychopathologische Symptome im bipolaren Prodrom

In einer jüngeren Studie (Zeschel et al., 2013) wurden mittels des semi-strukturierten Interviews von Corell et al. (2007a) retrospektiv Merkmale des bipolaren Prodroms erhoben und die jeweilige Prodromalphase symptomatisch quantifiziert. Die Hauptergebnisse der Untersuchung waren die symptomatischen Phänotypisierungen vor der ersten depressiven Phase (meistgenannt: Niedergeschlagenheit, weniger Lebensfreude, körperliche Erschöpfung, Müdigkeit und soziale Isolation), sowie der ersten (hypo-)manischen Phase (meistgenannt: sehr aktiv/energiegeladen, körperlich aufgedreht, Logorrhoe, Ideenflucht und vermindertes Schlafbedürfnis) (Abb. 4.2). Im Weiteren wurde eine signifikant längere Prodromalphase vor der ersten depressiven Phase im Vergleich zur ersten (hypo-)manischen Phase registriert. Auf Ebene einzelner Symptomausprägungen oder deren Frequenzen bestanden zwischen den Phasen keine Unterschiede. Stimmungsschwankungen und ein gestörter Tag-Nacht-Rhythmus als Items der allgemeinen Psychopathologie traten vor beiden Erkrankungsphasen auf und könnten somit als Risikofaktor zur Früherkennung angesehen werden. Die untersuchten prä-depressiven und prä-(hypo-)manischen Phasen zeigten eine deutliche Symptomprogression und -spezifizierung hinführend zu einer voll ausgebildeten Erkrankungsphase. Auffällig vor der ersten depressiven Phase war ein signifikant häufigeres Auftreten psychosenaher Symptome (Misstrauen, überwertige Ideen). Die Möglichkeiten zur Frühintervention zwischen ersten bemerkten Veränderungen und einer vollen Krankheitsphase betrug in unserer Stichprobe 7 bis 10 Monate vor der ersten Depression, beziehungsweise 2 bis 3 Monate vor der ersten (hypo-)manischen Phase. Durch retrospektive Studien wurden Zeiträume zwischen einigen Wochen bis hin zu mehr als sechs Jahren festgestellt. Innerhalb prospektiver Studien konnte ein Intervall zwischen zwei Monaten und 15 Jahren ermittelt werden (Bechdolf et al., 2012). Auf der Ebene einzelner Items erlaubten zwei Symptome die Unterscheidung zwischen den affektiven Phasen: Stimmungsschwankungen (aus der generellen Psychopathologie, häufiger vor der ersten Depression) und seltsame Ideen (Psychose-Index, häufiger vor der ersten Manie) zeigten hinsichtlich der Prävalenz signifikante Unterschiede. Ebenso beobachteten Skjellstad et al. (2010), dass unspezifische Symptome wie »Reizbarkeit« und »Aggressivität« vor der ersten affektiven Episode innerhalb einer bipolaren Stichprobe vermehrt auftraten. Dies verdeutlicht die Notwendigkeit einer umfassenden psychopathologischen Anamnese und verbietet die zu starke Fokussierung auf phasenspezifische Symptomkonstellationen bei Früherkennungsprogrammen.

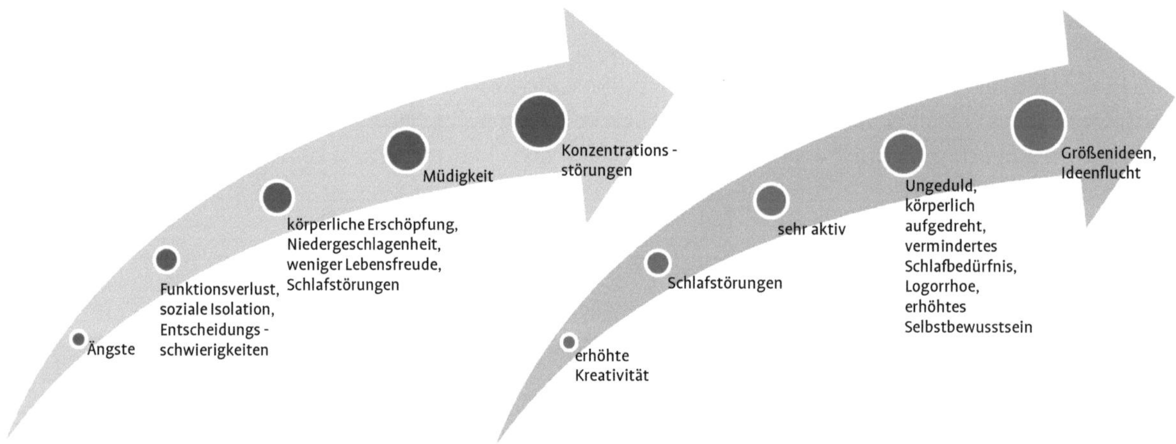

Abbildung 4.2 Symptomentwicklung im depressiven und manischen Prodrom

4.2 Früherkennung

Während Früherkennungsmaßnahmen bei vergleichbar folgenreichen somatischen Erkrankungen heute ubiquitär und im Versorgungsalltag angekommen sind, gibt es bei den psychiatrischen Erkrankungen bislang nur wenige Initiativen, welche vor allem im Rahmen von Forschungsprojekten umgesetzt werden. Viele psychiatrische Erkrankungen können chronifizieren, wodurch eine adäquate Behandlung zunehmend erschwert wird. Bipolare Störungen werden häufig erst viele Jahre nach dem Beginn der Erkrankung diagnostiziert und behandelt (nach etwa 8 Jahren; Hirschfeld & Vornik, 2004). Bei 20 bis 40 Prozent der Jugendlichen mit einer aktuellen depressiven Episode wird in den folgenden fünf Jahren die Diagnose einer Bipolaren Störung gestellt. Allzu oft haben Patienten dann bereits eine lange psychiatrische Vorgeschichte hinter sich, da die differentialdiagnostische Abgrenzung zu einer Schizophrenie, ADHS oder Borderline-Persönlichkeitsstörung schwer sein kann und Bipolare Störungen anfangs häufig als unipolare Depression fehldiagnostiziert werden. Ein Nichterkennen der Bipolaren Erkrankung kann sich ungünstig auf den Krankheitsverlauf auswirken, da eine unerkannte und somit unbehandelte Störung mit zunehmendem Alter zu einer Zunahme der Phasenanzahl und Schwere sowie einer verminderten Ansprechrate auf pharmakologische Interventionen führen kann. Auch in den ursprünglich krankheitsfreien Perioden können dann Krankheitssymptome mit all ihren psychosozialen Folgen manifestieren. Studien weisen darauf hin, dass eine Behandlung mit Antidepressiva bei einer unerkannten Bipolaren Störung eventuell zu einer Erhöhung des Suizidrisikos führen kann (Berk & Dodd, 2005). Insbesondere bei Personen mit einem genetisch bedingten erhöhten Risiko für eine Bipolare Störung kann diese Behandlung eine Provokation der manischen Symptomatik oder starke Stimmungsschwankungen nach sich ziehen (Ghaemi et al., 2003; Reichart & Nolen, 2004). Weiterführend scheint eine Medikation, z. B. mit Lithium, höhere Ansprechraten in frühen Erkrankungsphasen zu zeigen (Berk et al., 2007).

Konkrete Ansätze zum schizophrenen und bipolaren Prodrom

In den letzten Jahren entwickelten mehrere Studien Ansätze zur Früherkennung und Frühintervention psychiatrischer Erkrankungen. Anfänglich lag der Fokus auf psychotischen Erkrankungen und deren Entwicklung. Hafner et al. (1995) beobachteten bereits bis zu fünf Jahre vor Ausbruch einer psychotischen Erkrankung milde Krankheitssymptome. Weiterführende Arbeiten von McGorry et al. (2009) definierten einen »ultra-high-risk state« für Psychosen als Zeitraum zwischen ersten Verhaltensänderungen und deren Konversion in manifeste psychotische Symptome. Synonyme wie »clinical-high-risk« und »prodromal« entstanden, wobei die »ultra-high-risk« und »clinical-high-risk« Terminologien ein erhöhtes Risiko beschreiben, der Begriff Prodrom hingegen eher für eine unvermeidbare Entwicklung hin zur Erkrankung steht (Correll et al., 2010).

Eine weitere Spezifizierung des Prodromalstadiums erfolgte in distales und proximales Prodrom, wobei die letzten zwölf Monate vor Ausbruch einer Krankheitsphase dem proximalen Prodrom zuzuordnen sind (Conus et al., 2008). Das distale Prodrom bei psychotischen Erkrankungen zeichne sich durch eher unspezifische Basissymptome wie z. B. sozialer Rückzug, Leistungseinbußen, vernachlässigende Hygiene oder eine reduzierte emotionale Anteilnehme aus (Cornblatt et al, 2003). Im proximalen Prodrom seien subpsychotische Symptome wie ungewöhnliche Denkinhalte, Misstrauen oder überwertige Ideen vorhanden (Yung & McGorry, 1996). Eine erfolgreiche Früherkennung soll ermitteln, inwieweit Patienten einer Hochrisikogruppe angehören und, wenn erforderlich, angepasste Behandlungsoptionen vermitteln. Da psychotische und bipolare Erkrankungen ein gehäuftes Auftreten in Phasen der Adoleszenz zeigen (Bechdolf et al., 2012), sind psychosoziale Folgebelastungen sowohl für den Einzelnen (z. B. Coping-Strategien, berufliche Entwicklung, Teilhabe an der Sozialgemeinschaft), als auch allgemeingesellschaftlich (z. B. Kosten für ambulante Hilfesysteme, geschützte Arbeitsplätze) relevant.

Nach Etablierung der Früherkennungs- und Behandlungskonzepte für psychotische Störungen erfolgte der Transfer dieses Ansatzes auch für Bipolare Störungen (Correll et al., 2007a; Hauser et al., 2007; Bauer et al., 2008; Özgurdal et al., 2009; Skjelstad et al., 2010; Treuer & Tohen, 2010; Howes & Falkenberg, 2011; Brietzke et al., 2012; Bechdolf et al., 2012; Leopold et al., 2012). Die Diskussion über Vorkommen und Klinik des Verlaufes blieb jedoch kontrovers und nicht ausreichend etabliert. Zurzeit unterliegen Bipolare Störungen einer langen Diagnoselatenz zwischen ersten Anzeichen und sicherer Diagnosestellung (Baldessarini et al., 2007; Hirschfeld & Vornik, 2004). Häufig angegebene Frühzeichen wie beispielsweise Konzentrationsstörungen oder Ängstlichkeit deuten gleichzeitig auch auf einen erschwerten Erkrankungsverlauf hin (Berk et al., 2007; Baethge et al., 2005). Die Anzahl erlebter Krankheitsphasen wird mit negativen Auswirkungen auf kognitive Fähigkeiten in Verbindung gebracht (Lopez-Jaramillo et al., 2010).

Schwierigkeiten beim Erkennen des bipolaren Prodroms

Einige für die Bipolare Störung spezifische Charakteristika erschweren jedoch die Früherkennung im Vergleich zur Psychose: Während eine manische Phase die Diagnosestellung erleichtert, setzt sie zum Teil sehr plötzlich ein und erschwert so die Untersuchung länger vorlaufender Prodromalsymptome. Die Prodromalsymptome vor einer ersten depressiven Phase – die meistens den Auftakt der Bipolaren Störung bildet – korrekt der Bipolarität und nicht einer unipolaren Depression zuzuordnen, ist ebenfalls komplex. Während sich die psychotischen Prodromalsymptome eher linear entwickeln und ein einziges syndromales Positivsymptom den Übergang in die manifeste Erkrankung markiert, müssen bei der Bipolaren Störung mehrere Symptome verschiedener Qualitäten und Dimensionen (Schlaf, Antrieb,

Stimmung) parallel beobachtet werden, die sich im Übergang von Vorstufen der Erkrankung zur Manifestation teils episodisch verändern. Da größere Schwankungen z. B. der Stimmungslage und des Antriebs in der Allgemeinbevölkerung weit verbreitet sind, ist die Abgrenzung zu Vorstufen von Bipolaren Störungen allein auf phänomenologischer Ebene erschwert (Pfennig et al., 2012).

Die aktuellen Leitlinien zur Bipolaren Störung weisen explizit auf die Bedeutung der Früherkennung hin. Ziele der Früherkennung lägen in einer Reduktion der frühen Symptomatik, einer Verbesserung oder zumindest Stabilisierung des funktionellen Status auf möglichst hohem Niveau, der Verhinderung oder Verzögerung der Erkrankungsmanifestation, einer Minimierung des Erkrankungsschweregrads, einer Verkürzung unbehandelter Krankheitsphasen sowie einer positiven Beeinflussung des Krankheitsverlaufs, falls eine Verhinderung der Vollmanifestation einer Bipolaren Störung nicht möglich ist (DGBS e. V. & DGPPN e. V., 2012). Die Diagnoselatenz sowie schwerwiegende psychosoziale Folgeerscheinungen des Erkrankungsbildes und die verminderte medikamentöse Response bei verspätetem Einsatz betonen ein deutliches Verbesserungspotenzial in der Versorgung dieser Patientengruppe (Bauer et al., 2008; Treuer & Tohen 2010). Ein iatrogen induzierter Phasenwechsel könnte durch Früherkennung und korrekte Behandlung verhindert werden. Howes und Falkenberg (2011) beschrieben in prodromalen Phasen ein hilfesuchendes behandlungswilliges Verhalten bei Patienten, welches im Erkrankungsverlauf eher schwindet.

Einzelne Studien belegten unspezifische prodromale Symptome und Zeichen in der Mehrheit bipolarer Patienten, ohne dass daraus bisher die Erstellung empirisch abgeleiteter Assessment-Instrumente und Symptomschwellen oder einer präzisen Leitlinie zum Management prodromaler Krankheitsstadien möglich gewesen wären. Bisher ist es jedoch noch nicht möglich, anhand der beobachteten Prodromalsymptome Hochrisiko-Patienten sicher zu identifizieren. Die meisten publizierten Studien zum Prodrom der Bipolaren Störung weisen ein retrospektives Design auf und verfügen nicht über eine Kontrollgruppe, sodass die Sensitivität und Spezifität der Analysen limitiert sind (Martin & Smith, 2013; Howes & Falkenberg, 2011). Die Erfahrung aus der Früherkennung von Psychosen nutzend, sollen durch die Gründung eines Netzwerks in deutschsprachigen Ländern von Wissenschaftlern der Themenbereiche Bipolare Störungen und Früherkennung psychischer Störungen (»Network for Early Recognition and Intervention in Bipolar Disorders«, kurz: NERIBID) Synergien gestärkt und für die Erarbeitung gemeinsamer wissenschaftlicher und klinischer Standards und die Planung und Durchführung gemeinsamer Studienprojekte genutzt werden. Initiale gemeinsame Schwerpunkte waren u. a. die Aufarbeitung des aktuellen Forschungsstands sowie die (Weiter-)entwicklung von Früherkennungsinstrumenten. Unser eigener Ansatz verfolgt das Ziel, die vorgestellten Hauptmerkmale im depressiven bzw. hypomanen Prodrom (Zeschel et al., 2013, 2015) prospektiv im Längsschnitt an einer großen Studentenkohorte der RUB über zwei Jahre zu untersuchen, um die Tauglichkeit dieser Kriterien zur tatsächlichen Früherkennung zu evaluieren.

KAPITEL 5 /

Medikamentöse Behandlungsstrategien und therapeutische Interventionen nach den S3-Leitlinien

Thomas Aubel • Martin Schäfer

5.1 Einführung und Übersicht

Im folgenden Kapitel soll kurz der therapeutische Standard gemäß der S3-Leitlinie Bipolare Störungen (2012) skizziert und die wesentlichen Elemente erläutert werden. Insbesondere für die Pharmakotherapie gilt dabei, dass die Akutbehandlung einer Episode der Bipolaren Erkrankung bereits unter Berücksichtigung einer ggf. notwendigen Phasenprophylaxe gestaltet werden sollte. Mehr als bei anderen Erkrankungen muss in der akuten Phase frühzeitig an die Stabilisierung des Patienten gedacht werden. Aggressive Therapien und ggfs. auch anfänglich zu intensive, psychotherapeutische Interventionen können anders als bei anderen Erkrankungen statt einer Stabilisierung einen Phasenwechsel (z. B. Wechsel von Depression in Manie) als Folge haben.

Voraussetzung für die Behandlung

Die Behandlung der Bipolaren Störung setzt Kenntnisse über folgende Aspekte voraus:

(1) gesicherte Diagnose

(2) Kenntnis über den Verlauf der Erkrankung (Erkrankungsbeginn, Anzahl und Frequenz der vorhergehenden Phasen, Verhältnis der depressiven/(hypo-)manischen Phasen, Kenntnis der Komorbiditäten oder Besonderheiten der Patienten (z. B. Schwangerschaft), Klärung der Ziele der Behandlung im Trialog im Einvernehmen mit Betroffenen und den Angehörigen.

(3) Das übergeordnete Behandlungsziel ist ein möglichst hohes Niveau von psychosozialer Funktion und gesundheitsbezogener Lebensqualität.

Eine Übersicht über die aktuellen Behandlungsmöglichkeiten zeigt Abbildung 5.1.

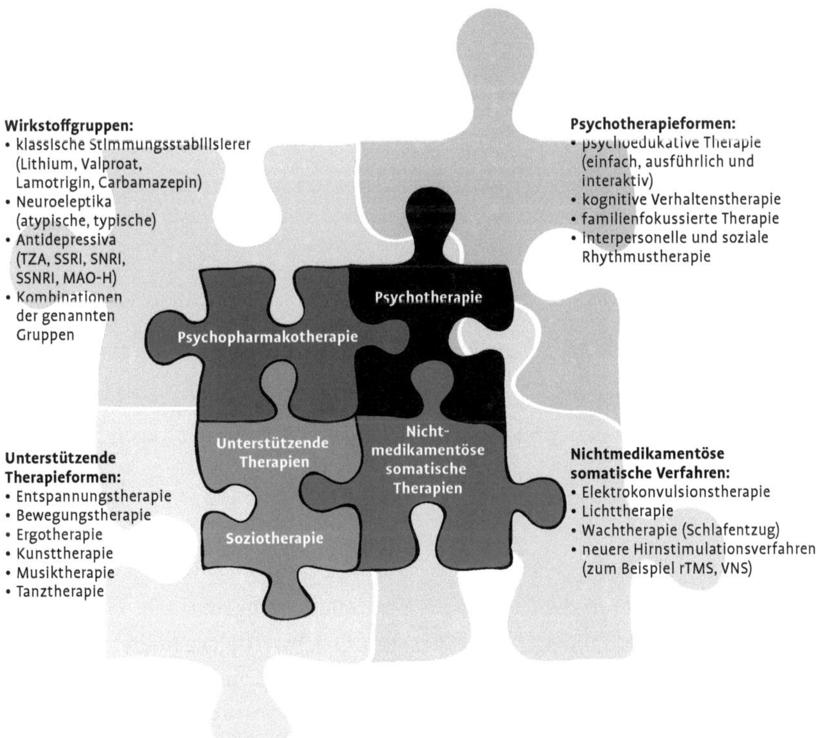

Abbildung 5.1 Mögliche Therapiebausteine bei Bipolaren Störungen (Pfennig et al., 2013)

Therapeutische Interventionen

Neben der Pharmakotherapie, den unterstützenden Therapieformen (Bewegungstherapie, Ergotherapie usw.) sind insbesondere folgende Psychotherapien von Patienten mit Bipolarer Störung evidenzbasiert:

- die Kognitive Verhaltenstherapie (KVT, Meyer & Hautzinger, 2013)
- die familienfokussierte Therapie (FFT, Miklowitz & Goldstein, 1997)
- die interpersonelle und soziale Rhythmustherapie (IPSRT, Franke, 2005)

Für die Psychotherapie gilt als wesentlicher Wirkfaktor die Qualität der therapeutischen Beziehung. Hauptziele sind Förderung der Behandlungsbereitschaft in akuten Krankheitsphasen sowie langfristig die Verhinderung von Rückfällen durch u. a. Ressourcenaktivierung, Problemanalysen, motivationale Klärungen, Förderung von Problemlösestrategien bzw. Problembewältigung, Lebensoptimierungen sowie therapeutische Stärkung des sozialen Umfeldes z. B. durch Einbindung der Familie. In den meisten Kliniken bzw. Institutsambulanzen findet man verschiedene an die Möglichkeiten angepasste Psychoedukationsangebote, die dem Patienten neben einer Psychoedukation auch einen ersten Einblick in die Psychotherapie bieten.

Definition **Psychoedukation** bedeutet Information und Aufklärung der Betroffenen und ihrer Angehörigen über die Bipolare Erkrankung, deren Ursache, Verlauf und über die Behandlungsmöglichkeiten. Sie beinhaltet aber auch Förderungen individueller Optimierungen im Umgang mit der Erkrankung sowie rückfallverhindernde Komponenten.

Psychotherapie. Von Seiten der S3-Leitlinien sind folgende Elemente wichtige Bestandteile einer effizienten Psychotherapie bei Bipolaren Störungen, auf die in den weiteren Kapiteln teilweise vertieft mit praktischen Übungen eingegangen wird:

- Psychoedukation mit Krankheits- und Medikamenteninformation
- Selbstbeobachtung von Stimmungsveränderungen, Ereignissen, Verhalten
- Denken (ggfs. mit Dokumentation)
- Reflexion von Erwartungen und Maßstäben
- Förderung von Kompetenzen zum Selbstmanagement
- Erkennen von Stimmungsschwankungen und Frühwarnzeichen
- Normalisierung und Stabilisierung von Schlaf-Wach- und sozialem Rhythmus
- Stressmanagement
- Aktivitätsmanagement
- Steigerung der Selbstwirksamkeitsüberzeugung
- Einbezug der Angehörigen
- Vorbereitung auf Krisen und Notfälle (Rückfallprophylaxe)

Pharmakotherapie. Ein weiterer wichtiger Baustein ist die Pharmakotherapie. Bei der Beurteilung der Evidenz und dem Empfehlungsgrad einer bestimmten pharmakologischen Strategie wurden in den S3-Leitlinien folgende Empfehlungsklassen (nach AWMF) verwendet:

- A (starke Empfehlung) (»soll«)
- B (einfache Empfehlung) (»sollte«)
- 0 (Null) (Empfehlung offen) (»kann«)
- KKP (Klinischer Konsenspunkt): für Fragestellungen, in denen zum Beispiel Studien aufgrund ethischer Überlegungen nicht zu erwarten sind oder solche methodisch nicht umzusetzen sind, gleichwertig gegenüber evidenzbasierten Empfehlungsgraden A bis 0, Art der Formulierung drückt Stärke der Empfehlung aus
- Statement: für Fragestellungen, in denen zum Beispiel keine adäquate Evidenz gefunden wurde, aber dennoch eine Aussage festgehalten werden sollte.

Dabei deuten *soll* und *sollte* auf Empfehlungen auf eine gut belegte Evidenz anhand qualitativ hochwertiger Studien hin. *Kann-Empfehlungen* entsprechen eher einer deutlich abgeschwächten Empfehlung mit noch nicht ausreichender Datengrundlage. Die in der Leitlinie ausführlich beschriebenen Empfehlungen sollen hier in aller Kürze skizziert werden.

5.2 Behandlung der Manie

Bei der Behandlung der Manie stellt die professionelle Beziehungsgestaltung und die Schaffung therapeutisch günstiger Bedingungen die grundlegende Basis dar, mit der eine erfolgreiche Pharmakotherapie eher gelingt.

Pharmakotherapie. Primär sollte eine Monotherapie mit einem der empfohlenen Stimmungsstabilisierer (Lithium, Valproat), einem der empfohlenen atypischen Neuroleptika (Aripiprazol, Olanzapin, Quetiapin oder Risperidon) oder Haloperidol (Notfallsituation und zur Kurzzeitbehandlung) begonnen werden, sofern keine Kontraindikationen vorliegen (Empfehlungsklasse B).
Insgesamt lagen die Effektstärken für die Lithiumtherapie und für den Einsatz von Atypika über drei Wochen für eine zusätzliche Response gegenüber Placebo zwischen 3 und 13. Die NNT (number needed to treat) für Remission waren vergleichbar. Auch Asenapin oder Paliperidon können eingesetzt werden (Empfehlungsklasse 0). Zeitlich eng begrenzt können zusätzlich Benzodiazepine gegeben werden.
Bei nicht ausreichendem Ansprechen werden Kombinationstherapien aus Stimmungsstabilisierern und atypischen Neuroleptika empfohlen. Eine begleitende Psychotherapie fokussiert darauf, den Kontakt zu halten, eine therapeutische Beziehung aufzubauen und die Veränderungsbereitschaft zu fördern. Bei leichteren Phasen können verhaltensnahe Maßnahmen sinnvoll sein (Empfehlungsklasse 0). Bei schweren Verläufen kann zusätzlich eine Elektrokrampftherapie (EKT) durchgeführt werden (Empfehlungsklasse 0).
Für einen umfassenden optischen Überblick über die Empfehlungen für die phasenspezifische Therapie der Manie wird auf die S3-Leitlinie zur Diagnostik und Therapie Bipolarer Störungen verwiesen (www.leitlinie-bipolar.de, Seite 177).

5.3 Behandlung der Depression

Wenn bereits eine Phasenprophylaxe besteht, ist es sinnvoll, Dosis und ggf. Serumspiegel des jeweiligen eingesetzten Medikamentes zu überwachen und zu optimieren. Besteht keine Phasenprophylaxe, ist es sinnvoll, frühzeitig zu prüfen, ob eine solche indiziert ist, und wenn ja, diese bereits in der akuten depressiven Phase zu beginnen.
Bei einer mittelgradigen depressiven Episode ist eine depressionsspezifische pharmakotherapeutische Behandlung eine wesentliche Option, eine schwere Episode sollte unbedingt pharmakotherapeutisch behandelt werden.
Zusammengefasst sollte mit einer Monotherapie mit z. B. Quetiapin begonnen werden, wenn keine Kontraindikationen vorliegen (Empfehlungsklasse B). Es können auch die Stimmungsstabilisierer Lamotrigin (Carbamazepin) sowie Olanzapin, aber auch selektive Serotonin-Wiederaufnahmehemmer (SSRI) gegeben werden.
Zusätzlich sollte eine Psychotherapie (Kognitive Verhaltenstherapie) oder interpersonelle und soziale Rhythmustherapie und/oder auch eine Wachtherapie (nicht bei gemischten Episoden!) erfolgen. Ergänzend kann auch eine Lichttherapie angeboten werden (Empfehlungsklasse 0).
In den ersten vier Wochen der pharmakologischen Behandlung ist mindestens ein wöchentlicher Arzt-Patienten-Kontakt angeraten, um Risiken und Nebenwirkungen zu erkennen, den Erfolg der eingeleiteten Maßnahme zu beurteilen und die Zusammenarbeit zwischen Patient und Arzt zu verbessern. Nach 3 bis 4 Wochen sollte eine genaue Wirkungsprüfung erfolgen, abhängig vom Ergebnis sollte ein Wechsel/Ergänzung der Behandlungsstrategie oder keine Änderung erfolgen (Empfehlungsklasse KKP).
Bei einigen Fällen von Therapieresistenz und schweren oder gar akuten lebensbedrohlichen Situationen kommt erneut die EKT in Frage.
Für einen Überblick über die Empfehlungen für die phasenspezifische Therapie der Depression wird auf die S3 Leitlinie zur Diagnostik und Therapie Bipolarer Störungen verwiesen (www.leitlinie-bipolar.de, Seite 231).

5.4 Phasenprophylaxe

Die ideale Phasenprophylaxe führt zu völliger Freiheit von depressiven, manischen oder gemischten Episoden, z. T. werden jedoch nur nachgeordnete Therapieziele erreicht, z. B. seltenere, kürzere oder schwächer ausgeprägte Krankheitsepisoden. Den besten Anhaltspunkt für die Dauer, über welche eine phasenprophylaktische Strategie bis zur Beurteilung erprobt werden sollte, gibt der individuelle Erkrankungsverlauf. Zumeist ist die Pharmakotherapie unverzichtbarer Bestandteil der Phasenprophylaxe, wobei der klinischen Erfahrung nach erhebliche Defizite bzgl. der wissenschaftlichen Fundierung dem gegenüberstehen.

Eine rezidivprophylaktische Monotherapie ist anzustreben, ist aber häufig nicht die klinische Realität. Zusammengefasst sollte eine Monotherapie mit Lithium erfolgen, wenn keine Kontraindikationen vorliegen (diese hat den höchsten Empfehlungsgrad der Klasse A). Speziell bei depressiven Episoden sollte Lamotrigin gegeben werden (Empfehlungsklasse B). Es können auch der Stimmungsstabilisierer Valproat oder die atypischen Neuroleptika Aripiprazol, Olanzapin, Quetiapin oder Risperidon empfohlen werden (Empfehlungsklasse 0). Zu beachten ist, dass die Indikation außer bei Lithium eingeschränkt ist.

Bei unzureichendem Ansprechen sollte zuerst Einnahmeregelmäßigkeit, Dosis und Serumspiegel überprüft werden. Häufig werden bei weiterhin unzureichender Response trotz dürftiger Erkenntnisse aus kontrollierten Studien pharmakologische Kombinationsbehandlungen eingesetzt. Zusammengefasst können hier Kombinationen aus einem Stimmungsstabilisierer und einem atypischen Neuroleptikum oder aus zwei Stimmungsstabilisierern gegeben werden.

Die begleitende Psychotherapie hat das Ziel, den gebesserten bzw. remittierten Zustand zu erhalten und neue Krankheitsepisoden zu verhindern.

Für einen umfassenden optischen Überblick über die Empfehlungen für die Phasenprophylaxe wird auf die S3 Leitlinie zur Diagnostik und Therapie Bipolarer Störungen verwiesen (www.leitlinie-bipolar.de, Seite 299).

Für den Praxisalltag finden Sie im Folgenden einen Therapieerhebungsbogen.

AB 7/

T

Therapieerhebungsbogen

Name: **Datum:**

Medikamentenplan aktuell

Medikament	Morgens	Mittags	Abends	Nachts

Medikamentenanamnese:

Stimmungsstabilisierer	Dosierung bis	Zeitraum (ungefähr)	Nebenwirkungen

Antipsychotika	Dosierung bis	Zeitraum (ungefähr)	Nebenwirkungen

Antidepressiva	Dosierung bis	Zeitraum (ungefähr)	Nebenwirkungen

Sonstige	Dosierung bis	Zeitraum (ungefähr)	Nebenwirkungen

Bisherige Psychotherapien? **ja** ☐ **nein** ☐

Einzel ☐ Gruppe ☐ Verhaltenstherapie ☐ Tiefenpsychologisch ☐ anderes: ....

Anzahl: Dauer:

Psychoedukation? **ja** ☐ **nein** ☐ **Selbsthilfe?** **ja** ☐ **nein** ☐

II Spezifische Interventionen

KAPITEL 6 /

Emotionen und Impulskontrolle

Gesa Janssen-Schauer • Martin Schäfer

Einleitung und theoretische Grundlagen

Ebenso wie bei 85 Prozent aller psychischen Störungen zumindest ein emotionsbezogenes Kriterium in die Störungsdefinition einfließt (Thoits, 1985, zitiert nach Berking, 2014), sind Defizite in der Emotionsregulation wesentlich für Entstehung und Aufrechterhaltung psychischer Symptombildung. Emotionen und Impulskontrolle spielen gerade bei den unipolar und bipolar affektiven Störungen eine zentrale Rolle. Die Regulation positiven Affekts dient der Impulskontrolle (Herabregulation) sowie der Umsetzung von gefassten Absichten (Selbstmotivierung, Antrieb), diejenige negativen Affekts dient dem Selbstwachstum (Zulassen und Wahrnehmen negativer Emotionen) sowie der Selbstberuhigung (Herabregulation) (Kuhl, 2001).

Für die Entstehung emotionaler Regulationsdefizite kommen verschiedene Faktoren in Frage. Biografisch betrachtet spielt zunächst die genetische Ausstattung eines Menschen eine Rolle, insbesondere vererbte Temperamentfaktoren (sensorische Erregbarkeit und motorische Aktivierbarkeit, Kuhl, 2001). Für die Ausbildung einer erhöhten Vulnerabilität ist dann die Bindungsqualität zwischen Säugling/Kleinkind und primärer Bezugsperson wichtig. Eine sichere Bindung, in der die Bedürfnisäußerungen des Säuglings prompt und adäquat von der Bezugsperson beantwortet werden, kann als starker Schutzfaktor gegen die spätere Ausbildung psychischer Störungen angesehen werden (Siegel, 2006). Werden die Bedürfnisäußerungen des Kindes hingegen ignoriert (Vernachlässigung) oder von der Bezugsperson (möglicherweise falsch) vorweggenommen oder handelt es sich um eine unsichere Bezugsperson, die Quengeln des Kindes auf sich bezieht, dann fehlen dem Kind Möglichkeiten, Emotionsregulation zunächst von außen unterstützt zu erfahren, zu lernen und später Emotionen selbst modulieren zu können. Es entstehen Defizite für die Selbstmotivierung, Selbstberuhigung, Belohnungsaufschub und Frustrationstoleranz. Gibt es auch später wenig oder keine guten Modelle für die Emotionsregulation, stellen diese Defizite einen möglichen Nährboden für die Entwicklung psychischer Probleme bzw. einer psychischen Erkrankung dar, einhergehend mit entsprechenden Sensibilitäten neuronaler Muster (vermehrte Ausschüttung von stressbegleitenden Botenstoffen und Stresshormonen). Gelingt dagegen der Prozess einer frühen hinreichend feinfühligen und bedürfnisadäquaten Bindung bzw. Kommunikation, verfügt der Mensch später über einen wichtigen Resilienzfaktor gegenüber psychischen Beeinträchtigungen.

Ein weiterer wichtiger Faktor ist die früh erfahrene explizite Abwertung von als problematisch bewerteten Emotionen (z. B. Wut, Traurigkeit). Emotionsregulationsdefizite und die aus Abwertung entstehende Angst vor Emotionen tragen zur Vermeidung derselben bei. Von Vernachlässigung, Überbehütung oder Abwertung betroffene Menschen entwickeln in der Folge dysfunktionale Emotionsregulationsstrategien wie Vermeidung von Situationen, Verdrängen der eigenen Emotionen, Unterordnung unter andere, Ablenkung durch Aktivitäten oder vermehrtes Grübeln, Substanzkonsum oder Formen der Überkompensation. Diese kurzfristig hilfreichen Strategien tragen langfristig zur Aufrechterhaltung der Defizite in der Emotionsregulation bei und führen mit der Zeit zu Selbstentfremdung und psychischer Inkonsistenz: Grundbedürfnisse werden nicht mehr befriedigt und geraten in Dysbalance. Das psychische Symptom stellt dann eine dysfunktionale Konfliktlösung dar (Grawe, 2000, 2004).

6.1 Emotionen in der Psychotherapie

Emotionen sind Bestandteil fast aller Störungstheorien und werden dementsprechend in die (häufig manualbasierte) Therapie integriert. Dies gilt auf jeden Fall für die motivkongruente Therapiebeziehung (Grawe, 2004), die als derjenige Faktor identifiziert wurde, die die größte Effektstärke für den Therapieerfolg darstellt (Grawe, 2004). Hier steht das Bemühen im Vordergrund, durch therapeutische Validierung auch negativer Emotionsäußerungen des Patienten ein vertrauensvolles Arbeitsbündnis herzustellen und damit Annäherungsverhalten an Veränderungen herzustellen. Eine in der Kognitiven Verhaltenstherapie eher wenig beachtete Voraussetzung hierfür ist allerdings die Fähigkeit des Patienten, entsprechende Emotionen bei sich überhaupt wahrzunehmen und dann den Mut aufzubringen, diese zu äußern. Daher enthält dieses Kapitel Arbeitsblätter mit praktischen Übungen zu diesem Komplex.

In der klassischen Kognitiven Verhaltenstherapie liegt der Fokus meist auf den störungsimmanenten Emotionen (bei Angststörungen auf Angst und der verzerrten Wahrnehmung körperlicher Sensationen, bei Depressionen auf Traurigkeit/Niedergeschlagenheit und Antriebsmangel etc.). Zudem werden Emotionen in der klassischen KVT häufig als Zielgrößen gesehen, deren Intensität im Sinne einer Problemlöseaufgabe zu verändern ist. Es ist jedoch davon auszugehen, dass Regulationsdefizite alle Emotionen betreffen. Deshalb sollten entsprechende Interventionen sämtliche Emotionen erfassen und störungsübergreifend mit entsprechenden Schwerpunkten eingesetzt werden. Dies wird in den klassischen kognitiven Ansätzen weitestgehend vernachlässigt, obwohl KVT-Vertreter bereits um die Jahrtausendwende die klinische Relevanz der Emotionen betonten (Grawe, 1998; Caspar, 2002) und Caspar (2009) ein »Training emotionaler Kompetenzen« auf kognitiv-behavioraler Grundlage entwickelte. Der Fokus klassisch arbeitender kognitiver Verhaltenstherapeuten liegt immer noch eher auf Kognitionen und Verhalten, weil Kognitionen lange Zeit das Primat über die Emotionen eingeräumt worden ist. Eine Ausnahme stellen die Konfrontationsstrategien dar, wie sie von kognitiv-behavioral ausgebildeten Therapeuten beispielsweise bei Angst- oder Zwangsstörungen angewandt werden. Dass das Primat von Kognitionen über Emotionen eine Fehlannahme darstellt, belegt die Emotionstheorie von A. R. Damasio, die gestützt wird durch Forschungen zu Emotionen unter Zuhilfenahme bildgebender Verfahren (Damasio, 2004, 2005). Primäre Emotionen sowie die beteiligten »somatischen Marker«, durch diese ausgelöste neurobiologische Prozesse und der Einfluss des präfrontalen Cortex für die Gefühlsdifferenzierung und Emotionsregulation werden hier ausführlich dargestellt. Neben der Emotionsfokussierten Therapie (Greenberg, 2011) haben vor allem ressourcenaktivierende Techniken das Konzept der somatischen Marker aufgegriffen (Storch & Kuhl, 2013).

Die Beobachtung, dass zunächst insbesondere persönlichkeitsbeeinträchtigte Patienten langfristig wenig oder gar nicht von den klassisch kognitiv-behavioralen Therapieansätzen profitierten, führte zunächst zum richtungsweisenden Ansatz der Dialektisch-Behavioralen Therapie (DBT) der Borderline-Störung von Marsha Linehan (1993). Sowohl Emotionsregulation mittels Skills als auch das Konzept der Achtsamkeit fanden hier erstmals Berücksichtigung in einem als kognitiv-behavioral benannten Konzept, dessen Grundlage die Dialektik von Akzeptanz und Veränderung auf der Basis von Achtsamkeit ist. Im Rahmen der »dritten Welle« der Verhaltenstherapie seit Mitte der 1990er Jahre hat sich dann die Bedeutung der therapeutischen Arbeit mit und an Emotionen stärker durchgesetzt. Wesentlich hierbei ist, dass das »Sprechen *über* Emotionen« ersetzt wird durch gezielte Aktivierung und Bearbeitung sogenannter »heißer Emotionen« in der therapeutischen Sitzung. Hierbei ist das Pendeln zwischen emotionaler Aktivierung (Erleben) und distanzierter Wahrnehmung/Klärung (Achtsamkeit, Reflexion) zentral.

In anderen therapeutischen Ansätzen sind Emotionen bereits länger im Fokus der therapeutischen Bemühungen. So hat die Gesprächstherapie nach Rogers die »Selbstaktualisierungstendenz« des Patienten stets in den Mittelpunkt therapeutischer Arbeit gestellt. Auch das zentrale Element der Beziehungsgestaltung mit ihrem Postulat unbedingter Wertschätzung ist emotionsbasiert. Weiterentwickelt worden ist dieser Ansatz von Greenberg mit der Entwicklung der Emotionsfokussierten Therapie (EFT, Greenberg, 2011; Elliott & Watson, 2007). Diese weist Emotionen einen zentralen Stellenwert zu und das therapeutische Vorgehen entfernt sich weitgehend vom Inhalt (des Gesagten) zugunsten eines über emotionale Marker des Patienten gesteuerten therapeutischen Prozesses. Implizit geht dieser Ansatz davon aus, dass die Veränderung von Wahrnehmung und Ausdruck von Emotionen sowie der Umgang mit ihnen zu verändertem Denken führen und damit zu mehr psychischer Kongruenz bzw. psychischer Gesundheit beitragen als umgekehrt.

Ein weiterer wesentlicher Einfluss für die Veränderung des Vorgehens in kognitiv-behavioralen Konzepten kommt aus der fernöstlichen Medikationsbewegung mit der Entwicklung der MBSR (mindefulnes-based-stress-reduction) von Kabat-Zinn (2002). In diesem Ansatz stellt das zentrale Element die Entwicklung eines »inneren Beobachters« dar, der Gefühle und Gedanken zunächst bewertungsfrei wahrnimmt und somit die Freiheitsgrade von Handlungsentscheidungen wesentlich erweitert. Gleichzeitig wird dem aktuellen Moment Priorität eingeräumt gegenüber Erinnerungen aus der Vergangenheit und Vorstellungen in die Zukunft hinein, also Denkstrategien. Aus dem Achtsamkeitsansatz heraus wurden die Achtsamkeitsbasierte Kognitive Therapie für Depressionen (MBCT, Segal et al., 2013) und verschiedene andere Ansätze entwickelt (dargestellt bei Berking, 2014). Wesentlich ist neben der Emotionen, Gedanken und Körperwahrnehmungen bewertungsfrei beobachtenden achtsamen Haltung jedoch deren Wechsel mit erlebten Emotionen, dem »Eintauchen in das Erleben«. Diese Pendelbewegung mit therapeutischer Unterstützung stellt ein Kernelement der Schematherapie nach Young (1996) und deren Weiterentwicklungen dar (Roediger, 2011). Der schematherapeutische Ansatz bezieht sich explizit auf die neurobiologische Emotionstheorie Damasios und berücksichtigt in ihrem

Vorgehen primäre und sekundäre Emotionen, den Abbau dysfunktionaler Bewältigungsmuster zugunsten des Aufbaus funktionaler Muster mit den Zielen »Einordnen/Kooperieren«, »Zurückhalten/Abgrenzen«, »Selbstfürsorge/Beruhigung« und »Selbstdurchsetzung/adäquates Fordern«. Schließlich haben Ansätze zur Traumabehandlung (Levine, 2011) den Körper mit seinen Empfindungen in die Behandlung einbezogen. Besonders die Aussage Levines, dass der Körper ohne Eingriff des Denkens und Wollens in der Lage ist, auch emotional schwierige schmerzhafte Situationen »selbst« zu regulieren, beschreibt die wesentliche Funktion des Zusammenspiels von Körper, Gehirn und Emotionen. Ebenso wie bei der Technik des EMDR zur Traumabehandlung (Shapiro, 2012) werden neurobiologische Erkenntnisse auch hier zur Anwendung gebracht.

Emotionen, Stress und somatische Marker

Gefühle und Körperreaktionen, die als Reaktion auf Wahrnehmungen der äußeren und der inneren Situation primär vom limbischen System registriert werden, haben sich im Verlauf der Evolution als wichtiger Faktor für das Überleben entwickelt. Neben dem Streben nach Schutz, Nahrung und einem Paarungspartner mussten Gefahren schnellstmöglich erkannt und vermieden oder besiegt werden. Damals wie heute werden Neurone in der Amygdala aktiviert, wenn »Gefahr« droht. Das Gehirn schüttet dann Katecholamine und Stresshormone aus, um den Körper auf Flucht oder Angriff optimal vorzubereiten. Diese sympathikonerge Erregung führt zu vielfältigen körperlichen Veränderungen, die als »somatische Marker« wahrgenommen werden können: beschleunigter Atem, Anstieg von Blutdruck und Herzfrequenz, stärkere Durchblutung der großen Muskeln, Pupillenerweiterung sind einige davon. Gleichzeitig wird die fokussierte Aufmerksamkeit auf Gefahren (Vigilanz) erhöht, um die Situation möglichst schnell und richtig einschätzen zu können. Auch in der heutigen Zeit, in der die »Bedrohungen« möglicher Ziele eher mit ruhig überlegten Problemlösestrategien bewältigt werden könnten, finden diese evolutionsbiologisch uralten unspezifischen Reflexe statt. Während Gefühle also prinzipiell sinnvoll auf mögliche Bedrohungen unserer Ziele und Bedürfnisse hinweisen, spielt der präfrontale Cortex eine wesentliche Rolle in der Unterstützung der Bewertung und (überlegten) Handlungsplanung (Impulsregulation) in entsprechenden Situationen.

6.2 Psychologische Grundbedürfnisse nach Grawe und die Inkonsistenztheorie

Heutige subjektiv als Bedrohungen aufgefasste Situationen beziehen sich nach Grawe auf definierbare psychologische Grundbedürfnisse: Bindung/Kontakt, Kontrolle/Orientierung, Selbstwert(erhöhung) sowie Lustgewinn/Unlustvermeidung. Jeder Mensch wünscht sich eine befriedigende Bindung und Kontakte, in denen er das Gefühl hat, so sein zu können wie er ist und aufgehoben zu sein. Jeder möchte genügend Kontrolle, um eigenen Einfluss geltend machen zu können und sich sicher zu fühlen. Selbstwert entsteht durch Eigenliebe (Selbstakzeptanz) und Bestätigung von anderen, durch Stolz auf erbrachte Leistungen und Erfolge, durch die Überzeugung, wirksam Einfluss nehmen zu können, durch konstruktiven Austausch. Lustgewinn erzielen wir, wenn wir Dinge tun, die uns Freude und Spaß machen. Werden diese Bedürfnisse unzureichend befriedigt, geraten sie in Dysbalance oder entstehen Konflikte zwischen zwei oder mehreren Bedürfnissen, melden uns unsere Gefühle und Körperempfindungen »Stress«, Ausdruck psychischer Inkonsistenz. Insofern ist Stress wie ein Verkehrsschild, das darauf hinweist, wo die Fahrt lang geht, wenn wir das Ziel erreichen wollen. Das Ziel für psychische Gesundheit ist immer eine ausgeglichene Bedürfnisbalance.
Um diese Art von Stress regulieren zu können, sind die früheren evolutionsbiologisch erworbenen Handlungsmuster nicht sinnvoll. Es nützt wenig, wenn ich Anerkennung möchte und dafür mein Gegenüber anbrülle. Ebenso wenig nützt es, wenn ich um der Harmonie willen meinen Partner im Falle eines Konflikts anschweige, die Auseinandersetzung meide. Statt auf alte Reaktionsmuster zurückzugreifen, helfen hier die Regulation spontaner negativer (und manchmal auch positiver) Gefühle und eine ruhige Analyse der aktuellen Situation. Kompetenzen in der Selbstmotivierung, Selbstberuhigung, Impulskontrolle und Frustrationstoleranz, kurz: Kompetenzen der Emotionsregulation sind somit ein wichtiger Schutz für die psychische und körperliche Gesundheit.

Emotionsregulation im Rahmen der psychotherapeutischen Wirkfaktoren

Die von Klaus Grawe forcierte Psychotherapieforschung identifizierte in den 1990er Jahren vier wesentliche Wirkfaktoren von Psychotherapie: motivationale Klärung, Problemaktualisierung, Problembewältigung und Ressourcenaktivierung. Übergreifend ist die therapeutische Beziehung mit motivkongruenter Beziehungsgestaltung als Wirkfaktor mit der größten Effektstärke zu nennen. Emotionsregulationskompetenzen sind mit jedem Wirkfaktor assoziiert. Kann positiver Affekt generiert werden (z. B. durch ein »gutes Gefühl« und Vertrauen in der therapeutischen Beziehung), wächst die Motivation für Veränderung. Durch Aktualisierung, d. h. aktuelles Erleben negativer Emotionen und die Erfahrung, diese bewältigen zu können (Problemaktualisierung und Problembewältigung), steigen die entsprechenden Kompetenzen. Diese wiederum stellen eine wichtige Ressource für weitere Veränderungen und die verbesserte Gesundheit sowie einen Rückfallschutz dar.

6.3 Emotionsregulation für Menschen mit Bipolaren Störungen

Wie bei nahezu allen psychischen Störungen kommen Emotionsregulationsschwierigkeiten auch bei Menschen mit bipolar affektiven Störungen häufig vor. Interventionen, die auf eine Verbesserung der allgemeinen Emotionsregulationskompetenz fokussieren, sind somit sowohl für die Linderung akuter Symptomatik als auch zur Rückfallprävention effektiv. Bei der Bipolaren Störung kann davon ausgegangen werden, dass aufgrund genetisch mitbedingter Neurotransmitterdysbalance häufig hypomane/manische oder dysthyme/depressive Stimmung als »Grundrauschen« (mit entsprechenden Körperempfindungen) Gefühle und die damit einhergehenden Gedanken beeinflussen, woraus dann stimmungsabhängige Handlungen resultieren: in hypomanen oder manischen Phasen häufig impulsiv, in depressiven Phasen eher antriebsschwach. Da Veränderungen zunächst eine Akzeptanz des Status quo benötigen, stellen erste Schritte des Erwerbs von Emotionsregulationsfertigkeiten die bewertungsfreie Wahrnehmung der aktuellen Stimmung, der damit einhergehenden Wahrnehmungs-, Interpretations- und Handlungsmuster sowie der begleitenden Gefühle dar. Bereits dies fällt vielen Menschen schwer, weil sie es nie gelernt haben (Fertigkeitendefizit der Gefühlswahrnehmung). In einem zweiten Schritt können spezifische Gefühle benannt und Ansichten zu Gefühlen (Dauer, Intensität, Beeinflussbarkeit) diskutiert werden. Dazu gehört auch die Diskussion über die eigene Sichtweise, Gefühle beeinflussen zu können oder sie sogar zu verändern. Schließlich können dysfunktionale Muster in der Gefühlsregulation eruiert und bearbeitet werden. Für Menschen, die zu sehr intensiven Emotionen neigen, bietet sich ein Training zur Herabregulierung von Gefühlen an.

Die folgenden Arbeitsblätter bieten Möglichkeiten der therapeutischen Intervention in diesen Bereichen. Vorangestellt ist eine kurze Information zu Emotionen für den Patienten sowie zur Arbeit mit Emotionen für den Therapeuten. Die einzelnen Arbeitsblätter sind an keine Reihenfolge geknüpft, sondern können in Einzel- oder Gruppensitzungen nach Bedarf integriert werden. Zu folgenden Themen stehen hier Arbeitsblätter zur Verfügung:

- Wahrnehmung und Ausdruck somatischer Marker
- bewusste Wahrnehmung der eigenen aktuellen Gefühle in Verbindung mit Empfindungen
- Erkennen und Benennen dieser Gefühle
- Erkennen des Einflusses eines Gefühls auf Gedanken und Handlungen
- Akzeptanz des aktuellen Gefühls
- emotionale Selbstunterstützung bei negativen Gefühlen
- Trennung von Gefühl/Gedanke und Handlung
- Herabregulieren besonders intensiver Gefühle

6.4 Hinweise zu den Arbeitsmaterialien

Vorbemerkung zur Durchführung der Übungen zur Emotionsregulation und Impulskontrolle

Wie bereits in anderen Kapiteln dieses Buches erwähnt, spielt Achtsamkeit eine wesentliche Rolle bei der Veränderung des Umgangs mit den eigenen Emotionen. Achtsamkeit führt allgemein zu differenzierter Selbstwahrnehmung, verbesserter Impulskontrolle und größerer Selbstakzeptanz. In den hier vorgestellten Übungen wird Achtsamkeit somit als wichtiges Element integriert, mit dem Fokus auf Körperwahrnehmung und Emotionen. Um Achtsamkeit effektiv einzusetzen, ist die Wahrnehmung von somatischen Markern und mit diesen verbundenen Gefühlen von zentraler Bedeutung. Etlichen Patienten fällt dies sehr schwer, weil sie einen Automatismus der Gefühlsvermeidung entwickelt haben und über keine gute Körperwahrnehmung verfügen. In diesem Falle sollten entsprechende Übungen vorgeschaltet werden. Ist dies gelungen, kann Achtsamkeit eingeführt und geübt werden. Der Patient wird angeleitet zu pendeln zwischen dem erlebten und gespürten Gefühl und der achtsamen distanzierten Position eines Beobachters. Dem Therapeuten obliegt die Aufgabe, das Eintauchen in ein Gefühl empathisch zu begleiten und zu validieren und gegebenenfalls bei der Regulation zu helfen und danach die achtsame Position anzuleiten.
Wesentliche Voraussetzung für emotionale Veränderungen ist in jedem Fall häufiges Üben. Es nützt vielen Patienten, wenn sie für die Übungen Trainingspläne anlegen und ausfüllen. Der Motivation besonders dienlich ist es, wenn der Patient Erfolge bei der Emotionsregulation verbuchen kann, indem er mehr Freiheit in seinen Reaktionsmöglichkeiten auf die eigenen Stimmungen und Gefühle erlebt.

INFO 3/

Emotionsarbeit: Information für den Therapeuten

Emotionen spielen zwar in der Kognitiven Verhaltenstherapie eine wesentliche Rolle, jedoch meist in Form der Arbeit *an* bzw. *über* Emotionen, z. B. bei Verwendung von Arbeitsblättern. Ein Patient, der über seine Emotionen *nachdenkt*, spürt sie nicht unbedingt gleichzeitig. Es muss also ein Transfer stattfinden von der (selbst-)reflexiven Ebene hin zur erlebten Ebene. Dies geschieht z. B. im schematherapeutischen Ansatz durch emotionale Konfrontation: Emotionen werden per Imagination aktiviert und in aktiviertem Zustand bearbeitet, ähnlich wie bei der Affektbrücke in der Hypnotherapie. Ebenfalls nutzt die Emotionsfokussierte Therapie nach Greenberg Marker, durch die der Patient im Prozess des therapeutischen Geschehens Emotionen zeigt, die dann die weiteren Therapiestrategien leiten. Es sollte bei den nachfolgenden Übungen und im gesamten Therapieverlauf darauf geachtet werden, aktivierte und unmittelbar spürbare Emotionen zu nutzen. Bei solchen emotionalen Konfrontationen bietet der Therapeut möglichst Unterstützung und Validierung.
Im zweiten Schritt ist die Aufgabe des Patienten, sich vom aktuellen erlebten Gefühl zu distanzieren und dieses aus der Beobachterperspektive zu betrachten. Dies dient insbesondere der Akzeptanz schwieriger Gefühle und der Unterbrechung der häufig engen Verknüpfung von Gefühl und impulsgesteuerter Handlung. Hier agiert der Therapeut als Moderator und Coach.

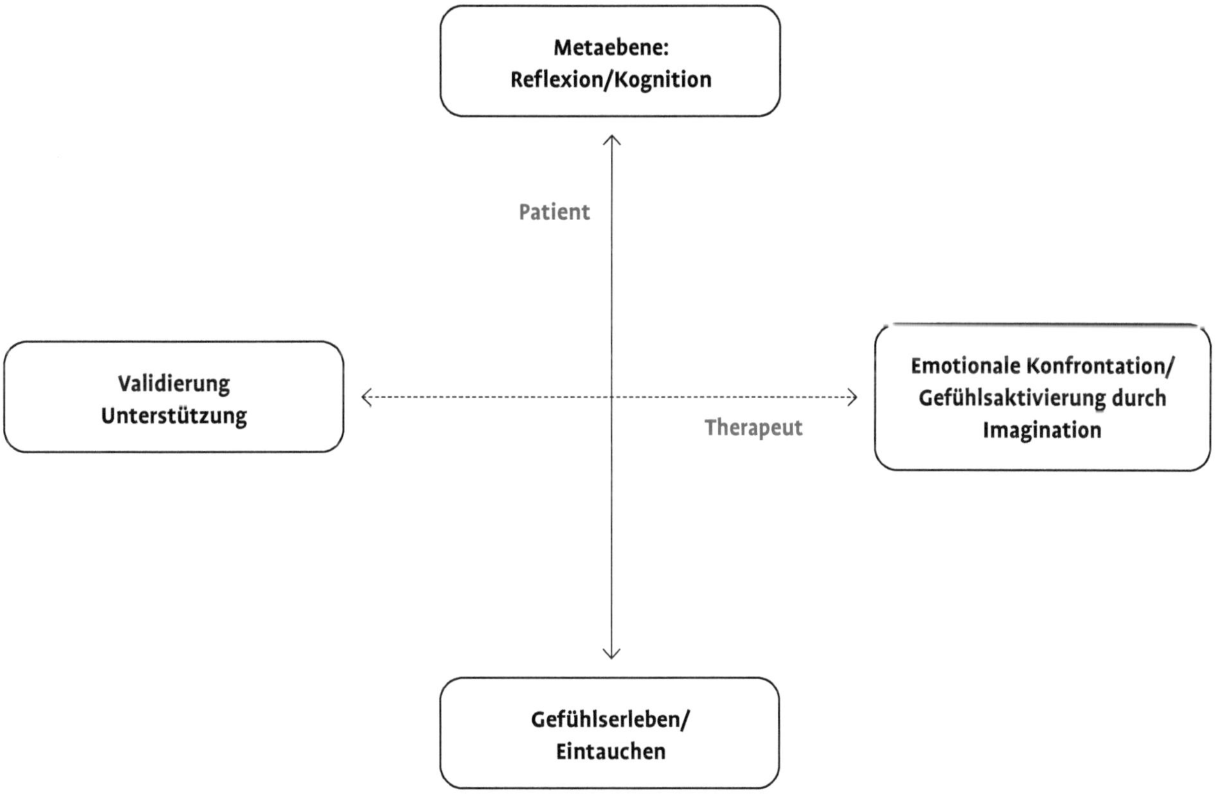

modifiziert nach Roediger (2011)

INFO 4/

P

Grundlegendes zu Emotionen

Gefühle und Stimmungen

- Gefühle sind im Laufe der Evolution entstanden. Die mit ihnen verbundenen körperlichen Reaktionen sind uralt. Sie sind automatisierte oder erlernte Reaktionen auf innere und äußere Reize/Informationen. Sie geben uns Hinweise darauf, ob unsere Bedürfnisse befriedigt sind oder nicht. Wenn wir unsere Gefühle beachten, fällt es uns leichter, ein Bedürfnisgleichgewicht herzustellen.

- Gefühle entstehen meist schnell und gehen häufig relativ bald vorüber. Empfindungen/Stimmungen hingegen dauern länger an und beeinflussen uns wie ein Grundrauschen.

- Starke Gefühle führen zu starker Erregung – das gilt sowohl für positiv empfundene Emotionen wie Freude und auch für negative Emotionen wie Angst oder Trauer. Starke Emotionen sind häufig Auslöser für impulsives unüberlegtes Handeln.

- Starke Gefühle, besonders negative, können sich subjektiv unangenehm anfühlen. Deshalb neigen etliche Menschen dazu, sie möglichst schnell loswerden zu wollen. Dies führt dazu, dass Menschen diese Gefühle verdrängen oder durch Ablenkung oder Situationsvermeidung versuchen, sie nicht zu spüren. Solches Verhalten führt kurzfristig dazu, sich besser zu fühlen. Langfristig sind die Folgen jedoch Defizite im Umgang mit Gefühlen bis hin zur Selbstentfremdung.

- Gefühle gehen stets mit einem bestimmten Gesichtsausdruck und einer typischen Körperhaltung einher. Dadurch drücken wir unser Gefühl ohne Worte aus und das Gegenüber kann sie verstehen. Gefühle spielen in jeder Kommunikation eine zentrale Rolle.

- Gefühle steuern unsere Motivation. Mit guten Gefühlen fällt es uns leicht zu handeln und Vorsätze in Angriff zu nehmen. Mit schlechten Gefühlen fühlen wir uns dagegen müde, antriebslos und matt. Durch den Erwerb von Emotionsregulationskompetenzen gewinnen wir die Freiheit, unsere Gefühle als Hinweisreize wahrzunehmen und die Reaktionen darauf bewusst zu steuern.

INFO 5/

P

Psychoedukation somatische Marker

Wie Damasio herausfand, sind Körpersignale und Empfindungen wesentlich für unser Selbstgefühl und für Entscheidungen. Die Körpersignale werden zum Gehirn gesendet und beeinflussen dort unser Denken und Handeln. Somatische Marker können sich positiv oder negativ anfühlen, je nachdem, welche Erfahrungen wir mit verschiedenen Situationen gemacht haben. Sie beinhalten also individuelles Erfahrungswissen. Positive somatische Marker weisen auf gute Erfahrungen hin, negative hingegen warnen uns vor schwierigen oder sogar bedrohlichen Situationen. Dabei kann es vorkommen, dass von uns als »bedrohlich« wahrgenommene Situationen lediglich aus einzelnen individuellen Erfahrungen resultieren und dass es sinnvoll wäre, deren Wahrnehmung zu verändern; aber selbst um das zu tun, ist es zunächst wichtig, die somatischen Marker in bestimmten Situationen wahrzunehmen.

Wählen Sie eine Situation aus der Vergangenheit, die Sie emotional bewegt hat.

Dabei ist es egal, ob sich die Situation für Sie positiv oder negativ angefühlt hat.

Machen Sie – möglichst mit Anleitung – die Meditation auf dem AB 8 »Emotionsfokussierte Meditation zu somatischen Markern«.

Nehmen Sie dann das AB 9 »Somatogramm« zur Hand und zeichnen Sie Ihre in dieser Situation wahrgenommenen somatischen Marker ein. Sie können die Farbe wählen, die Form, Energien, zugehörige Symbole, Umgebungsmerkmale, Bewegungen, was immer Sie wollen. Spüren Sie zwischendurch nach, ob es sich in der ausgewählten Situation so angefühlt hat.

AB 8 /

T

Emotionsbezogene Wahrnehmungsübung zu somatischen Markern

(Anleitung durch den Therapeuten; auch als Gruppenübung durchführbar)

»Um die Verbindung von somatischen Markern mit spezifischen Gefühlen zu erleben, lade ich Sie jetzt zu einer emotionsfokussierten Wahrnehmungsübung ein.

Nehmen Sie eine entspannte und bequeme Sitzhaltung ein, auf einem Stuhl oder auf dem Boden. Verändern Sie Ihre Haltung so lange, bis es sich für Sie »richtig« anfühlt. Werden Sie sich einen kurzen Augenblick bewusst, wie es ist, gerade jetzt hier zu sitzen. Spüren Sie in Ihren Körper hinein. … Wandern Sie jetzt mit der Aufmerksamkeit zum Kopf, weiter zu Hals und Nacken, Ihren Oberkörper, Arme und Hände, Gesäß, Oberschenkel, Knie, Waden und Ihre Füße. Legen Sie dann die rechte Hand auf den Bauch und atmen Sie in Ihrem Rhythmus ruhig und gelassen möglichst tief in den Bauch hinein. … ein und aus … ein und aus … spüren Sie, wie sich die Bauchdecke hebt und senkt … hebt und senkt …

Richten Sie jetzt Ihre Aufmerksamkeit auf Ihr Gefühl, das Sie gerade besonders deutlich spüren. Dabei spielt es keine Rolle, welches Gefühl das ist. Es kann Ärger sein oder Freude, Zufriedenheit oder Angst, Langeweile oder Ungeduld. Nehmen Sie möglichst gelassen wahr, welches Gefühl gerade da ist, und versuchen Sie nicht es zu verändern.

Wenn Sie gerade gar kein Gefühl spüren, sondern eher eine »Leere«, versuchen Sie, sich eine Situation aus der letzten Zeit in Erinnerung zu rufen, die mit einem Gefühl einherging. Egal, ob es sich um ein angenehmes oder ein unangenehmes Gefühl handelt, versuchen Sie, dieses Gefühl noch einmal präsent zu erleben.

Welches Gefühl Sie auch immer in Ihrem Körper gerade spüren, richten Sie jetzt Ihre volle Aufmerksamkeit darauf. Spüren Sie, wo im Körper das Gefühl gerade am stärksten spürbar ist, wo ist es am deutlichsten bemerkbar? Welche Empfindungen begleiten dieses Gefühl? Hat das Gefühl, hat die Empfindung vielleicht eine Form? Fühlt es sich rund, eckig, fest oder weich an? Ist es starr oder beweglich? Verändert es sich, während Sie es wahrnehmen? Besitzt das Gefühl eine Farbe? Ist es rot, schwarz, grün, weiß, gelb oder welche Farbe sonst hat es? Vielleicht hat es ein Muster? Fühlt es sich warm, lauwarm oder kalt an? Ist es drückend, stechend, dumpf oder angenehm?

Wenn es Ihnen zu viel wird, kehren Sie jederzeit zurück zu Ihrem Atem. Lassen Sie Ihre Wahrnehmung mit dem Atem in den Körper hinein- und wieder herausströmen und atmen Sie ruhig und entspannt in Ihrem eigenen Rhythmus. Wenn Sie mögen, kehren Sie dann wieder zu Ihrem Gefühl zurück.

Bleiben Sie dort, aber versuchen Sie nicht, etwas zu verändern. Beobachten Sie ganz entspannt, ob und wie sich das Gefühl vielleicht verändert. Nimmt es an Intensität zu oder ab? Verändert es Form, Farbe oder Bewegung? Wird es größer oder kleiner, löst es sich vielleicht sogar ganz auf? Verändert es seine Qualität und wird zu einem anderen Gefühl? Bemerken Sie Gedanken, die mit diesem Gefühl einhergehen? Spüren Sie Impulse, das Gefühl verscheuchen zu wollen oder vielleicht mehr davon zu wünschen?

Nehmen Sie all dies ruhig war, wie ein distanzierter Beobachter. Bleiben Sie in der Erfahrung, ohne irgendeinem Impuls zur Handlung nachzugeben. Stellen Sie fest, dass sich Gefühl und Empfinden in jedem Augenblick verändern und spüren Sie gleichzeitig Ihren ruhigen Atem.

Bemerken Sie jetzt, dass Sie Gefühle und Empfindungen beobachten können, ohne diese zu sein. Die Gefühle und Empfindungen kommen und gehen, wie eine Brise Wind oder Wolken am Himmel. Sie verändern sich von Augenblick zu Augenblick, ohne dass Sie etwas tun müssen. Sie können still beobachten und akzeptieren, was sich eben jetzt in diesem Moment ereignet.

Bleiben Sie dabei, so lange Sie möchten. Wenn Sie die Übung beenden möchten, kehren Sie zunächst zu Ihrem Atem zurück und beobachten noch kurz dessen Hineinströmen in den Körper und wieder Herausströmen. Nehmen Sie noch drei tiefe Atemzüge, öffnen Sie dann die Augen, kehren Sie mit Ihrer Aufmerksamkeit zurück in diesen Raum und recken und strecken Sie sich ein wenig, so, wie es Ihnen gut tut.«

AB 9/

P

Somatogramm

Wählen Sie ein Thema, zum Beispiel »Kritik erhalten« oder »einen guten Freund treffen«.

Stellen Sie sich die entsprechende Situation vor und achten Sie dabei auf Ihre Körperempfindungen. Zeichnen Sie in die Figur Ihre (positiven oder negativen) somatischen Marker ein, das heißt alles, was Sie körperlich während der Imagination der Situation empfinden. Sie können Farben, Formen, Gefühle, Energien, Bewegungen, Atmung, zugehörige Symbole, Umgebungsmerkmale, Phantasiemerkmale etc. einzeichnen.

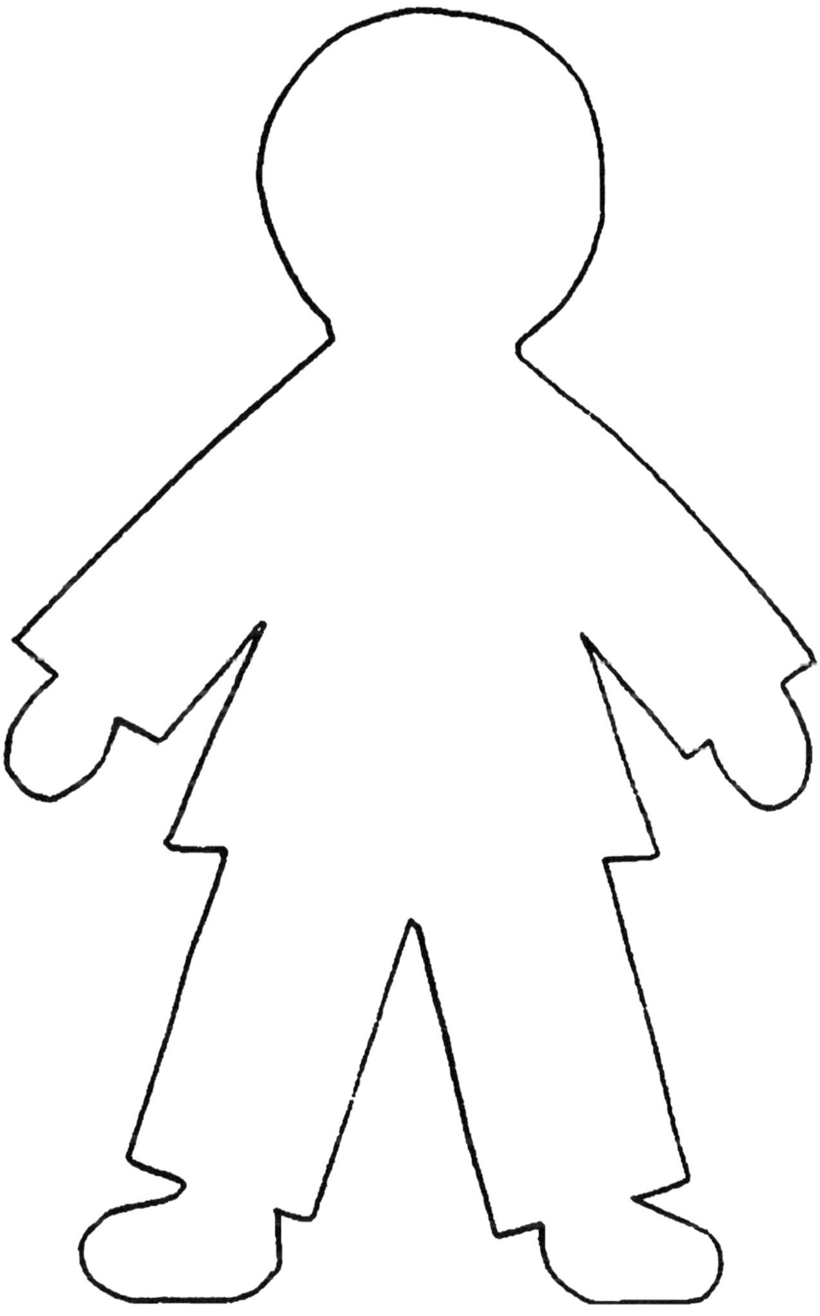

(nach Kuhl, 2011)

AB 10/

Gefühlsdifferenzierung

Nennen Sie Gefühle, die den angegebenen Gefühlen ähnlich sind!

Freude

Trauer

Überraschung

Gefühle

Ekel

Wut

Angst

AB 11/

P

Typische Gesichtsausdrücke bei bestimmten Emotionen

Zeichnen Sie für verschiedene Emotionen typische Gesichtsausdrücke ein!

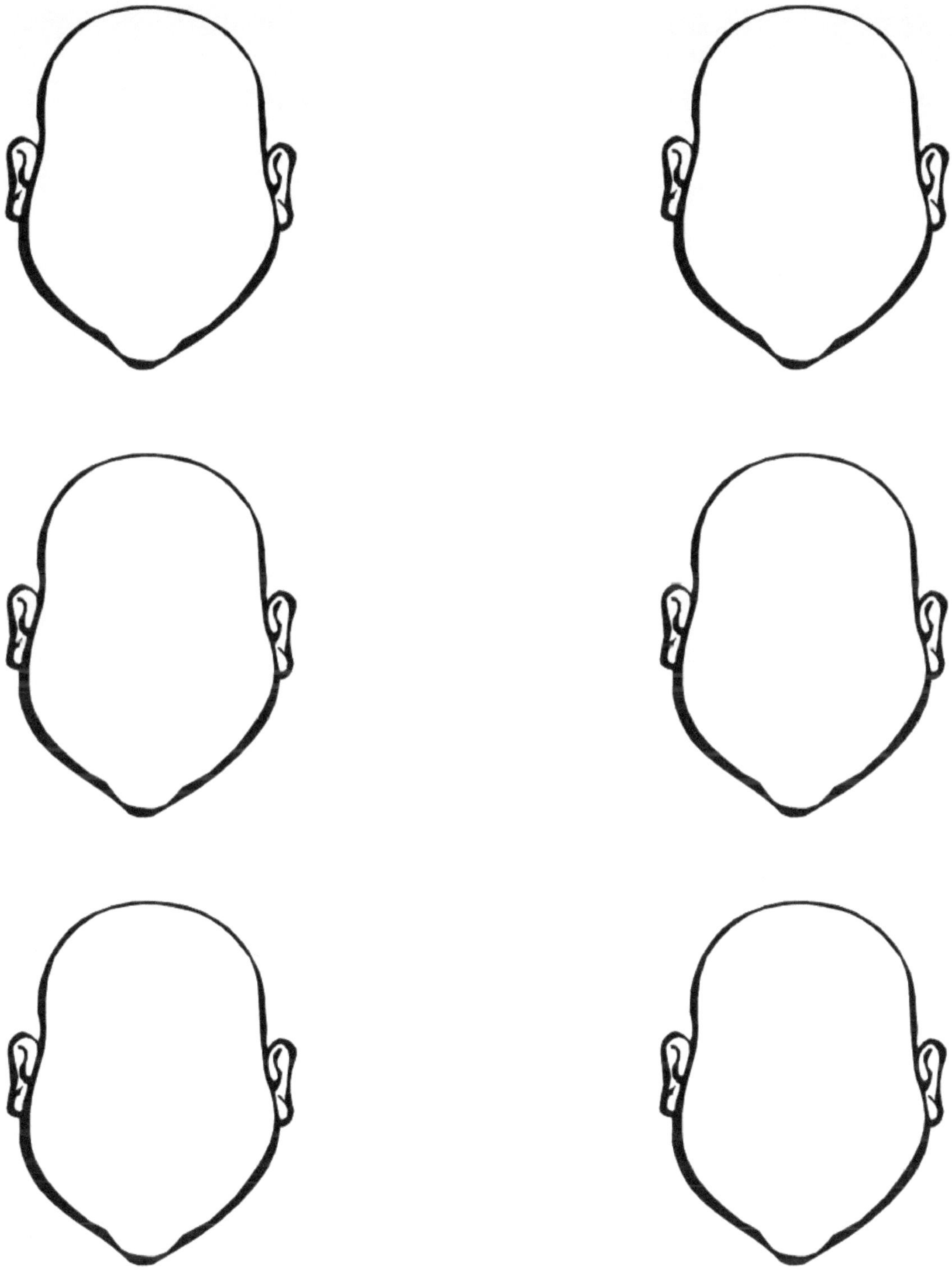

AB 12/

P

Welche Gefühle lösen welche Körperreaktionen aus?

Gefühle und Körperreaktionen sind eng miteinander verbunden und werden durch wahrgenommene äußere oder innere Reize ausgelöst. In der obersten Zeile lesen Sie ein Beispiel. Welche Körperreaktionen spüren Sie, wenn Sie folgende Gefühle haben?

AUSLÖSESITUATION	GEFÜHL	KÖRPERREAKTION
Beispiel: Ich habe es eilig und stehe im Stau.	Ärger (Ohnmacht, Hilflosigkeit)	Anspannung, Hände verkrampfen, Impuls zu brüllen, Schwitzen …
	FREUDE	
	ÄRGER	
	ÜBERRASCHUNG	
	TRAURIGKEIT	
	WUT	
	EKEL	
	SCHAM	

AB 13/

P

Welche Gefühle zeigen mir welches Bedürfnis?

Wir alle kennen Situationen, in denen wir traurig oder fröhlich, begeistert oder ärgerlich sind. Überlegen Sie sich, welche Gefühle auf welche Bedürfnisse hinweisen! Stellen Sie sich eine Situation vor, in der das entsprechende Gefühl vorhanden ist – welches ist Ihr Handlungsimpuls?
Tauschen Sie sich mit anderen aus!

GEFÜHL	BEDÜRFNIS	HANDLUNGSIMPULS
Beispiel: Ärger, Computer ist abgestürzt	Ich will mit der Arbeit fertig werden. Ziel ist blockiert.	den Computer an die Wand werfen/ein Bier trinken/…
FREUDE		
ÄRGER		
ÜBERRASCHUNG		
TRAURIGKEIT		
WUT		
EKEL		
SCHAM		
ANGST		

AB 14 /

P

Gefühle, Denken und Handeln bei Hypomanie und Manie (Warnsignale)

Gehobene (hypomane) Stimmung bahnt sich meist an. Oft bemerken Sie als Betroffene/r dies nur unterschwellig, z. B. durch somatische Marker im Sinne körperlicher Symptome oder Veränderungen. Oder Sie bemerken eine veränderte Art zu denken bzw. andere Denkinhalte. Personen in Ihrem Umfeld können Ihnen zusätzlich Hinweise auf verändertes Verhalten geben.

(1) Meine somatischen Marker (körperliche Symptome) bei Hypomanie:

----

(2) Ich fühle mich, wenn ich hypoman/manisch bin:

☐ euphorisch
☐ begeistert
☐ energiegeladen
☐ ekstatisch
☐ tatendurstig
☐ überschwänglich
☐ redselig
☐ aufgedreht
☐ gereizt
☐ aggressiv
☐ fröhlich
☐ (über)glücklich
☐ kreativ

(3) Meine Gedanken sind

☐ flüchtig
☐ von Thema zu Thema springend
☐ getrieben
☐ ablenkbar
☐ wirr
☐ unzusammenhängend

(4) Ich handle

☐ impulsiv
☐ risikoreich
☐ unüberlegt
☐ rücksichtslos

AB 15/

P

Gefühle und Denken bei Depressivität

Depressive Stimmung bahnt sich meist an. Oft bemerken Sie als Betroffener dies nur unterschwellig, z. B. durch somatische Marker im Sinne körperlicher Symptome oder Veränderungen. Oder Sie bemerken eine veränderte Art zu denken bzw. andere Denkinhalte. Personen in Ihrem Umfeld können Ihnen zusätzlich Hinweise auf verändertes Verhalten geben.

(1) Meine somatischen Marker (körperliche Symptome) bei Depressivität:

----

(2) Ich fühle mich, wenn ich depressiv bin:

☐ traurig
☐ niedergeschlagen
☐ ohnmächtig
☐ antriebslos
☐ lustlos
☐ schuldig
☐ schamhaft
☐ einsam
☐ gereizt
☐ aggressiv
☐ melancholisch
☐ resigniert

(3) Meine Gedanken sind

☐ langsam
☐ sich im Kreise drehend
☐ zäh
☐ grüblerisch
☐ sorgenvoll
☐ katastrophisierend

(4) Ich handle

☐ langsam
☐ gar nicht
☐ gereizt
☐ andere wegstoßend

AB 16 / Akzeptanz von Gefühlen

P

Manchmal ist es schwierig, Stimmungen, Empfindungen und vor allem starke Gefühle zu akzeptieren.
Viele Menschen haben eine unrealistische Vorstellung über den Verlauf von Gefühlen. Während Stimmungen über Tage oder sogar Wochen anhalten können, dauern Gefühle meist nur kürzere Zeit an:

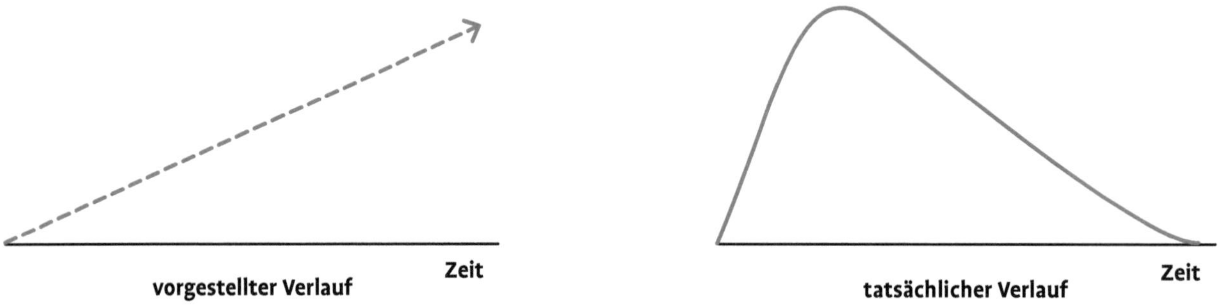

Besonders bei unangenehmen Gefühlen wie Angst, Wut, Ärger, Enttäuschung meinen Menschen oft, diese Gefühle würden »ewig« andauern und immer stärker.

Indem Sie Gefühle nehmen, wie sie kommen und sie akzeptieren, nehmen diese meist ihren natürlichen Verlauf, das heißt, nach einem Intensitätsanstieg nehmen sie wieder ab.

Dies können Sie mit folgenden Sätzen unterstützen, die Sie sich selbst laut sagen können:

		stimme zu	stimme nicht zu
(1)	Ich nehme meine Gefühle wahr und akzeptiere sie.	☐	☐
(2)	Trotz des starken Wunsches, die Gefühle abzuschalten, will ich nicht impulsiv reagieren, sondern in Ruhe nachdenken, was ich jetzt tun will.	☐	☐
(3)	Ich weiß, dass die Gefühle nur stärker werden, wenn ich gegen sie ankämpfe.	☐	☐
(4)	Ich versuche herauszubekommen, woher die Gefühle aktuell verursacht sind und was sie mir sagen wollen.	☐	☐
(5)	Es gab schon viele Situationen, in denen ich auch schwierige Gefühle ausgehalten habe.	☐	☐

AB 17/

P

Selbstfürsorge bei schwierigen Gefühlen

Wenn schwierige Gefühle eine längere Zeit andauern oder Sie sich wegen vieler Verpflichtungen gestresst fühlen, hilft eine Auszeit, in der Sie sich etwas Angenehmes gönnen.

Vielleicht finden Sie in dieser Liste eine angenehme Aktivität, die Sie mögen und schon länger nicht mehr getätigt haben.

Sich mit Freunden treffen

einen Spaziergang in der Natur machen

ein Eis essen gehen

ein leckeres Getränk trinken

Musik hören

zum Frisör gehen

einen Einkaufsbummel machen

Fahrrad fahren

Schwimmen gehen

ein Buch lesen

eine Zeitung kaufen und lesen

einen Bericht im Radio hören

ein Nickerchen machen

Gymnastik treiben

Eine Yogaübung machen

Sport treiben

ein Bild malen

Handarbeiten

ein Instrument spielen

Fotos anschauen

die Wohnung dekorieren

das Bett frisch beziehen

ein Gesellschaftsspiel spielen

Denksport machen

einen Drachen bauen

einen Kuchen backen

träumen

jemanden besuchen

sich selbst ein Lob sagen

in die Sauna gehen

Duschen und Eincremen

etwas Leckeres kochen

ein Lied singen

Sich schminken/Körperpflege

zur Kosmetik gehen

eine Massage genießen

in den Zoo gehen

eine Kurzreise machen

Fotografieren

ins Café gehen

Tanzen (nach Radiomusik)

Lieblings-CD auflegen

Basteln

mit Kindern spielen

jemandem etwas vorlesen

in der Stadt Leute beobachten

AB 18 / Erleben sozialer Situationen in verschiedener Stimmung

P

Stellen Sie Sich eine soziale Situation vor und tragen Sie ein, wie Sie sie in unterschiedlicher Stimmung wahrnehmen, interpretieren, bewerten und wie Sie handeln!

Soziale Situation:	

	euphorische Stimmung	**depressive Stimmung**
Wahrnehmung:		
Bewertung der Situation:		
Gefühle:		
körperliche Reaktion:		
Meine Handlungen **Reaktionen anderer**		

AB 19/

Situationsanalyse in manischer Stimmung (nach Bartling)

externe Situation (Se)

interne Situation (Si)

Wahrnehmungsprozesse (WP)

Interne Verarbeitung (IV)

Verhalten (V)

Gedanken

Gefühle

Körpersymptome

Verhalten

externe Konsequenzen (Ke)

kurzfristig

langfristig

interne Konsequenzen (Ki)

kurzfristig

langfristig

AB 20 / Situationsanalyse in depressiver Stimmung (nach Bartling)

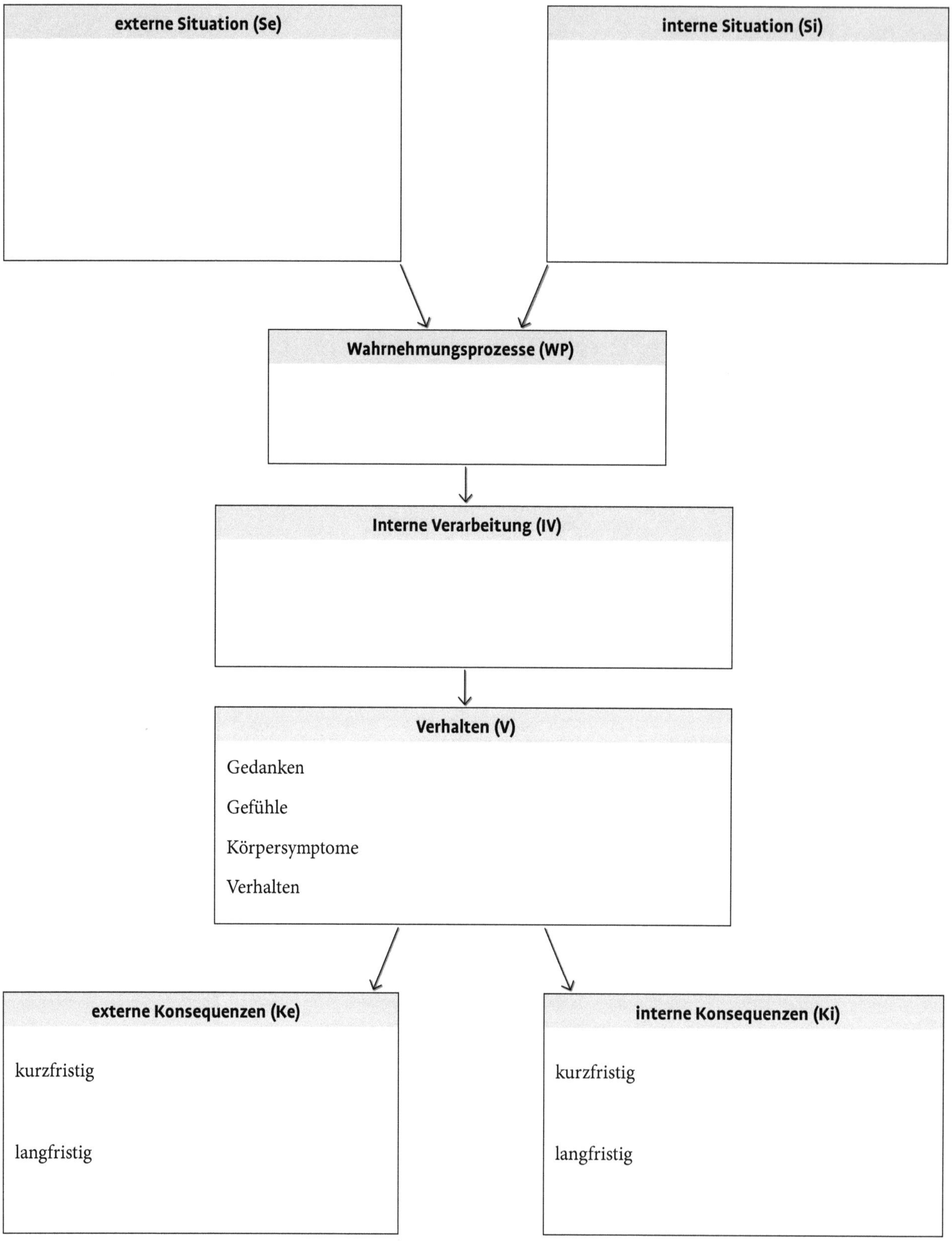

AB 21/

T

Übung: Distanzierung: »Da ist …«

Diese Übung dient der Distanzierung von Emotionen, gegebenenfalls dem Erkennen von Primäremotionen, die wegen starker Sekundäremotionen nicht wahrgenommen werden können.

Instruktion:

a) Sie haben gesagt, dass Sie in der Situation sehr ärgerlich waren. Berichten Sie mal, was passiert ist, als wären Sie gerade in der Situation … (Patient stellt Situation *in der Gegenwart* dar, Therapeut kommentiert ohne Veränderungsabsicht). »… oh, das ist ja wirklich dreist …, das ist ja ärgerlich, ich kann mir gut vorstellen, wie sehr Sie das gestresst hat … Wie fühlen Sie sich jetzt, nachdem Sie berichtet haben? Ah, Sie spüren jetzt wieder starken Ärger …

b) Berichten Sie jetzt die Situation bitte noch einmal. Ich werde Sie nun häufiger unterbrechen und in einer etwas anderen Weise wiederholen, was Sie gesagt haben. Sind Sie einverstanden? (Patient beginnt wieder, Therapeut kommentiert nun die Äußerungen, indem er jeden Satz mit »Da ist …« beginnt.)

Da sind etliche Menschen im Wartezimmer, da wird nur selten jemand aufgerufen, da ist der Gedanke, dass Sie drankommen müssen, weil der Kindergarten in einer halben Stunde schließt, da sind Ihre Hände, die sich nervös kneten, da ist eine Frau, die in den Raum niest, da ist der Gedanke, dass es unverschämt ist, andere direkt anzuniesen, da ist das Gefühl von Wut … So, wie geht es Ihnen jetzt, wenn ich das alles so kommentiere? Ich kann mir denken, dass es für Sie ungewohnt war. Wie fühlen Sie sich jetzt? Ah, ruhiger, das ist interessant. Wie könnte das passiert sein? Es ist ja dieselbe Situation, über die Sie berichtet haben.

c) Eine Situation mit allen Gedanken, Wahrnehmungen, Gefühlen oder Körpersignalen so umzuformulieren, scheint zunächst ungewöhnlich. Ich bitte Sie jetzt, dass Sie die Geschichte noch einmal berichten, und zwar in dieser ›Da ist …‹-Form. Ich unterstütze Sie gern dabei, weil das sicherlich ganz neu ist für Sie. (Patient berichtet in der ›Da ist …‹-Form, Therapeut unterbricht konsequent, falls Patient davon abweicht.) Und? Wie fühlen Sie sich jetzt?

Können Sie sich vorstellen, dass diese Methode helfen könnte, sich in schwierigen Situationen vom Geschehen für eine Zeit lang zu distanzieren?

Üben Sie diese Technik zunächst in Situationen, in denen Sie entspannt sind. Das gelingt anfangs schneller. Sie könnten zum Bespiel üben, wenn Sie duschen. Das könnte dann so klingen: Da ist der Gedanke: Ich freue mich auf die warme Dusche. Da ist die Bewegung, in die Wanne zu steigen. Da ist der rechte Fuß, der den Duschboden berührt und sicher steht. Da ist der Impuls, den Wasserhahn anzudrehen. Da ist die Vorfreude auf wohlige Wärme. Da ist der Wasserstrahl auf Hals, Nacken, Rücken und Bauch. Da ist das Gefühl, wie das Wasser am Körper herunterrinnt. Da ist das Rauschen des Wasserstrahls …

Machen Sie diese Übung zunächst nur für ein paar Minuten und verlängern Sie sie dann. Versuchen Sie, sich dabei voll zu konzentrieren auf das, was Sie gerade wahrnehmen.

Anmerkung: Der Effekt der Übung während der Therapie ist in der Regel eine Distanzierung von den als unangenehm erlebten Gefühlen. Voraussetzung dafür ist, dass der Betroffene die Situation erst ungefiltert erzählen darf und vom Therapeuten validiert wird. Wird sofort mit der Modifikation begonnen, könnte sich der Patient vom Therapeuten nicht ernst genommen fühlen und ärgerlich werden.

(modifiziert nach Lohmann & Annies, 2012)

AB 22/

T

Pendelübung

Diese Übung dient dazu, durch Imagination und Beschreibung einer emotionalen Situation in der Gegenwart ins Erleben einzutauchen und es dann aus der Metaperspektive imaginativ zu beobachten/zu berichten. Das soll den Perspektivwechsel trainieren und die Distanzierung von heftigen Emotionen fördern.

Diese Übung können Sie gut auf zwei Stühlen machen. Stellen Sie die Stühle mit Abstand gegenüber. Benennen Sie einen der Stühle als »Gefühlsstuhl«, den anderen als »Beobachterstuhl«.

- Setzen Sie sich auf den Gefühlsstuhl. Wenn möglich, schließen Sie die Augen. Stellen Sie sich eine Situation aus den letzten Tagen vor, die Sie emotional erregt hat. Das kann eine Ärger auslösende Situation sein oder eine, in der Sie von etwas begeistert waren. Lassen Sie sich ganz auf die Bilder ein, die Ihnen in der Vorstellung kommen.
- Beschreiben Sie diese Situation jetzt laut in der Gegenwart. Zum Beispiel: »Ich sitze in der Küche am Küchentisch. Das Essen steht im Ofen, ich sehe, wie es brodelt. Ich verspüre starken Hunger. Mir läuft bereits das Wasser im Mund zusammen. Ich trommle mit den Fingerknöcheln auf dem Küchentisch herum. Ich fühle mich ungeduldig. Die Küchenlampe brennt, im Radio laufen die 17-Uhr-Nachrichten … Beschreiben Sie alle Sinneseindrücke und Ihre Gefühle, Körperempfindungen und Gedanken.
- Wenn Sie die Situation ausführlich beschrieben haben, achten Sie darauf, ob Sie die Gefühle und Empfindungen deutlich spüren. Sagen Sie dann laut: »Jetzt komme ich zurück in diese Situation in diesem Raum.«
- Öffnen Sie Ihre Augen und wechseln Sie den Stuhl. Nehmen Sie Platz auf dem Beobachterstuhl. Beschreiben Sie die eben erlebte (vorgestellte) Situation jetzt aus der Beobachterperspektive: »Hans sitzt in der Küche am Küchentisch. Das Essen steht im Ofen. Er schaut hin und sieht, wie es brodelt. Er verspürt starken Hunger …«
- Wenn Sie die Situation wiederum beschrieben haben, achten Sie auf Ihre Gefühle und Körperempfindungen. Hat sich etwas verändert?

Eine Abwandlung dieser Übung besteht darin, ein schönes Erlebnis zu berichten. Wenn Sie den Bericht durch ein deutliches »Stopp!« unterbrechen (nach ca. 3 Minuten), wechselt der Patient zum Berichten eines unangenehmen Erlebnisses. Der Wechsel erfolgt drei Mal hintereinander.

Was haben Sie während dieser Übung verspürt?

AB 23 / Verankerung im Hier und Jetzt

T

Setzen Sie sich bequem auf einen Stuhl oder auf den Boden. Schließen Sie, wenn möglich, die Augen, und legen Sie Ihre rechte Hand auf den Bauch. Atmen Sie so ruhig wie Sie können tief in den Bauch hinein und wieder heraus, spüren Sie dabei, wie sich die Bauchdecke hebt und senkt … hebt und senkt … Atmen Sie in Ihrem eigenen Rhythmus weiter tief in den Bauch hinein und wieder heraus. Wenn Sie Gedanken bemerken, nehmen Sie dies wahr und schreiben Sie die Gedanken in Ihrer Phantasie auf eine Wolke und lassen sie ziehen, bis hinter den Horizont. Oder packen Sie sie in eine Schachtel und stellen Sie sie in einen Schrank. Kehren Sie dann zum Atem zurück, tief in den Bauch hinein … und wieder hinaus. Atmen Sie so lange aus, wie Sie können, machen Sie dann eine kurze Pause und atmen Sie wieder ein … ein … und aus … (ca. 3 Minuten).

Legen Sie jetzt Ihre Hände auf die Oberschenkel oder auf die Stuhllehne und wandern Sie mit der Aufmerksamkeit zu ihren Füßen. Nehmen Sie wahr, dass Ihre Füße fest auf dem Boden stehen, dass Sie getragen werden. Wandern Sie die Waden hinauf, über die Knie und die Oberschenkel bis zum Gesäß. Spüren Sie auch hier, wie Oberschenkel und Gesäß sicher auf dem Stuhl aufliegen. … Wenn Sie Anspannung spüren, versuchen Sie, diese loszulassen. Sitzen Sie ganz entspannt auf dem Stuhl/Boden und atmen Sie ruhig und gleichmäßig in Ihrem Rhythmus weiter. … Wandern Sie mit der Aufmerksamkeit jetzt den Rumpf hinauf. Spüren Sie das Heben und Senken der Bauchdecke beim Ein- und Ausatmen, spüren Sie, wie Ihr Rücken sicher an der Stuhllehne lehnt. … Gehen Sie mit Ihrer Aufmerksamkeit nun die Arme hinab bis in die Hände, lassen Sie auch hier mögliche Anspannung los. … Wandern Sie die Arme wieder hoch und richten Sie Ihre Aufmerksamkeit auf Nacken und Kopf. Sitzen Sie noch bequem? Spüren Sie Anspannung im Nacken? Versuchen Sie, den Nacken und auch die Muskeln im Gesicht, Augen, Nase, Mund und Kiefer, ganz locker zu lassen und atmen Sie währenddessen ruhig und gleichmäßig in Ihrem Rhythmus weiter. … Wenn Sie jetzt so entspannt wie möglich sitzen, kehren Sie mit Ihrer Aufmerksamkeit noch einmal zum Bauch zurück, der sich nach wie vor gleichmäßig mit jedem Atemzug hebt und senkt … Stellen Sie sich vor, Ihr Atem fließt jetzt in den ganzen Körper, bis in die Fingerspitzen und die Zehen, und wieder heraus … hinein und wieder heraus … Nehmen Sie noch ein paar tiefe Atemzüge und kehren Sie dann in diesen Raum zurück, indem Sie die Augen öffnen und sich ein wenig recken und strecken.

Wie stark ist jetzt Ihre Anspannung? (0–10)

AB 24/

T **P**

Körperübung zur Reduktion intensiver Gefühle

- Stellen Sie sich entspannt aufrecht hin, die Füße etwa hüftbreit auseinander.
- Achten Sie auf die innere Anspannung, versuchen Sie, ruhig zu atmen und entspannt zu stehen. Die Arme hängen locker an den Körperseiten herab.
- Gehen Sie mit Ihrer Aufmerksamkeit in Ihre Füße. Spüren Sie die Fußsohlen, Ferse und Ballen. Spüren Sie, wie die Füße sicheren Halt auf dem Boden haben. Wippen Sie ein paar Mal leicht in den Knien.
- Stellen Sie sich jetzt wieder gerade hin und gehen Sie mit Ihrer Aufmerksamkeit zu Ihren Händen. Lassen Sie die Hände locker hängen. Drehen Sie jetzt ihre Handgelenke und richten Sie Ihre Aufmerksamkeit auf sie. Drehen Sie sie eine Weile auswärts, dann einwärts. Strecken Sie zwischendurch die Finger. Machen Sie dann Fäuste, drehen Sie weiter.
- Strecken Sie jetzt beide Arme zu den Seiten aus und wiederholen Sie das Drehen der Handgelenke. Wieder in beide Richtungen, wieder mit gestreckten Fingern und anschließend mit Fäusten.
- Legen Sie beide Hände von vorn auf die Schultern. Ihre Ellenbogen berühren sich vor der Brust. Kreisen Sie mit den Armen nach außen, die Ellenbogen bleiben auf den Schultern liegen. Nach einiger Zeit kreisen Sie in die Gegenrichtung, nach innen. Zuletzt lassen Sie die Ellenbogen wieder vor der Brust zusammenkommen.
- Strecken Sie jetzt den linken Arm soweit Sie können nach oben, den rechten Arm an der rechten Körperseite nach unten. Halten Sie die Hände so, als wollten Sie oben etwas greifen und unten etwas auf den Boden drücken. Halten Sie diese Stellung und atmen Sie dabei ruhig weiter ein und aus. Dann wechseln Sie, richten Sie den linken Arm nach unten und strecken Sie den rechten nach oben. Wiederholen Sie dies drei Mal.
- Zuletzt stellen Sie die Füße etwas weiter auseinander. Führen Sie den Arm, der zuletzt unten hing, ebenfalls nach oben, sodass beide Arme nach oben gestreckt sind. Atmen Sie jetzt tief ein und lassen Sie Ihren Oberkörper dann beim Ausatmen vorwärts durch die Beine schlenkern, schlenkern sie ein paar Mal vor und zurück. Wenn Sie vollständig ausgeatmet haben, schlenkern Sie die Arme seitwärts bei leicht angewinkelten Knien und heben Sie die Arme dann bei tiefem Einatmen wieder hoch über den Kopf. Diese Sequenz wiederholen Sie drei bis fünf Mal.

AB 25/

P

Skills zur Regulation sehr intensiver Gefühle

Sollte das AB 24 »Körperübung zur Reduktion intensiver Gefühle« nicht ausreichen, um die Intensität eines Gefühls herunter zu regulieren, empfehlen sich Skills aus dem Manual der Dialektisch-Behavioralen Therapie nach Marsha Linehan.

Welche Skills helfen mir? (Probieren Sie einige aus!)

Sensorische Aktivierung:

- ein Gummiband ums Handgelenk legen und auf das Handgelenk flippen lassen
- mit einem Igelball die Arme und Beine hinauf- und hinabrollen
- heiß oder kalt duschen oder die Hände unter heißes/kaltes Wasser halten
- auf einer Chilischote kauen
- Ammoniak riechen (Apotheke)
- eine Zitrone zerschneiden und eine Scheibe im Mund bewegen bzw. darauf herumkauen
- alle roten (blauen, schwarzen, weißen, grünen, gelben) Dinge in diesem Raum benennen
- etwas, das häufig zu sehen ist, laut zählen (Backsteine an der Wand, Blätter auf dem Boden, Bücher im Regal etc.)
- von 2000 in Siebenerschritten abwärts zählen
- sich Kopfrechenaufgaben geben lassen und diese schnell lösen
- zwei Kilometer schnell gehen oder joggen
- 50 Kniebeugen machen
- ....
- ....
- ....

AB 26 /

P

Strategien zur Regulation sehr intensiver, mittelstarker und niedriger Gefühlsintensität

Tragen Sie die Strategien ein, die Ihnen helfen, Gefühle unterschiedlicher Intensität zu beeinflussen (Herabregulation oder Selbstmotivierung)

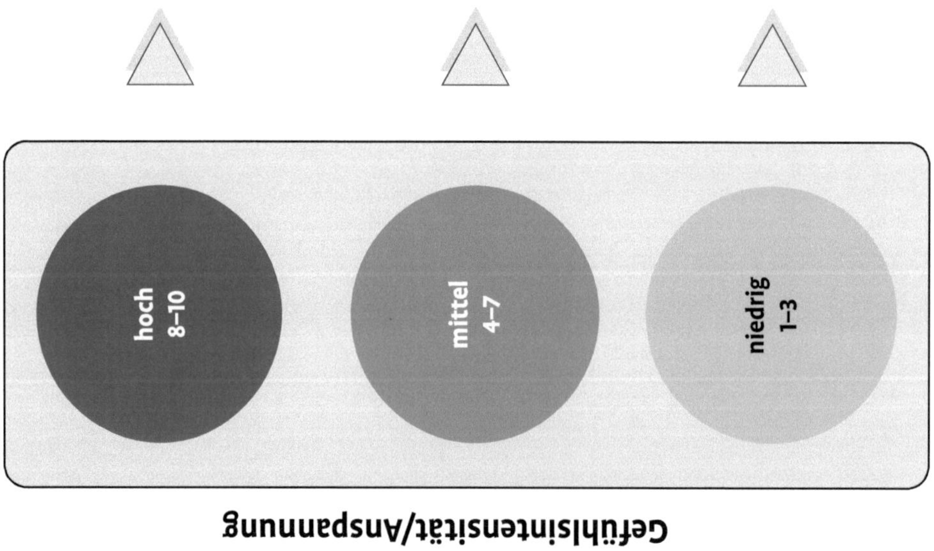

AB 27 / Tagebuch der Gefühlsregulation

P

Gefühl	Intensität (0–10)	eingesetzte Strategien	Intensität (0–10) danach

KAPITEL 7 /

Achtsamkeit und Akzeptanz

Klara Meister • Georg Juckel

Einleitung

Der aktuelle Achtsamkeitsboom in unseren westlichen säkularisierten Industrienationen könnte eine gewisse Gegenbewegung zur Unachtsamkeit in unserer Kultur (Multitasking-Modus, Daueraktivität, Daueronline etc.) darstellen. Man möchte sich nicht länger von To-do-Listen durchs Leben hetzen lassen, sondern wieder mehr Zugang zur eigenen Innenwelt erhalten, sich vor Reizüberflutung und Beschleunigung schützen.

Achtsamkeit ist eine populäre Mainstreambewegung (»McMindfulness«) geworden, angefangen von der teilweise unreflektierten und inflationären Nutzung des Wortes »Achtsamkeit« (Williams & Kabat-Zinn, 2013). Kritische Stimmen sehen hier auch gewisse Probleme (Williams & Kabat-Zinn, 2013): Achtsamkeit als Produkt der Selbstoptimierungskultur, zu der sie ursprünglich einen Gegenpol gebildet hat; instrumentalisiert, um noch besser zu funktionieren. Statt zu lernen, sich nicht-bewertend allen Empfindungen offen zuzuwenden, wird mit einem Mehr an positiven Gefühlen gelockt. Statt den eigenen Geist besser zu beobachten und sich so von seinen Inhalten distanzieren zu können, soll die Konzentrationsleistung gesteigert werden.

Obwohl die Anwendung von Achtsamkeit für medizinische Zwecke als moderne Innovation erscheint, gehen die historischen Wurzeln 2500 Jahre auf traditionelle buddhistische Konzepte zurück.

Durch die Kontextentfremdung und »Reduktion auf eine schnelle Technik« geraten ethische, tiefgründigere Qualitäten des ursprünglichen Achtsamkeitsansatzes (z. B. Liebe, Mitgefühl, Mitfreude, Gleichmut), die weit über Entspannung und Konzentration hinausgehen, in den Hintergrund. So könnten aber auch die Tiefe und Weisheit verloren gehen, die die eigentliche Heilkraft der Achtsamkeit ausmacht (Williams & Kabat-Zinn, 2013).

Das Interesse daran, Achtsamkeit in die Praxis von Psychotherapie aufzunehmen, ist in den letzten 25 Jahren stetig angewachsen. Achtsamkeits- und akzeptanzbasierte Therapien gelten als prototypische Komponenten der sog. dritten Welle der Verhaltenstherapie (Michalak et al., 2013). Im Unterschied zum klassischen kognitiv-verhaltenstherapeutischen Vorgehen versucht man in der achtsamkeitsorientierten Therapie weniger den Inhalt persönlicher Erfahrungen zu verändern, als vielmehr die momentane Beziehung zu Empfindungen, Gedanken, Emotionen und zum Verhalten.

Definition Nach Bishops (2004) 2-Komponenten-Modell der Achtsamkeit ist das erste Kernelement des Achtsamkeitsprinzips eine absichtsvolle und nicht-wertende Aufmerksamkeitslenkung auf das bewusste Erleben des gegenwärtigen Augenblicks – im Gegensatz zu einer automatisierten, halbbewussten Informationsverarbeitung. Die zweite Komponente der Achtsamkeit bezeichnet eine Haltung geprägt von wohlwollender Toleranz und Akzeptanz gegenüber sich selbst und den Dingen, so wie sie sind, konzipiert als Erweiterung zur Veränderungsorientierung der Verhaltenstherapie.

7.1 Achtsamkeitsbasierte Verfahren

Die wichtigsten achtsamkeits*basierten* Programme sind die »Mindfulness-based Stress Reduction« (MBSR, Kabat-Zinn, 1999, 2007) und die »Mindfulness-based Cognitive Therapy« (MBCT, Segal et al., 2008) als Therapieprogramm zur Rückfallprophylaxe von rezidivierenden depressiven Episoden (Michalak & Heidenreich, 2012). Aufbauend auf der Grundstruktur der MBSR integriert MBCT in Bezug auf das jeweilige Erkrankungsbild störungsspezifische kognitiv-behaviorale Interventionen. Achtsamkeits*informierte* Programme beinhalten Achtsamkeit als eine modulare therapeutische Komponente, hierzu zählen die Dialektisch-Behaviorale Therapie (DBT, Linehan, 1996) und die Akzeptanz- und Commitmenttherapie (ACT, Hayes & Smith, 2008). Für die Kultivierung einer mitfühlenden Haltung gegenüber sich selbst und anderen wurden achtsamkeitszentrierte »Mitgefühlsprogramme« entwickelt, z. B. das Programm »Mindful Self-Compassion« (MSC; Germer, 2015; Neff, 2011) oder Mindfulness-Based Compassionate Living (MBCL, van den Brink & Koster, 2013). »Mitgefühl« wird definiert als die Fähigkeit, sensibel auf eigenes Leiden und Leiden von anderen zu reagieren, sowie die Bereitschaft, dieses Leiden zu lindern und zu verhindern. Ähnlich wie das Achtsamkeitstraining zielt auch das Mitgefühlstraining darauf ab, einen hilfreichen Umgang mit der Problematik zu entwickeln (Care) und nicht primär das Problem zu lösen bzw. eine Heilung zu bewirken (Cure), was bei vielen chronischen Erkrankungen und emotionalen Problemen nur eingeschränkt möglich ist.

Veränderungstheorie und allgemeine Wirkmechanismen von Achtsamkeit

Vermeidungsverhalten unangenehmer Erfahrungen (»experiential avoidance«) ist ein Merkmal und auslösender und aufrechterhaltender Faktor bei vielen psychischen Erkrankungen (Eifert, 2011). Sowohl Achtsamkeit als auch Selbstmitgefühl können als Emotionsregulationskompetenzen trainiert werden und Patienten helfen, die nötige innere Stärke und Motivation aufzubringen, sich schwierigen Erfahrungen zu stellen und bei ihnen zu bleiben. Michalak et al. (2012) nennen folgende allgemeine Wirkungsmechanismen achtsamkeitsbasierter Verfahren:

- Schulung der Aufmerksamkeit: Steigerung der Konzentration auf das Hier und Jetzt
- Steigerung des Kontakts mit dem Hier und Jetzt
- Veränderung des mentalen Modus vom konzeptionellen »Modus des Tuns« zum erfahrungsbezogenen offenen »Seins-Modus«
- Frühzeitiges Erkennen und Aussteigen aus ungünstigen Aufschaukelungsprozessen, die aus der leichten Reaktivierbarkeit dysfunktionaler Grundannahmen durch moderat dysphorische Stimmung und daran anschließenden Grübelprozessen entstehen

Achtsamkeitsorientierte Übungen sind oft körperbezogen und nach Kabat-Zinn (1999) können durch eine Verbesserung der Körperwahrnehmung Frühwarnsignale für Stress und sich anbahnende depressive Verstimmungen klarer wahrgenommen werden. Neurobiologisch scheinen regelmäßige Achtsamkeitsübungen eine bestimmte Art der Hirntätigkeit (den sog. »Default-Modus«, Ott, 2010) zu hemmen, d. h., »wenn uns eine Situation keine Reaktionen abverlangt oder nur Routinehandlungen erfordert, sodass geistige Ressourcen zur Verfügung stehen, nutzen wir diese zum Erinnern, Nachdenken, Planen« (Ott, 2010, S. 98). Gedankenwandern kann aber nicht nur Aufmerksamkeitsressourcen abziehen, sondern auch zu vermehrt schlechter Stimmung führen (Killingsworth et al., 2010).

7.2 Rückfallprophylaxe durch Achtsamkeit bei Bipolaren Störungen

Achtsamkeit und Akzeptanz können kognitiv-verhaltenstherapeutische Ansätze mit ihrem Fokus auf den aktiven, veränderungsorientierten »doing-mode« ergänzen. In der Verhaltenstherapie lernen Patienten, ihre Stimmung zu beobachten und zu protokollieren, dysfunktionale Gedanken umzustrukturieren, Problemlösetraining etc. Dennoch erleben viele Patienten instabile Remissionen, Residualsymptomatik und weiterhin Tage mit Angst, Reizbarkeit etc. Auch zeigen bipolare Patienten die Tendenz, sowohl über negative Gefühle (Kim, 2012) wie auch positive Gefühle zu grübeln (Johnson et al., 2008). Möglicherweise könnten grüblerische Reaktionen nicht nur einen depressiven Rückfall in Gang setzen (Differential-Activation-Hypothese nach Teasdale, 1988), sondern auch eine Manie (Johnson et al., 2008; Mansell, 2008).

Achtsamkeit

Achtsamkeitstraining kann bipolaren Patienten die Fähigkeit vermitteln, Warnsignale für einen Rückfall und dysfunktionale automatische Denkmuster (Rumination, negative Gedanken) frühzeitig wahrzunehmen und dafür sensibilisieren, welche Situationen, Gedanken, Gefühle und Verhaltensweisen ihre Warnsignale auslösen, um dann Strategien einzusetzen, die Symptome abzumildern. So könnte z. B. Sport vor dem Schlafengehen Schlafmangel verursachen, was wiederum zu Warnsignalen für Hypomanie (z. B. Gedankenrasen, erhöhtes Energielevel) führen könnte. Dabei geht es darum, die richtige Balance zu finden, indem die Patienten zum einen solche Situationen (wenn möglich) vermeiden, Gedanken und Gefühlen mit Achtsamkeit und Akzeptanz begegnen (falls die Situation nicht zu vermeiden ist) und Problemlösestrategien auf eine achtsame Art anwenden (statt automatisch im Autopilot reagieren).
Achtsamkeit in depressiven und hypomanischen Phasen bedeutet, dass die Patienten lernen, sich von starken Körperempfindungen (z. B. innere Unruhe) sowie Gefühlen und Gedanken, die mit Depression und (Hypo-)Manie einherge-

hen, zu dezentrieren, d. h. eine innere Distanz zu diesen zu entwickeln (»Ich bin nicht mein negativer Gedanke«; »Das ist ein depressiver Gedanke«), anstatt sie als Realität oder Tatsachen zu sehen (Segal et al., 2008).
Bei (hypo-)manischen Symptomen ist es wichtig, auch auf Verhaltensebene Reize zu verringern (z. B. zuhause bleiben), riskante Aktivitäten zu vermeiden (z. B. einkaufen, feiern gehen), Unterhaltungen einzugrenzen, möglicherweise die Medikamentendosis vorübergehend zu erhöhen und aversive Gefühle, die entstehen, wenn Bedürfnisse und der Überschuss an Energie nicht sofort befriedigt und verbraucht werden, auszuhalten und achtsame Akzeptanz entgegenzubringen (Meyer, 2011). Hier ist, anders als bei der Depression, die Herausforderung, etwas *nicht* zu tun, also Nicht-Reaktivität auf positive Reize.
Schließlich sollen die Patienten lernen, auf ihre eigenen Bedürfnisse zu achten, selbstumsorgende, angenehme Unternehmungen auszuüben, die ihnen dabei helfen, Alltagsstress abzufedern und negative Emotionen oder Selbstkritik durch Achtsamkeit und Mitgefühl zu regulieren (Segal et al., 2008). Vor dem Hintergrund der Erfahrungen von Ohnmacht und Hilflosigkeit durch Stimmungseinbrüche ist die Vermittlung von konkreten Bewältigungsstrategien (z. B. Atemübungen, PMR) als »Hilfe zur Selbsthilfe« und die damit verbundene Stärkung der Selbstwirksamkeit ein wichtiger Faktor zur Genesung (Kanfer et al., 2012).

Akzeptanz und werteorientierte Verhaltensaktivierung

Patienten mit depressiven Episoden in der Vorgeschichte neigen dazu, negative Empfindungen zu vermeiden (»Das darf nicht sein«). Gefühlsvermeidung und Gedankenunterdrückung haben jedoch den paradoxen Effekt, dass unangenehme Gefühle anhalten bzw. verstärkt werden können und so entsteht ein sehr belastender Teufelskreis. Deshalb ist ein weiteres Ziel der Therapie, belastende Gefühle und Nicht-Veränderbares akzeptieren zu lernen (Eifert, 2011). Da eine Diskrepanz zwischen eigenen Werten (»Was ist mir im Leben wirklich wichtig?«) und deren Umsetzung im Leben ein Faktor für die Entstehung von depressiven Rückfällen ist, ist es ein weiteres Ziel, die Verwirklichung eigener Werte aktiv anzugehen und hierbei vorhandene Hindernisse zu überwinden. Auf der Basis bewusst gewählter Werte soll das Handeln wieder auf ein gewähltes Annäherungsziel ausgerichtet werden, nicht mehr auf die Vermeidung von unangenehmen Erfahrungen.

Selbstmitgefühl

Selbstbezogenes Mitgefühl (self-compassion) bezeichnet eine fürsorgliche Einstellung gegenüber der eigenen Person angesichts von Fehlschlägen und eigenen Unzulänglichkeiten und umfasst drei Komponenten (Neff, 2012).

(1) Selbstbezogene Freundlichkeit (self-kindness) beinhaltet, die eigenen Fehler und Schwächen zu akzeptieren und sich selbst im Falle von Leid oder Fehlschlägen mit Verständnis, Geduld und Fürsorge anstatt mit Selbstkritik zu begegnen.
(2) Wahrnehmung verbindender Humanität (common humanity) beinhaltet, negative Erfahrungen als integralen Bestandteil der menschlichen Existenz zu betrachten und nicht als etwas, das die eigene Person von anderen Menschen trennt.
(3) Achtsamkeit (mindfulness) beinhaltet, negative Gedanken und Emotionen mit einer offenen und akzeptierenden Haltung wahrzunehmen, ohne sie zu unterdrücken.

Selbstmitgefühl ist als Methode vor allem für Patienten hilfreich, für die es ungewohnt ist, freundlich zu sich zu sein und unter selbstabwertenden »inneren Kritikern« oder Selbstablehnung leiden (Gilbert, 2010). Durch Mitgefühlsübungen kann der Patient lernen, achtsam darauf aufmerksam zu werden, wenn es ihm nicht gut geht (»Autsch!«, »Das tut weh!«), sich fragen: »Was brauche ich, was würde mir jetzt gut tun und mir helfen?« (z. B. mit Freunden sprechen oder vielleicht auch Medikamente einnehmen) und lernen, sich selbst zu beruhigen und zu trösten.
Depressive Menschen haben aufgrund selbstkritischer Tendenzen häufig Schwierigkeiten in der Emotionsregulation. In der MBCT-Studie von Kuyken et al. (2010) führte die Teilnahme an dem Programm zu einer Zunahme sowohl von Achtsamkeit als auch Selbstmitgefühl. Jedoch stand nur das Selbstmitgefühl im Zusammenhang mit der Abkoppelung von depressiven Gedanken und negativem Outcome. Demnach treten depressive Gedanken zwar weiterhin auf, aber selbstmitfühlende Menschen scheinen weniger zu grübeln, Gedanken seltener zu unterdrücken und mit belastenden

Gefühlen, Schwächen und Misserfolgen konstruktiver umzugehen. Da die Abwesenheit depressiver Symptome nicht gleichbedeutend mit positiven Gefühlen und Wohlbefinden ist, ist es therapeutisch relevant, dass Selbstmitgefühl ein Faktor für positive Zustände sein könnte (Germer, 2015). Gilbert und Tirch (2009) vermuten, dass im Unterschied zur Achtsamkeit, die primär die Fähigkeit zu einer offenen und nicht-bewertenden Beobachtung umfasst, gerade die in der Self-Compassion zusätzlich enthaltene selbstbezogene Freundlichkeit und die Wahrnehmung der verbindenden Humanität dazu verhelfen, auch in Zeiten der Belastung positive Gefühle der Sicherheit, Verbundenheit und Zufriedenheit aufrechtzuerhalten.

Patienten mit Bipolaren Störungen zeigen im Vergleich zu einer gesunden gemachten Kontrollgruppe ein signifikant geringes Selbstmitgefühl (Døssing et al., 2015). Dabei war in der Studie das Selbstmitgefühl signifikant positiv mit Wohlbefinden korreliert, aber nicht mit dem Funktionsniveau, Selbststigmatisierung oder Häufigkeit affektiver Episoden. Vor dem Hintergrund einer Vielzahl weiterer positiver Studienergebnisse könnten auch bipolare Patienten von einem ergänzenden Einsatz mitgefühlsbasierter Interventionen zur Verbesserung der Emotionsregulation und Reduktion der Depressivität profitieren (Lowens, 2010).

Studien weisen auch darauf hin, dass sich die Haltung von Therapeuten sich selbst gegenüber auf die Patienten überträgt und maßgeblich den Therapieverlauf beeinflussen kann. Um die Probleme und das Leid der Patienten halten zu können, ohne dabei zu erschöpfen, bedürfen Therapeuten Mitgefühl für ihre Patienten und für sich selbst (van den Brink & Koster, 2013).

7.3 Evidenzbasierung

Metaanalysen belegen, dass Achtsamkeit positive Wirkungen in unterschiedlichsten Anwendungsbereichen hat (Übersicht bei Michalak et al., 2012), z. B. reduziert MBCT bei Patienten mit rezidivierender depressiver Störung möglicherweise genauso effektiv das Rückfallrisiko wie eine antidepressive Pharmakotherapie (Kuyken et al., 2015).

Fazit eines Reviews (Miziou et al., 2015) zur Wirksamkeit von MBCT als Rückfallprophylaxe bei Bipolaren Störungen ist, dass achtsamkeitsbasierte Therapie Angstsymptome, aber weniger die bipolaren Kernsymptome maßgeblich verringert. Dies ist durchaus klinisch relevant, da bis zu 50 Prozent der bipolaren Patienten unter komorbiden Angststörungen leiden (Simon et al., 2004), was auch im DSM-5 mit der Zusatzcodierung (Specifier) für Bipolare Störungen »mit ängstlichem Distress« Berücksichtigung findet. Für Patienten mit Bipolaren Störungen mit Stimmungsschwankungen und chronischen depressiven oder wiederkehrenden manischen Symptomen wurde kürzlich auch ein deutsches Therapiemanual »Achtsamkeitsbasierte Kognitive Verhaltenstherapie« (MBCT) entwickelt (Deckersbach et al., 2015), welches in einer Pilotstudie mit 13 Patienten am Ende der Therapie und nach drei Monaten verschiedene positive Effekte hatte (z. B. Reduktion der depressiven Symptomatik; Deckersbach et al. 2012).

! Die Haltung zum Umgang mit Gedanken, welche in diesem Kapitel vermittelt wird, unterscheidet sich deutlich von der Haltung in anderen Kapiteln in diesem Buch. So liegt der Schwerpunkt der meisten anderen Materialien auf der Identifikation und kognitiven Umstrukturierung dysfunktionaler Gedankeninhalte (»Stimmt es, dass ich nichts wert bin?«) und der Veränderung der Inhalte zu positiveren Gedanken.

7.4 Hinweise zu den Arbeitsmaterialien

Allgemeine Einführung in die Achtsamkeit

Die folgenden Arbeitsblätter enthalten Techniken und Übungen aus etablierten achtsamkeitsbasierten Behandlungen (MBSR, MBCT, ACT, DBT). Für fast jede Übung sind der Zeitaufwand, Instruktion und Anmerkungen aufgeführt.

! *Kontraindikationen* für alle Übungen sind akute Suizidalität, psychotische und manische Symptome.

Bei jeder Übung sollte überlegt werden, zu welchem Zeitpunkt und mit welcher Zielsetzung diese in Verbindung mit kognitiv-verhaltenstherapeutischen Strategien sinnvoll eingesetzt werden kann. Der Zusammenhang zwischen Beschwerden des Patienten und den Übungen sollte transparent herausgearbeitet werden, um den Patienten zu motivieren, die Übung zu Hause selbstständig durchzuführen und am besten ein konkreter Übungsplan erstellt werden (mit Ort, Zeit etc.).

Für Patienten, die eher unter einer Reizüberflutung leiden, ist es sinnvoll, fokussierte Achtsamkeit (auf ein bestimmtes Objekt gerichtet, z. B. eine Tätigkeit, Gedanken, Empfindungen usw.) zu üben und Aspekte des Entschleunigens und des Nicht-Handelns zu vertiefen. Es geht darum, Gedanken, Gefühle und Impulse in Ruhe wahrzunehmen, d. h. nicht reflexartig im Autopilot nach ihnen zu handeln, um zukünftige Fehlentscheidungen oder Impulshandlungen zu verhindern und eine ausreichende Realitätsprüfung zu ermöglichen. Dagegen ist für Patienten, denen die Umwelt langweilig und bedeutungslos erscheint, eher eine Erweiterung der Achtsamkeit hilfreich.

Viele bipolare Patenten zeigen auch in euthymen Phasen überdauernde neurokognitive Defizite (psychomotorische Geschwindigkeit, Aufmerksamkeit, Kurz-/Langzeitgedächtnis, exekutive Funktionen) mit Testergebnissen der BP bis zu einer Standardabweichung unterhalb der Normstichprobe (Mann-Wrobel et al., 2011). Hier sollten die Übungen dem kognitiven Funktionsniveau angepasst und gekürzt werden. Aber auch generell gilt: »Weniger ist mehr!« Führen Sie nicht mehr als eine Intervention in einer Sitzung ein. Dabei sollte Ihr Patient ausreichend Gelegenheit bekommen, diese Übung mit täglichen Wiederholungen anzuwenden. Die Reihenfolge der Arbeitsblätter gibt gleichzeitig Aufschluss über das chronologische und inhaltliche Vorgehen.

Formelle und informelle Übungen. Als formelle Achtsamkeitsübungen werden Atemübungen, der sog. Body-Scan und die Atempause eingeführt. In den informellen Übungen (AB 29–34) geht es darum, alltägliche Tätigkeiten mit einer achtsamen Haltung auszuführen und die ganze Aufmerksamkeit auf diese Tätigkeit zu richten, beispielsweise Essen, Duschen, Zähneputzen. Die gemachten Erfahrungen und Schwierigkeiten während der Übungen werden dann gewürdigt und nachbesprochen (Inquiry). Gleichzeitig sind eine konkrete Planung der Übung sowie ein Übungsprotokoll (AB 28) wichtig.

Einführung in das Konzept Akzeptanz und werteorientierte Verhaltensaktivierung

Patienten haben große Angst vor einer erneuten Episode und versuchen, belastende Gedanken und Gefühle zu vermeiden. Die Unterdrückung von unangenehmen Gedanken und Gefühlen ist jedoch im Sinne der Akzeptanz- und Commitmenttherapie (ACT) kontraproduktiv (Eifert, 2011) und hat den paradoxen Effekt, dass diese dadurch eher an Bedeutsamkeit gewinnen und stärker werden. Dies liegt daran, dass der Versuch, nicht an etwas zu denken (z. B. die Prüfung am nächsten Tag) bereits den Gedanken an dasselbe beinhaltet. So kann gerade die Unterdrückung des Gedankens den Gedanken mitsamt der emotionalen Erfahrung hervorrufen. Um diesen Teufelskreis zu unterbrechen, verfolgt ACT zwei Ziele: (1) das Akzeptieren von unerwünschten Gedanken und Gefühlen, deren Auftreten oder Verschwinden zumeist nur schwer kontrollierbar sind, und (2) eine Neuorientierung und aktives engagiertes Handeln, um ein wertegeleitetes Leben zu leben und dabei auftretende Barrieren (meist in Form von »Symptomen«) gegebenenfalls auf dem Weg mitzunehmen anstatt zu warten, bis diese überwunden worden sind.

!

ACT = Akzeptieren – Chancen ergreifen – Tun

Man kann mit dem ACT-Akronym sowohl auf englisch wie auf deutsch die drei Kernschritte und -themen dieses Ansatzes wie folgt zusammenfassen:
A = Akzeptieren, was nicht zu ändern ist (Accept thoughts and feelings)
C = Chancen ergreifen/Werte wählen (Choose values)
T = Tun/engagiertes wertegeleitetes Handeln (Take action)

Die Vermittlung des Konzepts Akzeptanz kann zu Missverständnissen führen, wenn der Patient sich in seinem Leiden nicht ausreichend gesehen fühlt. Alternative Formulierungen sind Bereitschaft (»bereit sein, zu fühlen, was man fühlt«) oder Zulassen (»Gedanken an eine schwierige Situation zulassen«). Dabei bezieht sich Akzeptanz aber nicht auf negative und veränderbare Lebensumstände (z. B. eine destruktive Beziehung) oder problematische Verhaltensweisen (z. B. schädlicher Substanzkonsum). Akzeptanz bedeutet auch, anzunehmen, dass es sich nicht immer gut anfühlt, Handeln an persönlich relevanten Werten auszurichten (Eifert, 2011).
Das Konzept von Akzeptanz kann in folgenden Schritten nähergebracht werden:

(1) Exploration der (In-)Effektivität bisheriger Kontrollversuche des Patienten, ein bestimmtes inneres Erleben, z. B. Selbstwertzweifel oder Symptome zu vermeiden (»Wie reagieren Sie im Alltag auf unangenehme Dinge, die sich nicht ändern lassen?«). Beispiele für Kontrollversuche sind Vermeidung, Substanzkonsum, sozialer Rückzug.
(2) Der zweite Schritt dient dazu, die paradoxen Wirkungen der Erlebnisvermeidung als Problem zu verdeutlichen (»Je weniger Sie es haben wollen, umso mehr haben Sie es.«).
(3) Im dritten Schritt wird »Akzeptanz und Bereitwilligkeit als Alternative« in den Raum gestellt.
(4) Im vierten Schritt geht es um eine werteorientierte Verhaltensaktivierung.

In diesem Kapitel finden Sie folgende Arbeitsmaterialien:
INFO 6 / Einführung in die Achtsamkeit richtet sich an Patienten und Therapeuten. Es gibt eine Einführung in das Thema Achtsamkeit und verdeutlicht den Stellenwert, den die Achtsamkeit insbesondere bei der Behandlung von Depressionen heute hat (in Anlehnung an Deckersbach et al., 2015; Kabat-Zinn, 2013; Segal et al., 2008).
INFO 7 / Was- und Wie-Fertigkeiten beschreibt konkrete Verhaltensfertigkeiten einer achtsamen Aufmerksamkeitslenkung. »Was«-Fertigkeiten beziehen sich darauf, dass die Patienten ihren Achtsamkeitsscheinwerfer bewusst ausrichten und werden in die Bereiche »Wahrnehmen«, »Beschreiben« und »Teilnehmen« unterteilt. Die »Wie«-Fertigkeiten umfassen die drei Modalitäten »annehmend«, »konzentriert« und »wirkungsvoll« (in Anlehnung an Linehan, 1996).
AB 28 / Planung und Protokoll Achtsamkeitsübungen dient der Protokollierung der Übungen und Reflexion der Wirkung. Es sollte in den ersten Wochen des Achtsamkeitstrainings konsequent eingesetzt werden.
AB 29 / bis **AB 34 /** enthalten verschiedene Achtsamkeitsübungen (Atemachtsamkeit, 5-4-3-2-1-Übung, Atemmeditation, Body-Scan, Gehmeditation, Alltagsübung: Essen und Trinken) für Therapeuten und Patienten (in Anlehnung an Segal et al., 2008).
AB 35 / Akzeptanz-Übung: eine Liste zur Radikalen Akzeptanz erstellen unterstützt Ihren Patienten, Akzeptanzprobleme (z. B. Persönlichkeitsanteile, die Bipolare Erkrankung), Vermeidungsstrategien und Widerstände zu erkennen und damit eine Basis zur ersten Bearbeitung schaffen (in Anlehnung an Linehan, 1996).
AB 36 / Instruktion Beobachten, wie die Gedanken kommen und gehen enthält die Übungen »Schwimmende Blätter im Fluss« und »Die Gedanken auf Wolken setzen«. Die Übungen sollen dem Patienten helfen, zu Gedanken auf Abstand zu gehen, die nicht hilfreich sind und er soll unterscheiden lernen, wann er mit seinen Gedanken verschmolzen ist, d. h. sie inhaltlich ernst nimmt und weiterspinnt, und wann er Gedanken mit Abstand betrachtet. Auch wenn er nicht verhindern kann, dass sie auftreten, muss er sich nicht nach ihnen richten (nach Hayes & Smith, 2007; Eifert, 2011).
AB 37 / Werte – Der Kompass für Ihr Leben hilft bei der Klärung persönlicher Werte (»Was ist mir im Leben wichtig und wertvoll?«) und der Aufdeckung von Diskrepanzen zwischen Werten und deren Umsetzung im Leben und Handeln des Patienten. Ziel ist, die Verwirklichung eigener Werte aktiv in kleinen Schritten konkret anzugehen und hierbei vorhandene Hindernisse zu thematisieren und zu überwinden (nach Hayes & Smith, 2007; Eifert, 2011).
AB 38 / Instruktion Freundlichkeitsmeditation ist eine Übung zur Förderung von Selbstmitgefühl, bei der gute Wünsche an sich selbst oder andere geschickt werden. Hier geht es um die Distanzierung vom »inneren Kritiker« und Stärkung »innerer Helfer«. Patienten mit traumatischen oder Vernachlässigungserfahrungen erleben Anteilnahme und Mitgefühl von anderen und sich selbst gegenüber oft zunächst als schwierig (Gilbert, 2010). Bei der Übung ist es wichtig, dieses Phänomen zu normalisieren und langsam vorzugehen. Der Patient sollte eigene einfache, kurze authentische Formulierungen finden. Die in der Meditation verwendeten Formulierungen sollten eine Zeitlang gleich bleiben, um über Konzentration und Wiederholung Ruhe zu fördern. Sie können aber auch im Alltagsleben auch so angepasst werden, dass sie zur Situation passen. Bei der Übung sollte sich auf den wünschenden Aspekt, die gute Absicht in den Formulie-

rungen konzentriert werden und nicht zu spezifisch auf das Ergebnis fixiert werden, wie das beispielsweise bei »Möge ich frei von der Bipolaren Erkrankung sein« der Fall wäre (nach van den Brink & Koster, 2013).

AB 39 / Selbstmitgefühlspause umfasst die drei Komponenten des Selbstmitgefühls (Achtsamkeit, Verbundenheit und Freundlichkeit zu sich selbst) und soll dem Patienten in schwierigen Zeiten weiterhelfen. Die Übung ist ein praktisches Werkzeug zur Besänftigung bei Selbstkritik und zur Beruhigung bei unruhigen Gemütszuständen. Dabei ist es hilfreich, die Übung beim ersten Mal anzuleiten und nachzuexplorieren. Dem Patient wird empfohlen, die Selbstmitgefühlssprache und -pause in der folgenden Woche praktisch anzuwenden und sich die Sätze, die für ihn am angenehmsten scheinen, einzuprägen (nach van den Brink & Koster, 2013).

Weiterführendes

Internet

Ins Smartphone meditieren: Mit der Gratis-App »7Mind« kann man mit sieben Sitzungen → sieben Minuten die stille Innenschau erlernen.

Fragebogen zu Selbstmitgefühl

Die Self-Compassion Scale (SCS-D, deutsche Version von Hupfeld & Ruffieux, 2011, kostenlos für nicht kommerzielle Zwecke) kann als Einstieg ins Gesprächsthema und zu Selbstreflexion des Patienten sowie zur Evaluation einer Veränderung von Selbstmitgefühl als Therapieziel eingesetzt werden.

Websites zu Selbstmitgefühl

www.selbstmitgefühl.de
www.self-compassion.org
www.mindfulselfcompassion.org
www.centerformsc.org
www.compassionatemind.co.

Einführung in die Achtsamkeit

Was ist Achtsamkeit?

Kabat-Zinn (1990) beschreibt Achtsamkeit als eine Form der Aufmerksamkeitslenkung, bei der man sich auf die im gegenwärtigen Augenblick erlebbaren Erfahrungen konzentriert. Das bedeutet, die Aufmerksamkeit wird auf das »Hier und Jetzt« gelenkt, ohne dabei die Ereignisse (z. B. Gefühle, Gedanken, Körperempfindungen etc.), die man registriert, zu bewerten. Oder wie die weise alte Schildkröte im Animationsfilm *Kung Fu Panda* sagt: »Was war, ist Geschichte, was sein wird, ungewiss, das Heute ist hier und gehört dir.«

Autopilot

Wenn wir im Auto sitzen, fahren wir manchmal Hunderte von Kilometern »im Autopiloten«, ohne uns wirklich dessen bewusst zu sein, was wir gerade tun. Auf die gleiche Weise sind wir wahrscheinlich einen Großteil unseres Lebens von einem Augenblick zum nächsten ebenfalls nicht wirklich »gegenwärtig«, »weit weg«, unser Erleben und Handeln läuft dann schematisch und automatisiert ab.

Auch psychische Prozesse funktionieren in diesem Autopiloten-Modus. Im Autopiloten ist es wahrscheinlicher, dass durch Ereignisse in unserer Umwelt sowie Gedanken, Gefühle und Empfindungen (derer wir uns häufig kaum bewusst sind) alte automatische Denkgewohnheiten ausgelöst werden. Wenn Sie unter einer *Bipolaren Störung* leiden, sind es oft starke Gefühle (Traurigkeit, Ärger, usw.) oder grüblerische Gedanken über negative wie auch positive Gefühle, ob diese noch »normal« sind, die die Aufmerksamkeit gefangen nehmen können.

Wozu Achtsamkeit üben?

Die erste Antwort auf diese Frage lautet: Weil wissenschaftlichen Studien belegen, dass es bei verschiedenen psychischen Problemen hilft! Viele Menschen mit einer Bipolaren Störung sind durch die Erkrankung verunsichert und haben eine übergenaue Wahrnehmung für ihre Stimmungsveränderungen entwickelt. Sie wissen dann nicht mehr, was »normales« Befinden und Empfinden ist, ob eine schlechte Nacht oder gereizte oder gute Stimmung noch normal oder schon »drüber« sind und der Beginn einer erneuten Episode sein könnten. Damit einher geht oft die Tendenz, über negative oder auch »zu« positive Gefühle zu grübeln, was jedoch eher dazu führt, bestehende Symptome zu verschlimmern oder aufrechtzuerhalten. Da wir alle nur eine begrenzte Menge an Aufmerksamkeit zur Verfügung haben, werden andere Sinnesreize, Gedanken, Gefühle und Körperempfindungen dadurch weniger bewusst wahrgenommen – die Welt wird wie durch einen Filter erfahren.

Achtsamkeit beginnt damit, zu bemerken, dass wir uns im Autopiloten befinden und uns bewusst machen, worauf unsere Aufmerksamkeit gerichtet ist und so aus Gedankenkreisen aussteigen können. Dadurch bekommen wir mehr Freiheit und *Wahlmöglichkeiten*, wie wir auf Situationen reagieren wollen, anstatt automatisch oder impulsiv zu reagieren. Die Achtsamkeitspraxis vermittelt eine Haltung, die nach Kabat-Zinn (2013) durch folgende Merkmale gekennzeichnet ist:

Einführung in die Achtsamkeit

Gegenwärtigkeit bedeutet, im gegenwärtigen Augenblick ganz da zu sein, alles, was in und um uns herum geschieht, bewusst zu erleben.

Nicht beurteilen bedeutet, die Rolle eines neutralen Beobachters gegenüber eigenen Wahrnehmungen, Gedanken, Gefühlen und der Umwelt, ohne zu bewerten, einzunehmen.

Geduldig sein bedeutet zu wissen, dass alle Dinge ihre eigene Zeit haben; dass es sich entfaltet, wenn der richtige Moment dafür gekommen ist.

Nicht-Reagieren bedeutet, nicht dem Aufforderungscharakter zu folgen, der mit unseren Gedanken und Gefühlen verbunden ist, bestimmte Dinge zu tun oder zu lassen. Wir nehmen Impulse wahr, aber reagieren nicht mechanisch darauf.

Akzeptanz beschreibt die innere Bereitschaft, Ereignisse, angenehme wie auch unangenehme Erfahrungen, ohne Ablehnung anzunehmen und zu erleben. Damit ist aber kein passives Ertragen oder Erdulden gemeint, sondern eine bewusste Entscheidung.

Loslassen von sowohl negativen und positiven Ereignissen und offen für Neues sein.

Vertrauen in die eigenen Fähigkeiten und die Möglichkeiten, sich weiter zu entwickeln.

Den Geist des Anfängers bewahren bedeutet eine innere Einstellung der Offenheit, die bereit ist, alles so zu sehen, als wäre es das erste Mal.

Akzeptanz + Veränderung = mittlerer Weg

Der mittlere Weg beschreibt einen Übungsweg, der durch eine Balance aus Veränderung und Akzeptanz gekennzeichnet ist, um mit eigenen Problemen umzugehen. Er ist gekennzeichnet durch die Vermeidung von Extremen und einer inneren Haltung von Ausgewogenheit und Stabilität.

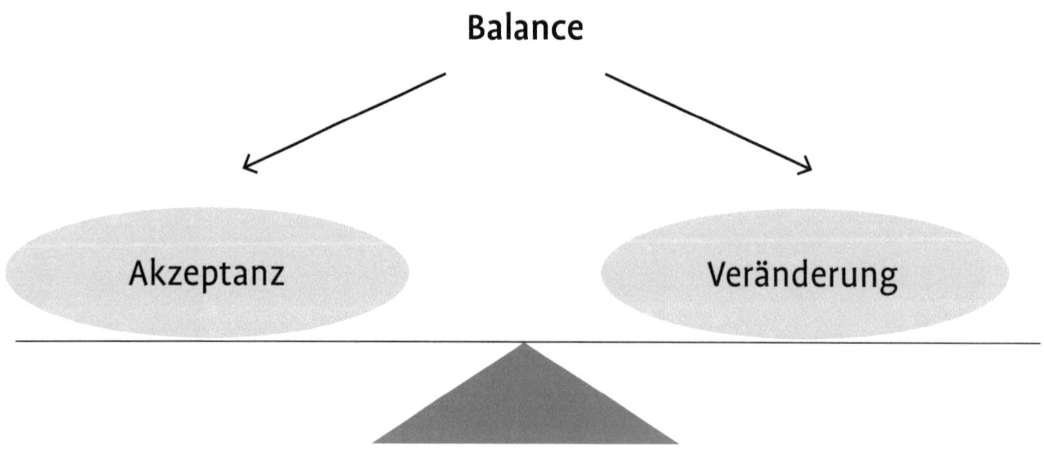

Wie so vieles im Leben ist auch das Einnehmen einer achtsamen Haltung Übungssache: Je häufiger man übt, umso besser wird man. Und egal, wie lange man übt, man wird sich immer wieder ertappen, dass man kämpft, anstatt zu akzeptieren, »tut und macht«, anstatt zu beobachten, in die Vergangenheit und Zukunft entschwindet, anstatt in der Gegenwart zu bleiben, und automatisch reagiert, anstatt bewusst zu handeln. Achtsamkeit zu üben bedeutet nicht, eine achtsame Haltung einzunehmen und dann ununterbrochen beizubehalten, sondern zu merken, wenn man nicht mehr achtsam ist und dann wieder zurückzukehren zu dem, was eine achtsame Haltung ausmacht.

Grenzen der Achtsamkeit

Achtsamkeit ist kein Allheilmittel. Da unrealistische Erwartungen Enttäuschungen nach sich ziehen, ist es wichtig zu wissen, was Achtsamkeit nicht leisten kann.

- Achtsamkeit kann Ihnen helfen, Warnsignale für Depression, Hypomanie und Manie wahrzunehmen und bewirken, dass die Symptome sich nicht zu einer voll ausgeprägten Episode hochschaukeln oder die Phasen kürzer und weniger stark ausgeprägt sein werden. Aber es ist unwahrscheinlich, dass neue Krankheitsepisoden dadurch komplett verhindert werden können.
- Achtsamkeit kann depressive und manische Gedanken oder unangenehme Gefühle nicht »wegmachen«. Auch mit Achtsamkeit werden wir manchmal traurig, manchmal ängstlich sein, so wie alle Menschen. Aber wenn wir unseren Gefühlen und Gedanken mit Akzeptanz begegnen, dann macht uns unsere Traurigkeit nicht noch trauriger dann haben wir keine Angst vor unseren Ängsten.
- Achtsamkeit heißt weder Entspannung noch angestrengte Konzentration!
- Achtsamkeit ist eine Komponente der Behandlung und kann keine Medikamente ersetzen.
- Achtsamkeit ist ein zentrales Prinzip buddhistischer Meditationspraxis. Wer Achtsamkeit übt und gerne meditiert, muss aber weder Buddhist noch spirituell werden.

Therapieziele

Es gibt verschiedene Formen von Achtsamkeitsübungen. Zum einen gibt es formelle Achtsamkeitsübungen, für die Sie, möglichst täglich, bestimmte Zeitfenster freihalten, zum anderen freie Übungen, z. B. achtsam duschen oder essen. Wenn man geübter ist, kann man Achtsamkeit auch in emotionalen Situationen üben, in denen man sich frustriert fühlt. Entscheidend ist, wie wir die Achtsamkeit in den Alltag integrieren und wie wir sie nutzen, um besser mit den Anforderungen des Lebens umgehen zu können. Alte Erfahrungen können im Gehirn nicht gelöscht werden, sondern nur überschrieben werden. Dazu ist es erforderlich, neue Lernerfahrungen zu machen, welche wiederum Übung und Regelmäßigkeit voraussetzen. In diesem Sinne brauchen wir ein regelmäßiges Training unseres »Achtsamkeitsmuskels«, ähnlich wie im Sport.

INFO 7/

P T

Was- und Wie-Fertigkeiten der Achtsamkeit

Ziel von Achtsamkeitsübungen ist es, die Aufmerksamkeit absichtsvoll und nicht-bewertend immer wieder auf das Hier und Jetzt zu lenken. Wenn Sie vielleicht oftmals gedanklich in die Vergangenheit oder Zukunft abdriften, Ihre Erlebnisse und momentanen Erfahrungen wieder bewerten, so ist dies kein Versagen! Die Wahrnehmung des Abschweifens erfordert Achtsamkeit, versuchen Sie dann wieder Ihre Aufmerksamkeit erneut ins Hier und Jetzt zu lenken.

Was-Fertigkeiten: Was tue ich?

- **Mit allen fünf Sinnen wahrnehmen und beobachten.** Wahrnehmen bedeutet die reine Aufnahme sensorischer Informationen, bedeutet aber auch, sich Situationen, Dingen, Gedanken und Gefühlen zuzuwenden, diese einfach wahrzunehmen, ohne zu flüchten und ohne sie festzuhalten. Dabei darauf achten, wie sich die Wahrnehmungen unablässig ändern. Halten Sie nichts fest, lehnen Sie nichts ab, seien Sie Beobachter mit Interesse, Neugier und Distanz.
- **Beschreiben Sie mit Worten, was Sie gerade tun, fühlen und erleben.** Präzises Beschreiben ist ein wesentlicher Schritt in Richtung Selbstkontrolle, Kommunikation nach außen und damit zur Möglichkeit, unsere Wahrnehmung mit anderen Menschen zu vergleichen und zu überprüfen. Geben Sie dem, was Sie gesehen/gehört/gefühlt/geschmeckt/gerochen haben, Worte!
- **Nehmen Sie aktiv teil an Ihrem Leben** und lassen Sie sich darauf ein. Teilnehmen bedeutet, voll bei einer Sache zu sein und sich nicht ablenken zu lassen. Ich kann nur dann etwas tun, wenn ich wirklich dabei bin. Das bedeutet, eins werden mit der Tätigkeit, versinken im Tun, ohne nachzugrübeln.

Wie-Fertigkeiten: Wie tue ich es?

- **Annehmend, nicht urteilend und nicht bewertend.** Mit Nicht-Urteilen ist nicht gemeint, dass man keine Urteile oder Bewertungen mehr hat, sondern dass man sich der Urteile bewusst wird und die Unterscheidungskraft entwickelt, welche hilfreich sind und welche nicht. Versuchen Sie, Ihre eigene Meinung zur Sache nicht mit der Sache selbst zu verwechseln. Immer bei den Fakten bleiben! Das Ziel des Nicht-Bewertens ist, die Dinge realitätsbezogen, sachlich und neutral wiederzugeben, so wie sie wirklich sind. Das bedeutet nicht, dass man die Dinge gutheißen muss. Das Gegenteil von »Annehmen« ist »Bewerten« (»Das sollte anders sein«). Die Bewertung ist der Weg in das Gefühl. Ohne bewertendes Urteil hat die Emotion wenig Macht. Und die hohe Schule der bewertungsfreien Beschreibung ist: Wenn Sie bemerken, dass Sie bewertet haben, bewerten Sie das Bewerten nicht!
- **Konzentriert** sein bedeutet, sich nicht ablenken zu lassen, weder durch Gedanken und Sorgen noch durch Grübeln. Das ist schwer, wir werden oft abgelenkt, nicht nur von außen, sondern auch von eigenen Gefühlen und Gedanken, daher ist es wichtig, bei der Sache bleiben. Wenn Sie essen, dann essen Sie. Wenn Sie duschen, dann duschen Sie, ohne bereits in Gedanken beim Frühstück zu sein. Wenn Sie merken, dass Sie zwei Dinge zur gleichen Zeit tun, hören Sie auf und wenden Sie Ihre Aufmerksamkeit einer Sache zu. Und wenn Sie von Gedanken, Gefühlen oder Personen gestört werden, betrachten Sie dies als persönliche direkte Herausforderung für Ihren Weg in die Achtsamkeit. Das Bemerken einer Ablenkung oder Bewertung ist bereits ein Fortschritt.
- **Effektiv und wirkungsvoll handeln**, das Richtige zur richtigen Zeit Schritt für Schritt machen. Konzentrieren Sie sich also auf das, was möglich ist, tun Sie das, was in der Situation zu tun ist. Tun Sie etwas so, dass es funktionieren kann. Orientieren Sie sich nicht an eigener Stimmung, Bewertung oder Hemmung.

Beispiel Ich nehme zur Kenntnis und bewerte nicht: Mein Magen macht Blähungen und mein Mund ist trocken von einem Medikament, das ich nicht absetzen kann, sonst könnte die Manie zurückkommen. Ich nehme es zur Kenntnis und bewerte es nicht, so gut ich es vermag.

AB 28/

P

Planung und Protokoll Achtsamkeitsübungen

- Das Entscheidende für Ihre Übungspraxis ist Ihre Motivation! Klären Sie mit Hilfe Ihres Therapeuten, was Sie sich Positives von einem Achtsamkeitstraining versprechen.
- Wählen Sie einen konkreten Zeitpunkt am Tag aus, an dem Sie Ihre Übungen machen. Versuchen Sie, eine Tageszeit zu finden, zu der Sie 10 bis 20 Minuten Zeit für die jeweilige Übung haben (oder so viel Zeit, wie die Übung braucht), wichtig ist eher die Regelmäßigkeit als die Länge der Übungspraxis.
- Wählen Sie einen bestimmten Ort, an dem Sie wahrscheinlich nicht unterbrochen werden. Sie sollten den Ort so herrichten, dass Sie vor dem Üben keine langen Vorbereitungen mehr treffen müssen.
- Spielen Sie im Kopf Ihre Übung durch, um mögliche Hindernisse zu identifizieren. Vergessen Sie nicht: Man ist immer mit etwas beschäftigt, und die neue Tätigkeit (Übung) steht in Konkurrenz zu dem, was Sie normalerweise zu der Zeit getan haben (selbst wenn Sie sich nur ausgeruht haben).
- Überlegen Sie, wie sie sich selbst an die Übung erinnern können, z. B. tragen Sie die Übung in Ihren Kalender ein, oder richten Sie sich einen Erinnerungsalarm in Ihrem Telefon ein oder verwenden Sie farbige Haftnotizen als Erinnerung.
- Machen Sie die Übung, ehe Sie sich etwas Schönes erlauben (z. B. leckeres Abendessen nach Beendigung der Übung).
- Legen Sie erreichbare Ziele fest. Man fühlt sich meistens gut, wenn man sein Ziel erreicht, und schlecht, wenn man es verfehlt hat.

Halten Sie auf diesem Arbeitsblatt jedes Mal fest, wenn Sie üben. Notieren Sie auch alles, was während der Hausaufgabe auftaucht, sodass Sie beim nächsten Treffen mit Ihrem Therapeuten darüber sprechen können.

Datum/ Uhrzeit	**Art der Übung**	**Empfindungen vor der Übung**	**Empfindungen nach der Übung**	**Welche Erfahrungen haben Sie gemacht? Wie gut ist es gelungen? Gab es Schwierigkeiten? Wurden Sie unterbrochen? War diese Übung angenehm oder unangenehm?**

AB 29 / T P

Atemachtsamkeit mit Atem zählen

Dauer
3–5 Minuten

Ziel der Übung
Bei der Atemachtsamkeit wird der Atem als jederzeit verfügbares Objekt zum Gegenstand der Beobachtung zur Förderung der gerichteten Aufmerksamkeit. Das Zählen hilft, die Aufmerksamkeit beim Atem zu halten. Nehmen Sie ein Gedankenabschweifen (ohne dieses negativ zu bewerten oder die eigene Person dafür abzuwerten) zur Kenntnis und bringen Sie dann Ihre Aufmerksamkeit wieder behutsam zum Atem zurück. Führen Sie die Atemübungen ruhig mehrmals am Tag durch, wenn Sie leichte Anspannung empfinden und nehmen Sie sich auch bewusst Zeit zum Üben, bis Sie die Übung sicher beherrschen.

Instruktion
Lassen Sie sich für einige Minuten Zeit, spüren Sie Ihren Atem, wie er ein- und ausströmt, wie sich Ihre Brust und der Bauch mit jedem Atemzug bewegen. Lassen Sie den Atem kommen und gehen, Sie brauchen nichts dafür zu tun, er kommt von ganz alleine. Richten Sie weiter Ihre Aufmerksamkeit auf den Atem und verweilen Sie eine Zeitlang bei ihm. Zählen Sie einen Moment lang Ihren Atem: »Ich atme ein – eins.« Wenn Sie ausatmen, dann seien Sie sich bewusst: »Ich atme aus – eins.« Denken Sie daran, vom Bauch her zu atmen. Wenn Sie mit dem zweiten Einatmen beginnen, seien Sie sich bewusst: »Ich atme ein – zwei.« Wenn Sie langsam ausatmen, seien Sie sich bewusst: »Ich atme aus – zwei.« Machen Sie so weiter bis zehn. Wenn Sie bei zehn angekommen sind, beginnen Sie wieder mit eins. Immer wenn Sie das Zählen vergessen haben, kehren Sie wieder zu eins zurück.

AB 30/

T P

5-4-3-2-1-Übung

Dauer
3–5 Minuten

Ziel der Übung
Orientierung der Wahrnehmung nach außen, Gedankenstopp, Unterbrechungstechnik

Instruktion
Bei dieser Methode lenken wir die Achtsamkeit abwechselnd auf bestimmte Sinne und benennen unsere Wahrnehmung. Wichtig ist, dass wir die Dinge bewusst und nicht-bewertend wahrnehmen und einen Augenblick bei der Sinneswahrnehmung verweilen. Die wahrgenommenen Dinge können sich dabei wiederholen. Wir lenken unsere Aufmerksamkeit auf

- fünf Dinge, die wir sehen,
- fünf Dinge, die wir hören,
- fünf Dinge, die wir tasten oder körperlich empfinden.

Nach dem ersten Durchlauf fahren wir fort mit vier Dingen, die wir sehen, vier Dingen, die wir hören, vier Dingen, die wir tasten oder körperlich empfinden, und dann drei Dingen …

AB 31/ Atemmeditation

T **P**

Dauer
5–15 Minuten

Ziel der Übung
Die Aufmerksamkeit soll bei dieser Übung wieder so gut wie möglich auf die körperlichen Empfindungen beim Ein- und Ausströmen der Luft während des Atmens gerichtet werden. Abschweifen soll (ohne dieses negativ zu bewerten oder die eigene Person dafür abzuwerten) zur Kenntnis genommen und die Aufmerksamkeit wieder behutsam zum Atem als »Anker« zurückgeführt werden. Es wird empfohlen, zunächst mit kürzeren 5- bis 10-minütigen Sitzmeditationen zu beginnen und die Dauer allmählich zu steigern.

Instruktion
»Setzen Sie sich in eine bequeme sitzende Position, entweder auf einen Stuhl mit gerader Rückenlehne oder auf eine weiche Unterlage auf den Boden, Ihr Gesäß durch Decken oder einen kleinen Stuhl unterstützt. Wenn Sie auf einem Stuhl sitzen, ist es hilfreich, ein Stück von der Rückenlehne des Stuhls weg zu sitzen, sodass Ihre Wirbelsäule sich selbst trägt. Wenn Sie auf dem Boden sitzen, ist es hilfreich, wenn Ihre Knie den Boden berühren. Experimentieren Sie mit der Höhe des Kissens oder Stuhls, bis Sie bequem sitzen.
Erlauben Sie Ihrem Rücken, eine aufrechte und bequeme Haltung einzunehmen. Wenn Sie auf einem Stuhl sitzen, stellen Sie Ihre Füße flach auf den Boden, die Beine nicht gekreuzt. Schließen Sie Ihre Augen sanft, wenn Sie möchten.

Bringen Sie Ihre Aufmerksamkeit zu Ihren körperlichen Empfindungen, indem Sie Ihre Aufmerksamkeit auf die Empfindungen der Berührung richten, wo Ihr Körper Kontakt mit dem Boden oder dem Stuhl hat. Verbringen Sie eine Weile damit, diese Empfindungen zu spüren.

Bringen Sie Ihre Aufmerksamkeit nun zu den Körperempfindungen im Unterbauch, während der Atem ein- und ausströmt. Dabei kann es hilfreich sein, Ihre Hand auf den Unterbauch zu legen und so die sich verändernden Muster zu spüren. Wenn Sie sich auf diese Weise an die körperlichen Empfindungen in diesem Gebiet gewöhnt haben, können Sie Ihre Hand wieder wegnehmen und sich auf die Empfindungen in Ihrem unteren Bauch konzentrieren.

Konzentrieren Sie Ihre Aufmerksamkeit nun auf die Empfindung leichten Streckens, wenn sich die Bauchdecke mit jedem Einatmen leicht hebt und bei jedem Ausatmen sanft wieder senkt. Folgen Sie mit Ihrer Aufmerksamkeit der Veränderung der körperlichen Empfindungen in Ihrem Unterbauch die ganze Zeit vom Einströmen des Atems in Ihren Körper bis zum Ausatmen. Vielleicht bemerken Sie die kleinen Pausen zwischen jedem Einatmen und dem darauf folgenden Ausatmen und zwischen dem Ausatmen und dem darauf folgenden Einatmen.

Es besteht keine Notwendigkeit, dass Sie Ihre Atmung auf irgendeine Art kontrollieren. Lassen Sie den Atem einfach geschehen und genießen Sie es, ihn mit Ihrer Aufmerksamkeit zu begleiten und ihm in seinen Bewegungen zu folgen. Versuchen Sie diese Haltung des Zulassens auch dem Rest Ihrer Erfahrungen zuteilwerden zu lassen. Es gibt nichts zu verändern, keinen besonderen Zustand zu erreichen. Erlauben Sie einfach, Ihre Erfahrung so sein zu lassen, wie sie ist.

Früher oder später, in der Regel früher, wird Ihr Geist von dem Aufmerksamkeitsfokus auf den Atem wegwandern, und zwar zu Gedanken, Plänen, Tagträumen, Ängsten oder anderen Dingen. Das ist vollkommen OK, so sind Gedanken eben. Das ist kein Fehler oder Versagen. Wenn Sie bemerken, dass Ihre Achtsamkeit nicht mehr auf dem Atem liegt, gratulieren Sie sich selbst: Sie sind zurückgekommen und sind sich wieder Ihrer Erfahrungen bewusst geworden. Vielleicht halten Sie kurz fest, wo der Geist gewesen ist: »Ah, ich habe dieses gedacht« oder »Ah, ich habe jenes gespürt«. Dann bringen Sie Ihre Achtsamkeit wieder sanft zurück zum sich ständig ändernden Muster körperlicher Empfindungen in Ihrem Unterbauch und erneuern Sie die Absicht, die Aufmerksamkeit auf dem Ein- und Ausströmen Ihres Atems ruhen zu lassen.

AB 31 /

Atemmeditation

Egal, wie häufig Sie feststellen, dass Ihre Gedanken gewandert sind und das wird mit hoher Wahrscheinlichkeit immer und immer wieder passieren, gratulieren Sie sich jedes Mal so gut es geht dafür, dass Sie wieder zur Erfahrung in diesem Moment zurückgekommen sind. Bringen Sie Ihre Aufmerksamkeit sanft zurück zu Ihrem Atem und folgen Sie einfach wieder den veränderten Mustern körperlicher Empfindungen, die mit jedem Ein- und Ausatmen kommen.

Versuchen Sie, so gut es geht, eine freundliche Haltung sich selbst gegenüber einzunehmen, z. B. indem Sie das wiederholte Wandern Ihrer Gedanken als Möglichkeiten sehen, Geduld, Mitgefühl und Neugier Ihrer Erfahrung gegenüber zu entwickeln.

Machen Sie diese Übung noch weiter, wenn Sie wollen. Vielleicht erinnern Sie sich selbst von Zeit zu Zeit daran, dass die Absicht dieser Übung einfach die ist, sich Ihrer Erfahrung von Moment zu Moment bewusst zu sein. Immer wenn Sie bemerken, dass Ihr Geist gewandert ist und nicht mehr in Ihrem Unterbauch ist und Ihrem Atem folgt, verwenden Sie den Atem so gut Sie können als Anker, um sich sanft erneut mit dem Hier und Jetzt zu verbinden.«

AB 32/

Body-Scan

Dauer
30–45 Minuten

Ziel der Übung
Die einzelnen Teile des Körpers werden nacheinander achtsam erspürt. Die Übung wird traditionell auf dem Rücken liegend durchgeführt. Alle während der Übung auftretenden Empfindungen sollen, so gut es geht, nicht-wertend und akzeptierend wahrgenommen werden, auch dann, wenn sich in einzelnen Körperteilen keine Empfindungen einstellen sollten (»being« anstelle von »doing«). Schweift die Aufmerksamkeit ab – auf Gedanken, Gefühle oder in andere Körperregionen, dann wird kurz registriert, wohin abgeschweift wurde (z. B. »Gedanken ans Mittagessen«) und die Gedanken werden dann wieder losgelassen. Das Motto lautet: »Wenn du 100-mal abschweifst, kehre 100-mal zurück«. Machen Sie sich so gut es geht frei davon, einen besonderen Zustand (z. B. Glück, Entspannung) oder ein Ziel erreichen zu wollen. Stattdessen sollen sie versuchen, einen möglichst »freundschaftlichen« Kontakt mit ihrem gegenwärtigen Erleben aufzubauen.

Instruktion
»Setzen oder legen Sie sich hin, machen Sie es sich bequem, während Sie sitzen oder liegen, an einem Platz, wo es warm ist und Sie nicht gestört werden. Erlauben Sie Ihren Augen, sich auf eine sanfte Art zu schließen, wenn sie sich schließen wollen.
Nehmen Sie sich etwas Zeit, um mit der Bewegung Ihres Atmens und den Empfindungen in Ihrem Körper in Kontakt zu kommen. Wenn Sie bereit sind, bringen Sie Ihr Bewusstsein zu den körperlichen Empfindungen in Ihrem Körper, besonders zu den Gefühlen der Berührung oder des Drucks, dort wo Ihr Körper den Kontakt herstellt mit dem Sitz, Fußboden oder Bett. Bei jedem Ausatmen erlauben Sie sich zu zulassen, ein wenig tiefer in den Sitz, die Matte oder das Bett zu sinken.
Vergegenwärtigen Sie sich die Absicht dieser Übung. Ihr Ziel ist nicht, etwas anderes zu fühlen, Entspannung oder Ruhe fühlen; das kann geschehen oder es kann nicht geschehen. Stattdessen ist die Absicht dieser Übung, so gut wie Sie können, Ihr Bewusstsein jeglicher Empfindung, die Sie entdecken, zuzuwenden, indem Sie Ihre Aufmerksamkeit der Reihe nach auf jeden Teil des Körpers richten.
Lenken Sie jetzt Ihr Bewusstsein zu den körperlichen Empfindungen im unteren Bereich Ihres Bauches. Werden Sie sich der ändernden Muster von Gefühlen in Ihrem Unterbauch bewusst, während Sie einatmen, … und während Sie ausatmen. Nehmen Sie sich etwas Zeit, um die Empfindungen zu spüren, wenn Sie einatmen … und wenn Sie ausatmen. Während Sie mit Ihren Gefühlen im Unterbauch verbunden bleiben, konzentrieren Sie sich … oder richten Sie den »Scheinwerfer« Ihres Bewusstseins … auf das linke untere Bein, in den linken Fuß, bis hin zu den Zehen des linken Fußes. Konzentrieren Sie sich auf jeden Zeh des linken Fußes der Reihe nach. Mit einer sanften Wissbegierde erforschen Sie die Art der Empfindungen, die Sie vorfinden. Vielleicht spüren Sie, wie sich die Zehen berühren, ein Gefühl des Prickelns, der Wärme, oder kein besonderes Gefühl.
Wenn Sie bereit sind, spüren Sie beim Einatmen oder stellen Sie sich vor, wie der Atem in Ihre Lungen hineinströmt, dann weiter fließt in den Bauch, in das linke Bein, den linken Fuß, bis zu den Zehen des linken Fußes. Dann, beim Ausatmen, fühlen Sie oder stellen Sie sich vor, wie der Atem den ganzen Weg zurückkommt, aus dem Fuß, durch das Bein, durch den Bauch, durch die Brust und durch die Nase. So gut Sie können, führen Sie das nun für einige Atemzüge fort, bis unten in die Zehen hineinatmen, und von den Zehen zurück. Es kann schwierig sein, dabei zu bleiben – üben Sie dieses »Hineinatmen« so gut wie Sie können, indem Sie sich spielerisch annähern.
Jetzt, … wenn Sie bereit sind, lenken Sie Ihre Aufmerksamkeit beim Ausatmen von den Zehen weg hin zu den Empfindungen auf die Sohle Ihres linken Fußes, indem Sie eine achtsam erforschende Aufmerksamkeit der Fußsohle, dem Spann, und der Ferse zuwenden, indem Sie z. B spüren, wo die Ferse mit der Unterlage Kontakt hat. Experimentieren Sie damit, mit den Empfindungen zu atmen indem Ihre Aufmerksamkeit auf den Atem in den Hintergrund tritt, während Sie im Vordergrund Ihres Bewusstseins die Empfindungen Ihres unteren Fußes erforschen.

Erlauben Sie jetzt dem Bewusstsein, sich in den Rest des Fußes auszubreiten zum Knöchel, zur Oberfläche des Fußes und direkt in die Knochen und Gelenke. Dann, mit einem etwas tieferen Atemzug, lenken Sie Ihre Aufmerksamkeit in den ganzen linken Fuß. Und dann, wenn Sie beginnen auszuatmen, verlassen Sie den linken Fuß und erlauben Sie Ihrem Bewusstsein, sich dem unteren linken Bein zuzuwenden, der Wade, dem Schienbein, dem Knie, und so weiter, der Reihe nach.

Fahren Sie nun fort, Ihre Aufmerksamkeit und eine achtsame Neugier auf die körperlichen Empfindungen in jedem Teil Ihres übrigen Körpers zu richten, der Reihe nach zu dem oberen linken Bein, zu den rechten Zehen, dem rechten Fuß, dem unteren rechten Bein, dem oberen rechten Bein, dem Beckengebiet, zurück zum Unterbauch, zur Brust, zu den Fingern, den Händen, Armen, Schultern, Hals, Kopf und Gesicht. Bringen Sie in jedem Gebiet so gut Sie können, jeder gegenwärtigen körperlichen Empfindung dieselbe Aufmerksamkeit und achtsame Neugier entgegen.

Jedes Mal, wenn Sie einen Bereich verlassen wollen, atmen Sie in diesen Bereich beim Einatmen hinein und wenden Sie sich beim Ausatmen dem neuen Bereich zu.

Wenn Sie sich irgendwelcher Spannungen oder anderer intensiver Gefühle in einem bestimmten Teil des Körpers bewusst werden, können Sie in diese Empfindungen hineinatmen, indem Sie das Einatmen dazu verwenden, eine achtsame Aufmerksamkeit gerade auf diese Empfindungen zu richten. Und, so gut Sie können, spüren Sie ein Weggehen oder ein Nachlassen beim Ausatmen.

Ihre Gedanken werden unvermeidlich von Zeit zu Zeit vom Atem und vom Körper weg wandern. Das ist völlig normal. Das ist was Gedanken tun. Wenn Sie es bemerken, nehmen Sie freundlich zur Kenntnis, wohin Ihre Gedanken gewandert sind. Und dann lenken Sie die Gedanken behutsam zurück zu Ihrem Atem oder zu dem Teil Ihres Körpers, auf den Sie sich konzentrieren wollten.

Nachdem Sie den ganzen Körper auf diese Weise »gescannt« haben, verbleiben Sie einige Zeit bewusst bei dem Gefühl, den Körper als Ganzes zu spüren, und zu spüren, wie der Atem frei in den Körper hinein und wieder aus dem Körper heraus fließt.«

Hinweise zum Body-Scan

- Unabhängig von dem, was passiert (z. B. wenn Sie einschlafen, sich nicht konzentrieren können, an andere Dinge denken, sich auf einen falschen Teil des Körpers konzentrieren oder gar nichts fühlen), machen Sie einfach weiter. Dies sind Ihre Erfahrungen in diesem Augenblick, seien Sie sich einfach dessen bewusst.
- Wenn Ihre Gedanken viel wandern, nehmen Sie die Gedanken einfach wahr (als vorübergehende Ereignisse) und bringen Sie dann Ihre Gedanken sanft wieder zurück zum Body-Scan.
- Lassen Sie Ideen von »Versagen« oder »es richtig machen« los. Es handelt sich bei dieser Übung nicht um einen Wettstreit. Die einzige Aufgabe besteht darin, dass Sie die Übung regelmäßig und häufig mit einer Einstellung von Offenheit und Neugier machen.
- Lassen Sie möglichst alle Erwartungen darüber, was der Body-Scan für Sie bewirken wird, los. Stellen Sie sich die Übung vor wie einen Samen, den Sie gepflanzt haben. Je mehr Sie um den Samen herum graben und diesen stören, desto weniger wird der Samen fähig sein, sich zu entwickeln. So ist es auch mit dem Body-Scan. Je mehr Sie beeinflussen wollen, was die Übung für Sie tut, desto weniger gut wird es funktionieren.
- Versuchen Sie, Ihre Erfahrungen in jedem Moment mit der Einstellung »OK, genauso sind die Dinge im Moment« anzugehen. Wenn Sie versuchen, unangenehme Gedanken, Gefühle oder Körperempfindungen zu vermeiden, werden diese belastenden Gefühle Sie nur davon ablenken, irgendetwas anderes zu tun. Seien Sie bewusst, bemühen Sie sich nicht, bleiben Sie im Moment, akzeptieren Sie die Dinge, so wie sie sind.

AB 33/

T P

Gehmeditation

Dauer
3–5 Minuten, variabel

Ziel der Übung
Bei Unruhe und starkem Gedankenwandern kann eine Gehmeditation hilfreicher als eine Sitzmeditation sein. Einerseits ist man dabei in Bewegung, andererseits fokussiert man seine Aufmerksamkeit auf ein bestimmtes Objekt, nämlich die Bewegung beim Gehen. Sinnvoll ist es, sich vorher eine Zeit zu setzen, wie lange man die Gehmeditation durchführen will (z. B. fünf Minuten). Jede Gelegenheit, bei der man zu Fuß unterwegs ist, kann zu einer Gehmeditation werden.

Instruktion
Bei der Gehmeditation richtet man die volle Aufmerksamkeit auf das Gehen (z. B. beim Spaziergang oder einem Ort, an dem man ungestört auf und ab gehen kann). Man wählt eine bestimmte Strecke, wenn man z. B. im Wohn- oder Schlafzimmer übt, kann man von Wand zu Wand gehen. Man sollte ein Tempo wählen, bei dem man sehr achtsam auf jeden einzelnen Bestandteil der Bewegung achten kann, die der Körper macht, um sich fortzubewegen. Man richtet anfangs die Aufmerksamkeit nur auf einen Aspekt der Bewegung, also z. B. die Füße. Rollen Sie Ihre Füße ab oder setzen Sie den ganzen Fuß beim Gehen auf? Schreiten Sie weit aus oder machen Sie kleine Schritte, federn Sie in den Beinen, bewegt sich Ihr Becken, Ihre Hüfte beim Gehen? Ist Ihr Rücken gerade beim Gehen oder etwas gebeugt? Wo sind Ihre Schultern, liegen Ihre Arme eng am Körper, sind sie angewinkelt oder in den Manteltaschen vergraben, oder holen die Arme und Hände beim Gehen aus und bestimmen den Schwung? Wie ist Ihre Kopfhaltung: Halten Sie den Kopf gesenkt oder ist er erhoben? Wohin ist der Blick gerichtet, nach unten oder nach vorne? Ist man am Endpunkt angekommen, kann man für einen Moment innehalten und den Körper spüren, bevor man sich dann ganz langsam und bewusst umdreht und die Strecke auf dieselbe achtsame Weise wieder zum Ausgangspunkt zurückgeht. Sie können das Gehen mit dem Rhythmus Ihres Atems verbinden. Finden Sie heraus, wie viele Schritte Sie beim Einatmen und beim Ausatmen gehen.

Anmerkungen
Gehmeditation konfrontiert uns mit der Tatsache, dass wir es normalerweise gewohnt sind, ein Ziel zu haben und dieses Ziel auch erreichen wollen. In der Gehmeditation geht es, wie bei allen anderen Achtsamkeitsmeditationen auch, ausschließlich darum, in der Gegenwart des jeweiligen Moments zu sein, den Körper zu spüren, die Gedanken und den Atem wahrzunehmen und alles so sein zu lassen, wie es ist. Es gibt kein Ziel, man muss sich nicht beeilen und man muss auch nichts erreichen.

AB 34 /

T **P**

Alltagsübung: Essen und Trinken

Dauer
5 Minuten, variabel

Ziel der Übung
nicht-bewertende Wahrnehmung, Übung im Beschreiben

Instruktion
Wenn Sie das nächste Mal etwas essen oder trinken, nehmen Sie sich Zeit, die dabei entstehenden Wahrnehmungen und Empfindungen genau wahrzunehmen.

(1) Legen Sie nicht gleich los mit Essen oder Trinken, sondern setzen Sie sich erst einmal ganz bewusst hin und spüren ein paar Momente lang Ihren Körper: Wie sitzen Sie gerade, wie fühlt sich der Rücken, Arme und Beine an, ist der Stuhl und die Sitzhaltung bequem? Spüren Sie bewusst ein paar Momente lang die Berührung Ihrer Füße am Boden und den Fluss Ihres Atems im Bauch und Brustkorb. Spüren Sie auch kurz in den Magen hinein: Wie fühlt sich der Magen an, haben Sie Hunger, haben Sie Appetit, wie und wo genau nehmen Sie das wahr, ist das ein Drücken oder ein Rumoren? Und spüren Sie kurz, ob Sie innerlich entspannt sind oder unruhig, und wo genau im Körper Sie das wahrnehmen können.

(2) Dann beginnen Sie in aller Ruhe mit dem Essen oder Trinken und konzentrieren sich dabei auf Ihre Körperempfindungen. D. h., Sie achten nicht nur auf den Geruch und Geschmack der Speise oder des Getränks, sondern auf alle Empfindungen, die beim Essen bzw. Trinken in Ihrem Körper entstehen. Wenn Sie mögen, können Sie beim Essen auch einmal die Augen verschließen oder besonders langsam essen. Wie kalt oder warm, weich oder zäh, wabbelig oder fest oder hart oder kantig oder flüssig fühlt sich das Essen im Mund an? Welche Muskeln spannen sich beim Kauen an, wie klingt das Kauen? Wie schnell oder langsam fließt oder gleitet die Wärme oder Kälte des Essens im Hals nach unten, und bis wie weit unten können Sie das noch deutlich spüren? Was für ein Gefühl entsteht im Magen, wenn Sie da überhaupt etwas spüren? Welche dieser Empfindungen sind angenehm und welche unangenehm?

(3) Lassen Sie sich überraschen! Hat sich das jetzt genauso angefühlt wie sonst, wenn Sie etwas essen oder trinken, oder haben Sie eine interessante neue Erfahrung gemacht? Welche Schlüsse ziehen Sie aus dieser Erfahrung?

Anmerkungen
Man kann die Übung auch in der Sitzung mit einer Rosine oder etwas anderem gemeinsam gestalten.

AB 35/

P

Akzeptanz-Übung: Eine Liste zur Radikalen Akzeptanz erstellen

Der Psychologe Carl Rogers hat einmal gesagt: »Das merkwürdige Paradox des Lebens ist: Erst wenn ich mich akzeptiere, so wie ich bin, kann ich mich ändern.« Das bedeutet nicht, selbstgefällig alles an sich gut zu finden. Oft ist es nötig, sich an veränderte Lebensbedingungen anzupassen und zu verändern, genauso wie es wichtig ist zu lernen, sich selbst zu akzeptieren. Radikale Akzeptanz bedeutet, auch ungeliebte Selbstanteile, Gefühle, Gedanken, Empfindungen oder »Realitäten« Ihres Lebens anzunehmen oder so sein zu lassen, wie sie sind, ohne sich dagegen zu wehren und ohne ihnen durch Kontroll- und Vermeidungsverhalten auszuweichen. Dies bedeutet nicht, alles Unerfreuliche in fatalistischer passiver Weise hinzunehmen oder sich seinem Schicksal zu fügen, ohne etwas daran verändern zu wollen. Im Gegenteil: Akzeptanz von Schwierigkeiten stellt oft eine Voraussetzung dafür dar, zusätzliches emotionales Leiden (sog. Symptomstress) zu verhindern. Die Situation wird nicht weiter durch Ärger, Angst oder inneren Protest verkompliziert.

Erstellen Sie eine Liste mit drei wichtigen Dingen in Ihrem Leben, die Sie radikal akzeptieren möchten, dies kann ein Gefühl, ein Teil Ihrer Persönlichkeit oder Ihres Lebens sein. Bewerten Sie Ihre Akzeptanz auf einer Skala mit einer Zahl zwischen 0 und 5 (0 =keine Akzeptanz, bis zu 5 = Radikale Akzeptanz: Ich habe Frieden gefunden):

(1) ....

(2) ....

(3) ....

Schreiben Sie eine mindestens eine wichtige Sache (Selbstanteil, Gefühl, Tatsache) auf, mit der Sie in dieser Woche Schwierigkeiten hatten, sie radikal zu akzeptieren. Schätzen Sie dann das Maß der Akzeptanz (von 0 und 5) ein, genau wie oben. Was möchten Sie lernen, radikal zu akzeptieren?

(1) ....

(2) ....

(3) ....

AB 36/

T **P**

Beobachten, wie die Gedanken kommen und gehen

Dauer

3–5 Minuten

Ziel der Übung

Die Übungen »Blätter im Fluss« und »Gedanken auf Wolken setzen« sind Strategien zur Einübung einer distanzierten Haltung gegenüber Gedanken: Gedanken sind vorübergehende mentale Ereignisse und keine Fakten – was sie aufgrund ihres Inhalts vorgeben zu sein. Ziel der Übung ist es, unterscheiden zu lernen, wann man mit seinen Gedanken verschmolzen ist, d. h. sie ernst nimmt, und wann man die Gedanken mit Abstand aus einer Beobachterperspektive betrachtet. Auf diese Weise kann man lernen, aus Grübelketten auszusteigen bzw. sich in Reaktion auf negative Gedanken gar nicht erst in Grübelprozesse zu verwickeln. Die bildlichen Vorstellungen bleiben häufig im Gedächtnis, sodass es dann leichter ist, sich an die Strategie zu erinnern.

Instruktion: Schwimmende Blätter im Fluss

»Bitte nehmen Sie eine bequeme Körperhaltung ein. Im Verlauf der Übung können Sie die Augen schließen oder sich einen Punkt im Raum suchen, auf dem Ihre Augen ruhen können.

Lassen Sie in Ihrer Vorstellung einen Fluss entstehen. Dieser Fluss fließt durch eine Landschaft, die Ihnen gefällt. Finden Sie in Ihrer Vorstellung einen Platz am Ufer des Flusses, an dem Sie sich niederlassen können. Sorgen Sie dafür, dass Sie es an diesem Ort bequem haben und dass die Temperatur für Sie angenehm ist. Von Bäumen, die am Ufer stehen, fallen immer wieder Blätter in den Fluss und fließen in einer gemächlichen Geschwindigkeit an Ihnen vorbei. Bitte versuchen Sie jetzt, Gedanken, die Sie im Moment im Kopf haben, auf diesen Blättern abzulegen. Sie können die Blätter mit Ihren Gedanken beschreiben oder Bilder an den Blättern befestigen. Beobachten Sie von Ihrem Platz am Ufer aus, wie die Blätter mit Ihren Gedanken an Ihnen vorbeitreiben. Sie müssen Ihnen nicht folgen, Sie müssen sie auch nicht vertreiben. Versuchen Sie nicht zu verändern, was auf den Blättern erscheint. Verändern Sie auch nicht die Geschwindigkeit des Flusses. Bleiben Sie einfach an Ihrem Platz am Ufer sitzen und beobachten Sie, wie Ihre Gedanken auf den Blättern vorbeifließen.

Wenn Sie abgelenkt werden oder wenn Sie bemerken, dass Sie doch einem der Blätter gefolgt sind, dann stellen Sie das einfach fest und kehren Sie behutsam und freundlich wieder zurück zu Ihrem Platz am Ufer, ohne sich zu ärgern. Nehmen Sie sich noch ein paar Augenblicke Zeit, um Gedanken, die Ihnen in den Sinn kommen, auf den Blättern anzubringen und den Blättern beim Vorbeifließen zuzusehen.«

Instruktion: Gedanken auf Wolken setzen

»Ich möchte, dass Sie die Augen schließen und einfach dem Klang meiner Stimme folgen. Versuchen Sie, Ihre Aufmerksamkeit auf Ihren Atem zu richten und nehmen Sie wahr, wie jeder Atemzug in Ihre Nase oder Ihren Mund hinein- und wieder herausfließt. … Und nun möchte ich, dass Sie sich vorstellen, dass Sie auf einer üppig bewachsenen Wiese sitzen. Sehen Sie die Bäume und die Blätter, sehen Sie den blauen Himmel, versuchen Sie, sich Ihrer Umgebung bewusst zu werden und sich dort wirklich selbst zu sehen … Und nun möchte ich, dass Sie sich hinlegen und in den Himmel hinaufschauen und sehen, dass dort Wolken sind, die gleichmäßig über den Himmel ziehen … Versuchen Sie, Ihre Aufmerksamkeit auf Ihre Gedanken zu richten, und wenn Sie sich eines Gedankens bewusst werden, setzen Sie ihn auf eine Wolke und sehen Sie zu, wie ihr Gedanke davonschwebt … Wenn Sie merken, dass Sie die Wolken nicht mehr aus der Entfernung betrachten, sondern sich in einem Gedanken verfangen haben, holen Sie sich behutsam zurück auf die Wiese, legen Sie sich hin, blicken Sie zu den Wolken auf und setzen Sie jeden Gedanken, einen nach dem anderen, auf eine Wolke. Wenn Sie abgelenkt werden oder wenn Sie bemerken, dass Sie doch einer der Wolken gefolgt sind, dann stellen Sie das einfach fest und kehren Sie behutsam und freundlich wieder zurück zu Ihrem Platz auf der Wiese, ohne sich zu ärgern. Nehmen Sie sich noch ein paar Augenblicke Zeit, um Gedanken, die Ihnen in den Sinn kommen, auf die Wolken zu setzen und den Wolken beim Vorbeifließen zuzusehen.«

Beobachten, wie die Gedanken kommen und gehen

Anmerkungen

Meist gelingt es, unsere Gedanken eine Weile zu beobachten, doch dann verfangen wir uns in unseren Gedanken (z. B. etwas Persönlichem mit emotionaler Wertigkeit, zu dem Vorgang selbst oder Sorgen um Zukunft oder Vergangenheit). Vergleichen Sie den Unterschied zwischen Beobachten versus Gedankenverschmelzung. Wie lange konnten Sie das Fließen beobachten, bis Sie von einem deiner Gedanken abgelenkt worden sind? Wenn Sie das Fließen des Flusses vor Augen hatten und das Fließen dann plötzlich anhielt, oder Sie in ihrem Erleben woanders hin abgedriftet bist, was genau ist vorher passiert?

AB 37/

P

Werte – Der Kompass für Ihr Leben

Was einem wichtig ist, kann jeder nur für sich selbst beantworten. Vielleicht ist die Zeit gerade jetzt richtig, darüber nachzudenken. Was haben Sie an Werten? Was ist unwichtig und was soll wichtiger werden? Im Folgenden finden Sie Lebensbereiche, die viele Menschen als wichtig und wertvoll ansehen. Schätzen Sie für jeden der genannten Bereiche ein, wie wichtig der ***Wert*** (**W**) für Sie ist auf einer Skala von 1 (=völlig unwichtig) bis 5 (=äußerst wichtig).
Manchmal liegt ein Wert darin, Dinge »nur« zu tun, um anderen Menschen zu imponieren, deshalb fragen Sie sich, ob es sich wirklich um ihren persönlichen Wert handelt. Die Testfrage lautet: »Was wäre, wenn niemand davon erführe?« Schätzen Sie dann ein, in welchem Maße Sie Ihr ***Handeln*** (**H**) an diesen Werten ausrichten und in Ihrem Leben umsetzen. Nutzen Sie auch hier die Zahlen zwischen 1 (=setze ich überhaupt nicht um) und 5 (=setze ich sehr stark um). Überlegen Sie auch, welche Dinge Ihres Lebens ***nicht*** mit Ihren Werten übereinstimmen (z. B. zu beschäftigt, um genügend Zeit mit Ihren Kindern zu verbringen) und ob es innere oder äußere ***Hindernisse*** gibt, die Sie daran hindern, ein Leben in Übereinstimmung mit Ihren Werten zu leben (z. B. Angst vor Versagen oder Ablehnung?). Suchen Sie sich dann einen Lebensbereich aus, der Ihnen am Herzen liegt, und nach konkreten Schritten auf dem Weg zu wertegeleitetem Handeln und schreiben Sie diese auf.

Meine Werte

Partnerschaft
W= .... H= ....
Hindernisse ....
....

Freundschaft
W= .... H= ....
Hindernisse ....
....

Familie, Kinder
W= .... H= ....
Hindernisse ....
....

Gesellschaftliches Engagement
W= .... H= ....
Hindernisse ....
....

....
W= .... H= ....
Hindernisse ....
....

Arbeit/Karriere
W= .... H= ....
Hindernisse ....
....

Spiritualität/Glaube
W= .... H= ....
Hindernisse ....
....

Freizeit/Vergnügen
W= .... H= ....
Hindernisse ....
....

Gesundheit, körperliches Wohlbefinden
W= .... H= ....
Hindernisse ....
....

Lernen/Ausbildung
W= .... H= ....
Hindernisse ....
....

AB 38 / Freundlichkeitsmeditation

T P

Instruktion

»Wählen Sie eine angenehme Sitzposition und achten Sie darauf, dass Sie einigermaßen aufrecht und entspannt sitzen. Schließen Sie Ihre Augen ganz oder teilweise, wenn Sie mögen. Nehmen Sie einige tiefe Atemzüge, um ganz in Ihrem Körper und im gegenwärtigen Augenblick anzukommen. Und als Erinnerung daran, freundlich zu sich selbst zu sein, legen Sie Ihre Hand für einen kurzen Moment auf Ihr Herz.

Und nun möchte ich Sie einladen, ganz leise einen freundlichen Wunsch für den Menschen in Ihrem Leben zu wiederholen, mit dem Sie am längsten und am meisten zu tun haben … nämlich Sie selbst. Wenn Sie sich selbst etwas Freundliches wünschen, bedeutet das nicht, dass Sie ein Egoist sind. Wie alle Menschen und Tiere glücklich und in Frieden leben möchten, so haben wahrscheinlich auch Sie den gleichen Wunsch. Wenn wir zu uns selbst freundlich sind, kann sich das auch positiv auf unsere Umgebung auswirken nach dem Motto: ›Freundlichkeit fängt bei uns selbst an!‹

Deshalb lade ich Sie ein, leise einen freundlichen Wunsch an sich selbst zu formulieren. Experimentieren Sie damit, sich etwas Freundliches, Unterstützendes zu sagen. Hierzu können Sie einen der folgenden Sätze verwenden: ›Möge ich freundlich mit mir selbst umgehen … mir selbst das Mitgefühl geben, das ich brauche … mich selbst so annehmen, wie ich bin … die Umstände meines Lebens akzeptieren … stark sein … Gelassenheit finden.‹

Wählen Sie einen Wunsch, der Ihnen in diesem Augenblick zusagt und für sie stimmig ist. Wenn Ihnen diese Formulierungen zu ›feierlich‹ sind, können Sie auch sagen ›Ich wünsche mir Glück‹ oder Ihre eigenen Worte verwenden. Sie wissen selbst am besten, was für Sie passt. Es kann hilfreich sein, Ihren Wunsch mit Ihrem Ein- und Ausatmen zu verbinden, um sich besser zu konzentrieren. Bei jedem Einatmen können Sie z. B. die erste Hälfte des Wunsches mitströmen lassen, bei jedem Ausatmen die die zweite Hälfte des Wunsches, z. B.: ›Möge ich (beim Einatmen) … Vertrauen haben (beim Ausatmen).‹ Lassen Sie diesen freundlichen Wunsch für sich selbst sachte und entspannt durch sich hindurchfließen, im Rhythmus Ihres Atmens oder auch unabhängig davon, wenn das angenehmer ist. Wenn Sie sich auf diese Weise etwas Freundliches wünschen ist es nicht so wichtig, ob Sie in der Lage sind, den Wunsch sofort umzusetzen. Alleine die Absicht, sich selbst etwas Gutes zu gönnen, hat eine heilsame Wirkung, egal ob Sie den Wunsch realisieren können oder nicht. Sie können diese fürsorgliche Aufmerksamkeit und Ihre wohlwollenden Absichten anschließend in Ihren Tag mitnehmen und sie sich später wieder in Erinnerung rufen. Zum Abschluss nehmen Sie einige tiefe Atemzüge und ruhen einfach still in Ihrem Körper.«

AB 39/ **T** **P**

Selbstmitgefühlspause

> »Wer wahres Mitgefühl anderen gegenüber entwickeln möchte, muss sich selbst erst eine Basis schaffen, auf der er Mitgefühl kultivieren kann – und diese Basis ist die Fähigkeit, sich mit seinen eigenen Gefühlen verbinden und für sein eigenes Wohlergehen sorgen zu können. Um sich um andere kümmern zu können, ist es notwendig, für sich selbst zu sorgen.«
>
> *Tenzin Gyatso, der 14. Dalai Lama*

Warum brauchen wir Mitgefühl?

»Ich mag keinem Club angehören, der mich als Mitglied akzeptiert«, schrieb einst der US-amerikanische Komiker Groucho Marx. Damit drückt er humorvoll aus, dass die Einstellung der meisten Menschen zu sich selbst oft wenig liebevoll ist. Wenn etwas nicht nach Plan läuft oder Stress auf der Arbeit oder zuhause auftreten, ärgern wir uns oft über uns selbst oder die anderen, worauf wir uns meist nur noch schlechter fühlen. Oder wir versuchen unsere Gefühle auf irgendeine Weise zu betäuben, oder ziehen uns ganz in unsere Gedanken zurück und grübeln, etwa in der Art: »Warum trifft es ausgerechnet mich?« Mit uns selbst gehen wir oft viel härter ins Gericht als mit anderen. Trifft das auch auf Sie zu? Wie gehen Sie mit sich selbst um, wenn Sie einen Fehler machen oder selbst traurig oder ängstlich sind? Was wäre, wenn Sie sich stattdessen trösten würden, so wie Sie es für einen geliebten Menschen tun würden? Das ist Selbstmitgefühl. Eine Übung zu mehr Selbstmitgefühl haben Sie bereits mit der Freundlichkeitsmeditation kennengelernt.

Selbstmitgefühl mit Atemraum

Wenn Sie Stress oder ein unangenehmes Gefühl erleben, spüren Sie einmal nach, ob Sie den Stress an einer bestimmten Körperstelle wahrnehmen können. Wo ist er am deutlichsten spürbar? Verbinden Sie sich mit dem Stress an der Stelle, wo er als Körperempfindung bemerkbar wird. Und nun sagen Sie zu sich selbst:

(1) **Dies ist ein Augenblick des Leidens.** Andere Formulierungen sind: »Das ist Stress.«

(2) **Leid gehört zum Leben.** Das ist ein Ausdruck unseres gemeinsamen Menschseins. Andere Formulierungen sind: »Anderen Menschen geht es auch so. Ich bin nicht allein. Wir alle erleben schwierige Zeiten in unserem Leben. Wir sitzen alle im selben Boot.« Wenn Sie mögen, legen Sie nun die Hände auf das Herz, spüren Sie die Wärme und den sanften Druck Ihrer Hände auf Ihrem Brustkorb. Oder wählen Sie eine umsorgende Berührung, die Ihnen guttut. Sagen Sie zu sich selbst:

(3) **Möge ich wohlwollend und freundlich mit mir selbst umgehen.** Sie können auch andere Sätze verwenden, die in diesem Moment besonders gut zu Ihrer speziellen Situation passen, z. B. »Möge ich mir selbst das Mitgefühl geben, das ich brauche … mich so annehmen wie ich bin … freundlich zu mir sein … mich selbst so annehmen, wie ich bin … die Umstände meines Lebens akzeptieren … stark sein.« Wählen Sie, was stimmig für Sie ist, verwenden Sie Ihre eigenen Worte.

(4) **Sie können auch Ihren Atem mit Mitgefühl** verbinden. Bei jedem Einatmen können Sie z. B. die erste Hälfte des Wunsches mitströmen lassen, bei jedem Ausatmen die die zweite Hälfte des Wunsches, z. B.: »Möge ich (beim Einatmen)… Vertrauen haben (beim Ausatmen).«

KAPITEL 8 /

Ressourcen und Wohlbefinden fördern

Klara Meister • Georg Juckel

Einleitung

Bei der Fokussierung auf Symptomatik und problematische Aspekte und die Lösung von Problemen können die Ressourcen des Patienten aus dem Blickwinkel der Aufmerksamkeit geraten und die negative Sicht des Patienten aus Demoralisierung und Hoffnungslosigkeit übernommen werden. (Bipolare) Patienten brauchen Ressourcen zur Bewältigung alltäglicher Probleme und erst recht für den Umgang mit krisenhaften Situationen und zur nachhaltigen Krankheitsbewältigung (Grawe, 1998, 2004; Kanfer et al., 2012). Ressourcenorientierung ist eine störungsübergreifende Perspektive und Grundhaltung, welche die Ressourcen des Patienten in den Fokus der Aufmerksamkeit stellt, um sie dann für den Veränderungsprozess zu nutzen (Grawe & Grawe-Gerber, 1999).

Definition **Ressourcen** sind »z. B. motivationale Bereitschaften, Ziele, Wünsche, Interessen, Überzeugungen, Werthaltungen, Geschmack, Einstellungen, Wissen, Bildung, Fähigkeiten, Gewohnheiten, Interaktionsstile, physische Merkmale wie Aussehen, Kraft, Ausdauer, finanzielle Möglichkeiten sowie seine zwischenmenschlichen Beziehungen. Die Gesamtheit all dessen stellt, aus der Ressourcenperspektive betrachtet, den Möglichkeitsraum des Patienten dar, in dem er sich gegenwärtig bewegen kann, oder anders ausgedrückt, sein positives Potential, das ihm zur Befriedigung seiner Grundbedürfnisse zur Verfügung steht« (Grawe & Grawe-Gerber, 1999, S. 66f).

Interne Ressourcen liegen in der Person selbst (z. B. Stärken, Erfahrungen und Fähigkeiten), aber auch externe Ressourcen (z. B. Berufstätigkeit oder materielle Umstände) sowie die Unterstützung von sozialen Bezugspersonen wie Familie, Kollegen und Freunden können helfen, mit Krisen, Stress und Problemen besser fertig zu werden.

Aktivierte Ressourcen unterstützen die Selbstwirksamkeitserwartung des Patienten und helfen so, von einem negativen in einen positiveren Stimmungszustand und Selbstwert zu gelangen. Durch Ressourcenaktivierung und damit verbundenen positiven Emotionen wird im Gehirn auch die neuronale Voraussetzung für eine Hemmung negativer Emotionen wie Angst geschaffen (Grawe, 2004). Ressourcenaktivierung zählt neben Problemaktualisierung, Problembewältigung und motivationaler Klärung zu einem der vier wichtigsten Wirkfaktoren der Psychotherapie (Grawe, 1998). Dabei sollte die Problemperspektive für die inhaltliche Therapieplanung (was soll verändert werden?) und die Ressourcenperspektive für die prozessuale Therapieplanung (wie kann es am besten geändert werden?) genutzt werden (Grawe & Grawe-Gerber, 1999; Kanfer et al., 2012).

Ressourcenaktivierung knüpft an vorhandene Fähigkeiten, Ziele und Werte des Patienten an und versucht, diesen in der Therapie möglichst viel Raum einzuräumen (Grawe, 1998, Grawe & Grawe-Gerber, 1999). Dabei sollte kommuniziert werden, dass Patienten nicht bei Null anfangen, sondern viele Kompetenzen schon mehr oder weniger beherrschen. Um diese Potenziale verfügbar und verhaltenswirksam zu machen, kann das Bild einer »Ressourcen-Schatzkiste« als Symbol für die (teilweise verborgenen) Stärken aufgegriffen werden (Potreck-Rose, 2009) mit dem Ziel, diese im Laufe der Therapie mit »Schätzen« zu füllen. Ressourcenaktivierung bedeutet oft reaktive Intervention, d. h. Therapeuten greifen konkrete Ressourcen des Patienten im »moment-to-moment«-Prozess auf und sie sollte im Therapieprozess stärker ausgeprägt sein als die Problemaktivierung (Grawe, 2004), ohne dass Defizite außer Acht gelassen werden, denn Patienten wollen auch mit ihren Schwierigkeiten und Problemen gesehen werden.

8.1 Positive Psychologie

Definition »Psychology is not just the study of disease, weakness, and damage. It also is the study of happiness, strength, and virtue« (Seligman, 2002; in: Frank, 2011, S. 4).

Die Abwesenheit von Krankheit ist zwar eine notwendige, aber keine hinreichende Bedingung für positive seelische Gesundheit. Sofern Psychotherapie sowohl als Heilungs- als auch Gesundungsprozess verstanden wird, sollten neben Vermeidungs-Therapiezielen auch positive Therapieziele (im Sinne von Annäherungszielen) etabliert werden (Frank, 2011). Die Positive-Psychologie-Bewegung bietet mit sog. positiven Interventionen ressourcenorientierte Ansätze und Interventionen mit dem Therapieziel, positive Emotionen, Wohlbefinden, konstruktive Gedanken (Optimismus, Hoffnung, Vertrauen), Talente, Stärken und Tugenden (z. B. Dankbarkeit) zu fördern (Blickhan, 2015; Franke, 2011). Bei gewissen Überlappungen wird im Ressourcenkonzept jedoch stärker als in Modellen der Positiven Psychologie der Fokus auf bereits vorhandene Ressourcen gelegt. Sin und Lyubomirsky (2009, S. 468) definieren in ihrer Metaanalyse positive Interventionen als »methods or intentional activities aimed at cultivating positive feelings, positive behaviors, or positive cognitions« (S. 467). Ihre Metaanalyse zeigt, dass positive Interventionen Wohlbefinden und Lebenszufriedenheit steigern und depressive Symptome reduzieren können mit mittleren Effekten im Ausmaß von r =.29 für Lebenszufriedenheit bzw. r =.31 für Depression (z. B. »Well Being Therapy« von Fava et al., 1998; Übersicht bei Fava, 2016). Die Autoren empfehlen Psychotherapeuten für die Praxis, ihre Patienten zu ermutigen, positive Interventionen regelmäßig und über längere Zeiträume zu üben sowie ihre Erfolge schriftlich zu dokumentieren, damit sich neue, positive Gewohnheiten im eigenen Alltag ausbilden können, die zunehmend weniger bewusste Aufmerksamkeit zur Durchführung beanspruchen. Nach der »Broaden and Build«-Theorie (Fredrickson, 2001) erweitert der Aufbau positiver Emotionen und Gewohnheiten (»broaden«) habituelle Denk- und Handlungsweisen und so den Effekt, dass sich in einer positiven Aufwärtsspirale neue Handlungsmöglichkeiten und Ressourcen entwickeln und trainiert werden (»build«). Die ergänzende »Undoing-Hypothese« besagt, dass positive Emotionen auch dazu beitragen, die Verarbeitung der Auswirkungen negativer Emotionen auszugleichen, sowohl auf physiologischer wie auch auf kognitiver Ebene (z. B. Selbstwert, Fredrickson, 2001). Auch scheint es effektiver zu sein, mehrere verschiedene Interventionen auf einmal anzubieten und durchführen zu lassen, damit Patienten eine auswählen können, mit der sie sich wohlfühlen und die ihnen Freude bereitet (Sin & Lyubomirsky, 2009).

8.2 Hinweise zu den Arbeitsmaterialien

Die folgenden Arbeitsmaterialien beinhalten Vorschläge, wie sich therapeutisch dem hochgesteckten Ziel angenähert werden kann, neben einer symptomatischen Betrachtung ergänzend auch die gesunden Erlebens- und Verhaltensfähigkeiten des Patienten und damit gezielt Wohlbefinden zu fördern (Blickhan, 2015; Frank, 2011; Franke, 2011). Die Materialien möchten dazu anregen, Ressourcenaktivierung und Wohlbefinden als Therapieziel von Anfang an mit zu beachten, es auch im Verlauf einer Psychotherapie nicht aus dem Auge zu verlieren und gegen Ende der Behandlung noch einmal ganz besonders zu akzentuieren.

Es werden Perspektiven zur therapeutischen Aufmerksamkeitslenkung in Diagnostik von Patientenressourcen sowie ressourcenorientierte Gesprächsführung vorgestellt (Schenken wir bei Diagnostik, Therapieplanung und Therapiedurchführung Ressourcen und positiven Seiten des Befindens genügend Beachtung?). Ressourcenaktivierende Strukturinterventionen (z. B. die Wunderfrage) können eine ganze Sitzung füllen und strukturieren (Blickhan, 2015; Flückiger et al., 2008; Franke, 2011). Zur Förderung von positiven Emotionen, Stärken und Wohlbefinden werden positive »wohlbefindensförderliche« Interventionen aus der Positiven Psychologie wie z. B. der positive Tagesrückblick vorgestellt (Blickhan, 2015; Frank, 2011).

Grundsätzlich ist eine Förderung von Ressourcen und Wohlbefinden bei allen psychischen Störungen indiziert und auch für eine gute Therapeut-Patient-Beziehung hilfreich. Die Interventionen müssen aber zunächst transparent erläutert und begründet werden, damit sich Patienten sich nicht in ihrem primären Anliegen, Hilfe bei der Behebung ihrer psychischen Symptomatik zu erhalten, missverstanden fühlen. Kontraindikationen gibt es nicht, eher ist mit einer Verbesserung der Compliance zu rechnen (Frank, 2011).

Übersicht über die Arbeitsmaterialien

INFO 8 / Interventionsleitfaden Ressourcenorientierung zeigt Perspektiven zur therapeutischen Aufmerksamkeitslenkung auf die individuellen Ressourcen des Patienten auf, die zur Diagnostik und Gesprächsführung genutzt werden können.

AB 40 / Ressourcenaktivierende Strukturinterventionen (z. B. Wunderfragen, Fragen nach Ausnahmen) sind für Patienten oft ungewöhnlich und »verstörend«, hierfür ist eine stabile therapeutische Beziehung notwendig. Aus Sicht der lösungsorientierten Therapie ereignen sich Veränderungsprozesse fortwährend (Franke, 2011). Fokus liegt auf den Ausnahmen eines Problems, jenen Momenten, in denen kleine Veränderungen in der Stabilität eines Problemzustands auftreten. Der Ausbau einer schon vorhandenen Veränderung, so klein sie sein mag, wird als wichtiger betrachtet, als darüber nachzudenken, wie sich Problemverhalten korrigieren lässt (nach Blickhan, 2015; Flückinger, 2008; Franke, 2011; Kanfer et al., 2012).

AB 41 / Persönliche Projekte planen unterstützt Patienten beim Finden und Realisieren von persönlich wichtigen Projekten, wenn der Patient das Gefühl hat, im Alltag bloß zu »funktionieren« oder z. B. berufliche und/oder private Veränderungen anstrebt und Probleme bei der Handlungsplanung und -umsetzung hat. Mit der Wunderfrage können auch unbewusste Motive und Wünsche des Patienten aufgedeckt werden. Es sollte sich um eine Zukunftsperspektive handeln, die einerseits über den gegenwärtigen Alltag hinausweist, andererseits aber nicht zu weit gefasst ist, sodass die Entwicklung einer lebendigen Zukunftsvorstellung möglich ist. Daraus abgeleitet können konkrete S. M. A. R. T.-Ziele (im Gegensatz zu den sog. »Do your best«-Zielen) herausgearbeitet werden.

AB 42 / Ressourcen-Schatzkiste soll Ihre Patienten zum Auffinden, Wiedererinnern und Sammeln von persönlichen »Schätzen« in einer »Schatzkiste« (z. B. in Form eines selbstgebasteltem Pappkartons, Collage etc.) ermutigen, um sie in schweren Zeiten an ihre Kraftquellen zu erinnern (»ressourcenorientierter Notfallkoffer«).

AB 43 / Was sind meine größten Charakterstärken? enthält eine Liste mit 24 Charakterstärken zu den sechs wichtigsten Tugenden, die Seligman erstellte, um den auf Pathologie ausgerichteten psychiatrischen Klassifikationssystemen ein positives Instrumentarium als »Anti-DSM« zur Seite zu stellen und als Kerncharakteristika des optimalen menschlichen Funktionierens ansieht (zitiert nach Frank, 2011, S. 87 ff.). Der Patient soll für seine Stärken sensibilisiert werden und seine wichtigsten Stärken identifizieren. Darauf aufbauend können bereits vorhandene Stärken weiter gepflegt und jene Stärken, die niedriger ausgeprägt sind, weiter ausgebaut werden.

AB 44 / Das Schöne im Alltag wahrnehmen dient der Förderung der Wahrnehmung positiver Emotionen. Die Patienten werden mit einem positiven Tagesrückblick eingeladen, jeden Tag drei kleine Dinge, über die sie sich gefreut haben, aufzuschreiben und die Frage zu beantworten, ininwiefern sie selbst oder andere Personen dazu beigetragen haben (nach Blickhan, 2015).

AB 45 / Positives Schreiben im Ressourcen-Tagebuch kann durch die regelmäßige Beschäftigung mit positiven Aspekten der eigenen Person bzw. des eigenen Lebens beim schreibenden Patienten eine Art »Ressourcenpriming« bewirken, d. h. eine gezielte Lenkung der Aufmerksamkeit auf die eigenen Ressourcen (Flückiger & Wüsten, 2008); gleichzeitig können während des Schreibens positive Emotionen erlebt werden (Frank, 2011; Risch & Wilz, 2013). Dazu soll der Patient in einer Kladde oder in einem Tagebuch für 3 bis 4 Wochen (oder länger) am besten täglich eine der Ressourcenfragen schriftlich beantworten. Die Ressourcenfragen »Me at my best«, »Positive Rückschau auf mein Leben« und »Gestärkt aus Krisen hervorgehen« sollen angesichts einer positiven Lebensbilanzierung die Selbstwirksamkeit fördern, Probleme und eigene Annäherungsziele erfolgreich bewältigen zu können. Ziel der Dankbarkeits-Intervention ist es, das sinnstiftende Gefühl von Dankbarkeit gegenüber Dingen und Menschen, die den Patienten begleitet, unterstützt, beeinflusst und geprägt haben, ohne die er nicht der geworden wäre, der er heute ist, zu aktivieren. Vertretern der Positiven Psychologie zufolge kann allein das Äußern von Dankbarkeit unser Wohlbefinden steigern. Alle Fragen könnten auch gemeinsam in der Therapie bearbeitet werden, wenn der Patient kein Tagebuch führen möchte (nach Blickhan, 2015; Frank, 2011).

INFO 8/

T

Interventionsleitfaden Ressourcenorientierung

1/2

Ressourcenanalyse

Charakteristisch für einen Problemzustand ist die zunehmende Aufmerksamkeitseinengung, die den Zugang und Zugriff auf bewusste und unbewusste Ressourcen erschwert. Je schwerer die Probleme des Patienten, desto eingeschränkter ist oft sein Zugriff auf Ressourcen in Lebensbereichen möglich, in denen er Fähigkeiten und Fertigkeiten mitbringt, die er zur Problembearbeitung einsetzen könnte. Daher es hilfreich, sich vor dem Erarbeiten von Lösungen einen Überblick über Stärken und Potenziale zu verschaffen. Die folgende Tabelle gibt einen Überblick über Lebensbereiche, in denen Fähigkeiten/Fertigkeiten, aber auch Probleme/Schwierigkeiten vorhanden sein können, die mit den folgenden Fragen als Anregung erfragt werden können (Flückinger & Wüsten, 2008). Auch eine Fremdeinschätzung kann hilfreich sein, wenn sich Patienten ihrer eigenen Ressourcen wenig bewusst sind.

Günstige Lebensbedingungen	Welche Bereiche in Privatleben und Beruf werden als befriedigend erlebt?
Gesunde Lebensziele	Welche erreichbaren Ziele, Lebenspläne und Wünsche möchte der Patient verwirklichen?
Selbstreflexion, Bewusstsein eigener Schwierigkeiten	Kann der Patient die Probleme selbstständig reflektieren? Hat er ein Bewusstsein dafür, wie die Probleme entstanden sind und aufrechterhalten werden?
Besondere Fähigkeiten	Verfügt der Patient über besondere Fähigkeiten, welche ihn von anderen abheben?
Bereiche mit Wohlbefinden	Existieren positive Erinnerungen? Gibt es Lebensbereiche, in welchen sich der Patient wohlgefühlt hat?
Abgeschwächte Symptome	Welche Symptome sind weniger stark ausgeprägt? Wie konnte sich die Situation verschlechtern?
Abgeschwächte Vermeidung	Ist das Vermeidungsverhalten auf bestimmte Orte, Zeitpunkte, Stimmungen beschränkt?
Motivationale Ziele, Stärken	Welche Motive hat der Patient, z. B. Anschluss zu haben oder sich als leistungsfähig zu fühlen?
Funktionale Gedanken, Grundannahmen	Gibt es positive Gedanken und Überzeugungen, die es erleichtern, sich schwierigen Situationen auszusetzen?
Emotionsregulation	Inwiefern kann der Patient Emotionen wahrnehmen, verbalisieren und sich selbst regulieren?
Günstiges Beziehungsverhalten	Wie stark kann/will sich der Patient auf Beziehungen einlassen? Was braucht er dafür?
Hilfreiche Beziehungen	Hat der Patient wichtige Bezugspersonen und Freundschaften? Gab es diese in der Vergangenheit?

Ressourcenorientierte Gesprächsführung

Durch das Ansprechen von Ressourcen unmittelbar prozessual während der Therapie können diese sowohl für den Patienten wie den Therapeuten explizit gemacht werden, das positive emotionale Erleben des Patienten fördern, und dadurch die Problembearbeitung erleichtern (Grawe & Grawe, 1999). Dabei sollte der Therapeut so oft wie möglich Kompetenzen und Ressourcen des Patienten positiv konnotieren, Komplimente machen und Fragen stellen, die dem Patienten seine Potenziale verdeutlichen und auch kleinste Schritte in positive Richtungen würdigen und verstärken. Wenn sich die Perspektive des Therapeuten auch auf problemferne Eigenschaften richtet, kann sich oft auch die therapeutische Interaktion verändern und wertschätzender, kooperativer und lösungsorientierter gestaltet werden.

Interventionsleitfaden Ressourcenorientierung

Mögliche Fragen zur Ressourcenorientierte Gesprächsführung (Flückiger & Grosse Holtforth, 2008):

Verstärken *vorhandener* Ressourcen ▶ Habe ich gesunde Anteile des Patienten gewürdigt? ▶ Habe ich therapieförderliches Verhalten verstärkt? ▶ Was motiviert den Patient, in die Sitzung zu kommen? ▶ Welche Personen, Orte oder Dinge hat der Patient zwischen den Terminen (in der Vergangenheit) aufgesucht, die ihm gut getan haben? ▶ Was läuft gut und kann vorerst bleiben, wie es ist?	**vs.**	**Aktivierung *ungenutzter/brachliegender* Ressourcen** ▶ Hat der Patient Fähigkeiten und Fähigkeiten, die er aktuell nicht sieht, für selbstverständlich hält oder sich nicht zutraut? ▶ Welche Ressourcen haben dem Patienten bei früheren Herausforderungen geholfen und könnten helfen, das aktuelle Problem zu lösen? ▶ Könnten frühere Lösungsstrategien auf die aktuelle Situation übertragbar sein?
***Verbalisieren* von Ressourcen** ▶ Wie kommt es, dass der Patient beim Erzählen »strahlt«? (z. B. Liebe zur Tochter) ▶ Kann ich mir die dahinter stehende Ressource bildhaft vorstellen? Habe ich die Bedeutung der Ressource für den Patienten verstanden? ▶ Kann ich die Ressource in einem Nebensatz einfließen lassen?	**vs.**	**Unmittelbares *Erleben* von Ressourcen** ▶ Was bereitet dem Patient Glücksmomente, Wohlbefinden und Freude, welche Werte sind dort verwirklicht? (z. B. gemeinsames Essen, shoppen) ▶ Passe ich den Therapieprozess den Fähigkeiten des Patienten und seinem »Lebensraum« an? (Sprache, Metaphern)
Verstärken *persönlicher* Ressourcen des Patienten ▶ Was begeistert den Patienten, was lässt ihn kalt? ▶ Was hat ihn im Leben bewegt, wenn er sich an Zeiten erinnert, in denen er sich gut gefühlt hat? ▶ Wozu fühlt sich der Patient verpflichtet, was hat er für Werte (z. B. Gerechtigkeit)? Wo erlebt der Patient Sinnhaftigkeit? ▶ Wo reagiert der Patient gelassen? Was stört den Patienten gar nicht?	**vs.**	**Aktivierung *interpersonaler* Ressourcen** ▶ In welchen Bereichen hat der Patient soziale Unterstützung? ▶ Mit wem fühlt sich der Patient emotional verbunden? ▶ Hat der Patient eine Person, der er vertraut? ▶ Welches Verhalten von anderen hilft dem Patienten, Was tut oder tat er, um hilfreiche Personen zu bewegen, ihm zu helfen? ▶ Was ist ihm wichtig in Beziehungen? ▶ Gibt es Gruppen/Gemeinschaften, denen er sich zugehörig fühlt?
Aufgreifen bestehender/brachliegender Fähigkeiten ▶ Wo liegen seine Stärken (z. B. Persönlichkeit, Äußerlichkeiten, Beziehungen, Arbeit, Sport)? ▶ Worauf ist er stolz? ▶ Was würden andere Personen über seine Stärken sagen?	**vs.**	**Integrieren bestehender Ziele/Wünsche** ▶ In welchen Bereichen hat der Patient Verbesserungserwartungen? ▶ Gibt es in der Familie/Freundeskreis oder woanders ein Vorbild/Modell? ▶ Welche Lebensträume hat der Patient?
Fokussieren auf *problemunabhängige* Ressourcen ▶ Wo erlebt sich der Patient als kompetent? ▶ Gab es in der Vergangenheit gute Zeiten? ▶ Hatte der Patient genug Raum und Zeit in der Therapie, sich positiv darzustellen? ▶ Wo erlebt der Patient sich als genussfähig, wo findet er Ruhe und Entspannung	**vs.**	▶ **Nutzen *problemrelevanter* Ressourcen** (die eine Problembearbeitung erleichtern) ▶ Lässt sich das Problem eingrenzen? Gibt es Ausnahmen? ▶ Wie kommt es, dass Verbesserungen eingetreten sind? ▶ Inwieweit kann ich die Problemkonstruktion validieren?
Optimale Nutzung *vorhandener* Ressourcen ▶ Wie stark kann eine Ressource ausgereizt werden? ▶ Wo sind die Grenzen einer einsetzbaren Ressource?	**vs.**	**Förderung/Aufrechterhaltung *trainierbarer* Ressourcen** ▶ Habe ich das Erreichte auch genügend wiederholt? ▶ Ergibt Regelmäßigkeit Sinn? ▶ Gibt es Variationsmöglichkeiten?

AB 40/

Ressourcenaktivierende Strukturinterventionen

Lösungsorientierung/Zielformulierung
Eine Frage, um den Patienten vom Problemfokus auf das Positive hin auszurichten und ein festes Therapiesitzungsziel zu schaffen, ist folgende: »Was sollte sich als Ergebnis unserer Therapie heute (unserer Treffen insgesamt) verändert haben, damit Sie für sich sagen können, es hat sich gelohnt, dass ich gekommen bin?«

Fragen nach Ausnahmen und Fluktuationen hinterfragen Problemstabilität und fokussieren die Aufmerksamkeit auf das Auftreten sowie Rahmenbedingungen von Ausnahmen, weil Probleme und Schwierigkeiten meist nicht immer und in unterschiedlicher Stärke auftreten. Zu jedem Problem gibt es eine Ausnahme, nichts ist immer gleich. Ausnahmen sind auch frühere Erfahrungen im Leben des Patienten, bei denen aus guten Gründen das Auftreten des Problems hätte erwartet werden können, dies aber nicht auftrat. Ausnahmen deuten auf Lösungen hin und ermöglichen eine neue Sicht einzunehmen: »Wann war das Problem das letzte Mal etwas weniger belastend? Gab es in der letzten Zeit Situationen, in denen Ihr erlebtes Problem weniger stark auftrat oder Sie es als weniger schlimm erlebt haben? Wie genau sind die Dinge dann unterschiedlich? Was müsste passieren, damit dies öfter passiert? Was kann Ihre Umgebung tun, damit diese Dinge öfter passieren?«
Sollte der Klient hierauf keine Antwort finden, so ließe sich die Frage auch verändert stellen, in dem der Patient sich von außen betrachtet: »Angenommen, ich würde Ihre beste Freundin oder eine andere Ihnen nahestehende Person fragen, an welchen Tagen es Ihnen in der letzten Zeit besser ging, was meinen Sie, würde diese mir antworten?«
Wenn eine solche Ausnahmezeit identifiziert wurde, die idealerweise erst wenige Tage oder Wochen zurückliegt, können *Wer-, Was-, Wann- und Wo-Fragen* die Einzelheiten des Erlebens des Patienten und seines psychosozialen Umfelds vertiefen. Wenn Sie der Antwort eines Patienten auf die Fragen nach Ausnahmen zuhören, achten Sie darauf, was die Ausnahmezeiten von den Problemzeiten unterscheidet und paraphrasieren Sie die Unterschiede für den Patienten. Wenn Sie auf eine Stärke des Patienten stoßen, dann sollte diese gewürdigt werden, damit der Patient sich als kompetent erleben kann und um einen weiteren Zugriff auf Ressourcen zu ermöglichen. Die Devise laute: Finde heraus, was alles gut funktioniert und passt – und tue mehr davon!

Fortschritte: »Was ist das erste kleine Anzeichen, an dem Sie merken, dass es Ihnen besser geht?«
Anerkennung, Lob, Komplimente: »Was genau verläuft in Ihrem Leben auf eine solche Art und Weise, dass Sie es nicht ändern brauchen und es weiterhin verlaufen kann, wie es verläuft?« »Es gefällt mir, dass Sie …« »Respekt, das ist wirklich großartig, wie Sie …«

Wunderfrage: »Ich möchte Ihnen jetzt eine ungewöhnliche und nicht einfache Frage stellen. Stellen Sie sich vor, Sie gehen heute Abend wie gewohnt schlafen. Doch während Sie schlafen, geschieht ein Wunder. Das Wunder besteht darin, dass das Problem, das Sie hierher geführt hat, gelöst ist. Allerdings wissen Sie nicht, dass das Wunder geschehen ist, da Sie ja geschlafen haben. Woran würden Sie morgen früh erkennen, dass ein Wunder geschehen ist und das Problem gelöst ist?«
Um diese Frage zu beantworten, muss der Patient einen Perspektivwechsel vollziehen, das problemassoziierte Erleben verlassen und den Blick auf die Lösung ausrichten und eine globale Zielvision erarbeiten. Dies ist für den Patienten alles andere als leicht.
Die Wunderfrage dient als Eröffnungsfrage, um dann eine Zielvision und einen Handlungsplan herauszuarbeiten. Fragen zur Präzisierung der Zielvision sind z. B.: »Was würden Sie als erstes bemerken, was anders ist? Was noch? Wer von außenstehenden Personen würde es bemerken, wenn das Wunder geschehen ist? Was und woran würde er bemerken, dass Sie das Problem nicht mehr haben?«
Die Antwort auf die Wunderfrage enthält oft Vermeidungsziele, d. h., was nicht mehr sein soll. Daher sollten die Fragen auch darauf abzielen, die Abwesenheit von Problemen mit Annäherungszielen zu füllen. Wunderfragen und Zielvisionen können in unterschiedlicher Form gestellt werden, hierzu einige Beispiele:

- Die gute Fee: »Stellen Sie sich vor, es kommt über Nacht eine gute Fee zu Ihnen. Und Sie erhalten die einmalige Chance, dass diese Fee Ihnen drei Wünsche erfüllt. Welche drei Wünsche nennen Sie der Fee? Wie würde es konkret aussehen, wenn Ihre Wünsche erfüllt werden?«
- Die Eine-Million-Euro-Frage: »Stellen Sie sich vor, Sie hätten den Hauptgewinn von einer Million Euro gewonnen. Was würden Sie mit dem Geld anfangen? Würden Sie Ihr Leben ändern? Wie?«
- Ziele: »Angenommen Sie drehen einen Film darüber, wo Sie in Ihrem Leben hinwollen: Was genau sieht man dann?«
- 3- oder 5-Jahres-Frage: »Stellen Sie sich vor, dass in den nächsten 3 (oder 5) Jahren alles ideal nach Ihren Wünschen und Hoffnungen verläuft. Wenn ich Sie nach Ablauf dieser Zeit besuchen würde – wo würde ich Sie finden? Wie leben Sie jetzt? Mit wem sind Sie zusammen? Was tun Sie?« Für Patienten, die ihre Möglichkeiten erst einmal aus einer sicheren Distanz betrachten möchten, kann auch die dissoziative Vorstellung, sie säßen im Kino und sähen einen Film über sich selbst in einer positiven Zukunft, produktiv sein.

Skalierungssfragen dienen der Einschätzung des aktuellen oder gewünschten Standes bzw. erreichter Fortschritte und helfen weg vom dichotomen Denken, machen kleine Schritte, Erfolge und geringe Veränderungen sowie Bewertungen erkennbar, die ansonsten kaum bemerkt würden. Beispiele dafür sind in Bezug zum Wunder: »Auf einer Skala von 1 bis 10 steht die 10 für das Wunder und 0 steht für das Gegenteil. Wo stehen Sie jetzt auf dieser Skala?« »Momentan stufen Sie Ihren Antrieb bei 2 ein. Was würden Sie anders machen, wenn sie bei Stufe 3 sind?«

Zirkuläre Fragen: »Wie würde jemand anders (Kollegin, Partner, Vorgesetze) Ihre Situation beschreiben?«

Reframings unterstützen Patienten, eine kognitive Neubewertung einer emotionale Situation vorzunehmen, die idealerweise mit der Erkenntnis einhergeht, dass das vermeintlich problematische Verhalten bzw. das Symptom auch positive Aspekte hat bzw. in der biografischen Vergangenheit nützliche Funktionen hatte (vgl. das Beispiel von Tom Sawyer, der als Strafarbeit einen Zaun streichen musste und dies aber einem hänselnden Jungen als Privileg darstellte mit dem Effekt, dass ein Junge nach dem anderen gegen Bezahlung ein Stück Zaun streichen durfte): »Gab/gibt es auch irgendwelche positiven Aspekte dadurch, dass dieses Problem existiert?« Reframing ändert die persönliche Bedeutung, die einer stressreichen Situation beigemessen wird, sodass potentiell positive Konsequenzen/Nutzen bewusst werden können, was zu einer Reduktion des Stresserlebens beitragen kann. Beispiel: Jemand hat ein Vorstellungsgespräch und ersetzt die Vorstellung, dass in dem Gespräch der eigene Wert kritisch auf die Probe gestellt wird, durch die Vorstellung, dass das eine gute Gelegenheit ist, Bewerbungsgespräche zu trainieren und das Unternehmen besser kennen zu lernen. Umdeuten kann man jederzeit im Alltag (auch humorvoll) üben, wenn einem irgendein Verhalten bei sich oder bei einem Partner stört. Beispiele: »Mein Sohn ist faul.« Umdeutung: »Er handelt überlegt, er kann seine Kräfte einteilen und überfordert sich nicht. Er bringt Aufwand und Ertrag in ein angemessenes Verhältnis.«

Das Gute am Schlechten: »Falls es Ihnen schlecht geht, wobei genau könnte das Ihnen helfen?«

Umgang mit Leid und Rückschlägen: »Angenommen, Sie leiden sehr stark und können kein Ende absehen, wie kommt es, dass es nicht noch schlimmer ist? Was genau tun Sie dafür, damit es sich nicht verschlimmert?«

AB 41/

Persönliche Projekte planen

P

1/2

»Wer nicht weiß, wohin er segeln will, für den ist kein Wind der richtige.«
Seneca, römischer Dichter und Philosoph

»Der Langsamste, der sein Ziel nicht aus den Augen verliert, geht immer noch schneller als der, der ohne Ziel herumirrt.«
Gotthold Ephraim Lessing

Manchmal verlieren wir im Alltag den Blick fürs Wesentliche und fragen uns von Zeit zu Zeit: »Wo will ich eigentlich hin? Wozu mache ich das alles? Was ist mir wirklich wichtig?« Vielleicht sind diese Fragen auch begleitet von einer Unzufriedenheit, Zweifeln oder Sehnsucht nach jemandem oder etwas. Solche Fragen können uns inspirieren, persönlich wichtige Projekte zu planen und unsere »Herzensangelegenheiten« zu verwirklichen. Stellen Sie sich einmal vor, Sie sind 96 Jahre alt und altersweise. Auf was in Ihrem Leben wollen Sie da zurückblicken, welche Erinnerungen werden Ihr Herz berühren?
Persönliche Projekte können sich auf ein bestimmtes Ergebnis (Führerschein machen) richten oder auf die Art, wie die Dinge verlaufen sollten (z. B. mehr Spaß mit meinen Freunden haben). Es können auch Dinge sein, die Sie tun wollen oder die Sie lassen wollen. Die Projekte können sich auf Aspekte des täglichen Lebens beziehen, wie die Partnerschaft, Familie, Arbeit, Wohnung, Freunde, Freizeit oder auch auf etwas ganz anderes. Als kleine Anregung zum Nachdenken über Ihre »persönlichen Projekte« sind einige Beispiele aufgeführt: Ein besserer Vater sein; mich mit meinem Freund besser verstehen, einen Sommerurlaub mit dem Fahrrad planen, weniger Sorgen um meine Mutter machen, meine Wohnung verschönern, am Mittwoch Fußball spielen gehen, fünf Kilo abnehmen, einen Malkurs besuchen …

Nehmen Sie sich nun bitte etwas Zeit und notieren Sie spontan all die Projekte, Aufgaben, Aktivitäten und Unternehmungen, mit denen Sie sich gerade schon befassen oder die Sie für die nächste Zeit planen. Welche positiven Effekte verbinden Sie mit dem Erreichen für sich und Ihr Leben? Unterstreichen Sie dann das Projekt, was Ihnen derzeit am wichtigsten ist:

AB 41 /

Persönliche Projekte planen

Vorschläge zur Projektplanung und Umsetzung

Wenn Sie ein persönliches Projekt gefunden haben, das für Sie (unabhängig was andere wollen) derzeit am wichtigsten ist, sind Sie schon einen großen Schritt vorangekommen. Auf dem Weg zur Zielerreichung kann Sie die Zielfindungsmethode SMART bei der konkreten Handlungsplanung mit definierten Teilzielen unterstützen (Doran, 1981). SMART steht für die folgenden fünf Aspekte:

- **S – spezifisch-konkret:** Ihr Projekt/Ziel sollte positiv, präzise und eindeutig formuliert sein (z. B. fit sein).
- **M – messbar:** Ihr Ziel sollte messbar sein (z. B. 4x pro Woche für 20 Min. joggen).
- **A – attraktiv:** Ihr Ziel sollte Ihnen persönlich am Herzen liegen, sodass Sie es erreichen wollen.
- **R – realistisch**: Ihr Ziel sollte im Rahmen Ihrer Möglichkeiten liegen (z. B. 5 km gut joggen können).
- **T – terminiert**: Es sollte ein Zeitraum festgelegt sein, in welchem Sie Ihr Ziel erreichen können.

Außerdem sollte das Ziel in der ersten Person, positiv und im Präsens formuliert sein (»3 P's«): »Ich laufe jede Woche 3 Mal für 30 Minuten, esse viel Obst und Gemüse und habe meine Idealfitness in 3 Monaten.«

	Meine Ziele
S: spezifisch-konkret	
M: messbar	
A: attraktiv	
R: realistisch	
T: terminiert	

AB 42/

P

Ressourcen-Schatzkiste

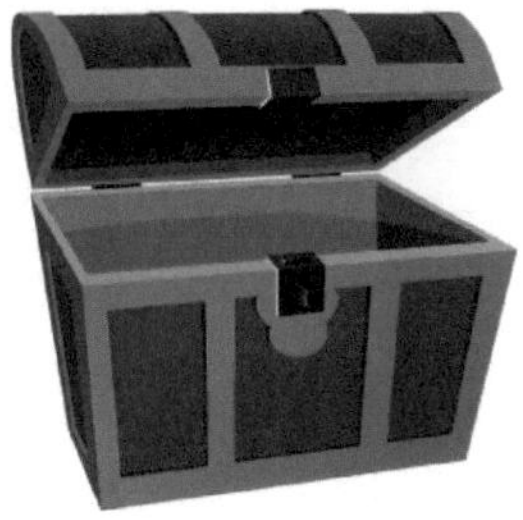

Erfolgreiche Therapie bedeutet nicht nur die Erfassung von Problemen, sondern auch die Ihrer (vielleicht im Moment verborgenen) »Schätze«: Stärken, Fähigkeiten, Erfolge und Kraftquellen, die Ihnen helfen, Probleme zu bewältigen. Unsere Belastungswahrnehmung ist immer auch abhängig davon, wie wir unsere Selbstwirksamkeit, Bewältigungsmöglichkeiten und Ressourcen einschätzen. Ressourcen können in uns selbst liegen, z. B. Talente, Eigenschaften oder Erfolgserlebnisse; äußere Ressourcen können z. B. unser Beruf, materielle Umstände oder Unterstützung durch Bezugspersonen wie Familie und Freunden sein, die helfen, mit Stress besser fertig zu werden.
Jeder Mensch besitzt eine Menge solcher »Schätze«, die in schweren Zeiten in Vergessenheit geraten können. Deswegen wollen wir Sie einladen, auf Schatzsuche zu gehen und Ihre Schatzkiste während der Therapie mit Schätzen zu füllen.
Sie können sich wortwörtlich eine Schatzkiste kaufen (in Geschäften für Geschenkartikel erhältlich oder aus einem Pappkarton selbst eine basteln) und diese auf dem Schreibtisch zu Hause oder auf dem Arbeitsplatz aufzustellen, damit Sie die Erinnerung an Ihre eigenen Kraftquellen in schweren Zeiten und Krisen immer wieder aktivieren können. Oder Sie nehmen ein größeres Blatt Papier (z. B. DIN A3 oder zwei Blätter DIN A4 aneinandergeklebt) und schreiben Ihre »Schätze« z. B. in Form eines »Ressourcenbaums« auf oder Sie basteln eine Collage mit Bildern aus Zeitschriften oder dem Internet oder Fotos. Vielleicht kann der Gedanke an Ihren Schatz schon die Bewertung mancher Belastungen verändern. Überlegen Sie, in welchen Bereichen Ihres Lebens Sie »Schätze« finden können. Was meinen Sie, würden andere über Ihre Schätze und Stärken sagen?
Nehmen Sie sich nun bitte etwas Zeit und notieren Sie spontan, welche Schätze Ihnen in den Sinn kommen. Ergänzen Sie diese im Laufe der Therapie:

Beispiele für »Schätze«:

- »You at your best«: sich an Zeiten erinnern, in denen man sein Bestes gegeben hat, und prüfen, welche Stärken dabei zum Tragen gekommen sind
- besondere Fähigkeiten oder Begabungen (Mut, Neugier, Toleranz, Humor, Ehrlichkeit, Kreativität)
- Liste mit positiven Aktivitäten und besonderen Hobbys (z. B. künstlerische Fähigkeiten, Yoga, Natur, Tiere)
- gewünschte Ressourcen, die Sie noch entwickeln möchten (z. B. Gelassenheit)
- gemeisterte Herausforderungen (z. B. Führerschein)
- glückliche Momente und besondere Ereignisse
- hilfreiche wichtige Menschen (das können auch Vorbilder oder Idole sein), Rückhalt im Freundeskreis oder Familie; wissen, für jemanden besonders wichtig (gewesen) zu sein
- Momente, in welchen man sich besonders wertgeschätzt gefühlt hat und Komplimente von anderen Menschen
- Lieblingsbücher
- Geschichten, Märchen, Filme, die Ihnen Mut machen
- Sie können auch Gegenstände, Fotos, Bilder, Postkarte, Zitate, Lieder Symbole, Kino-/Konzertkarten, Postkarten, kleine Stofftiere oder Steine, Fotos von lieben Menschen hinzufügen, die Sie mit Ihren Schätzen verbinden – eben all das, was Ihnen gut tut und Ihnen Kraft gibt.

Meine Stärken

Der Glücksforscher Martin Seligman hat in seinen Untersuchungen über die Grenzen von Kulturen und Jahrhunderte hinweg sechs Tugenden oder »Stärkenfamilien« entdeckt. Dabei können 24 Charakterstärken dabei helfen, die Tugenden konkret in die Tat umzusetzen. Es zeigt sich in Studien, dass fünf Stärken eine spezielle Bedeutung für unsere Lebenszufriedenheit haben: die Fähigkeit, zu lieben und geliebt zu werden, Dankbarkeit, Tatendrang, Hoffnung und Neugier.

Überblick der 6 Tugenden und 24 Charakterstärken und

(1) **Weisheit und Wissen** (kognitive Stärken für den Erwerb und Gebrauch von Wissen): Kreativität, Neugier, Aufgeschlossenheit, Liebe zum Lernen, Weitsicht

(2) **Mut** (emotionale Stärken, um mit Willenskraft Hindernisse auf dem Weg zur Erreichung eines Zieles zu überwinden): Authentizität, Tapferkeit, Ausdauer, Tatendrang/Enthusiasmus

(3) **Humanität** (zwischenmenschliche Stärken, die liebevolle Bindungen ermöglichen): Fähigkeit zu lieben und geliebt zu werden, Freundlichkeit, soziale Intelligenz

(4) **Gerechtigkeit** (Stärken, die die Beziehung zwischen dem einzelnen und der Gruppe/Gemeinschaft fördern): Teamfähigkeit, Fairness, Führungsvermögen

(5) **Mäßigung** (Stärken, die Exzessen wie z. B. Arroganz, kurzfristige Befriedigung, emotionalen Extremen entgegenwirken): Vergebungsbereitschaft, Bescheidenheit, Umsicht, Selbstregulation

(6) **Transzendenz** (Stärken, die Sinn stiften und dem Einzelnen ermöglichen, eine Verbindung zum größeren Ganzen herzustellen): Sinn für das Schöne und Gute, Dankbarkeit, Hoffnung (Optimismus), Religiosität und Spiritualität

»Stärken stärken«
Was sind ihre größten Charakterstärken? Wählen Sie aus den sechs Tugenden ihre persönlichen Stärken aus (oder auch andere, die nicht in der Liste aufgeführt sind). Dann tragen Sie in jeden Kreis eine Ihrer Stärken ein, die Sie für sich erkennen. In einem zweiten Schritt können Sie sich in Menschen hineinversetzen, die Ihnen wichtig sind und die Sie gut kennen. Was meinen Sie, würden andere über Ihre besonderen Stärken sagen? Schreiben Sie den Namen der Person und Ihre Stärken aus Sicht dieser Person in die außen liegenden Legenden. Sie können die Personen Ihres Vertrauens direkt befragen.

AB 43 /

Meine Stärken

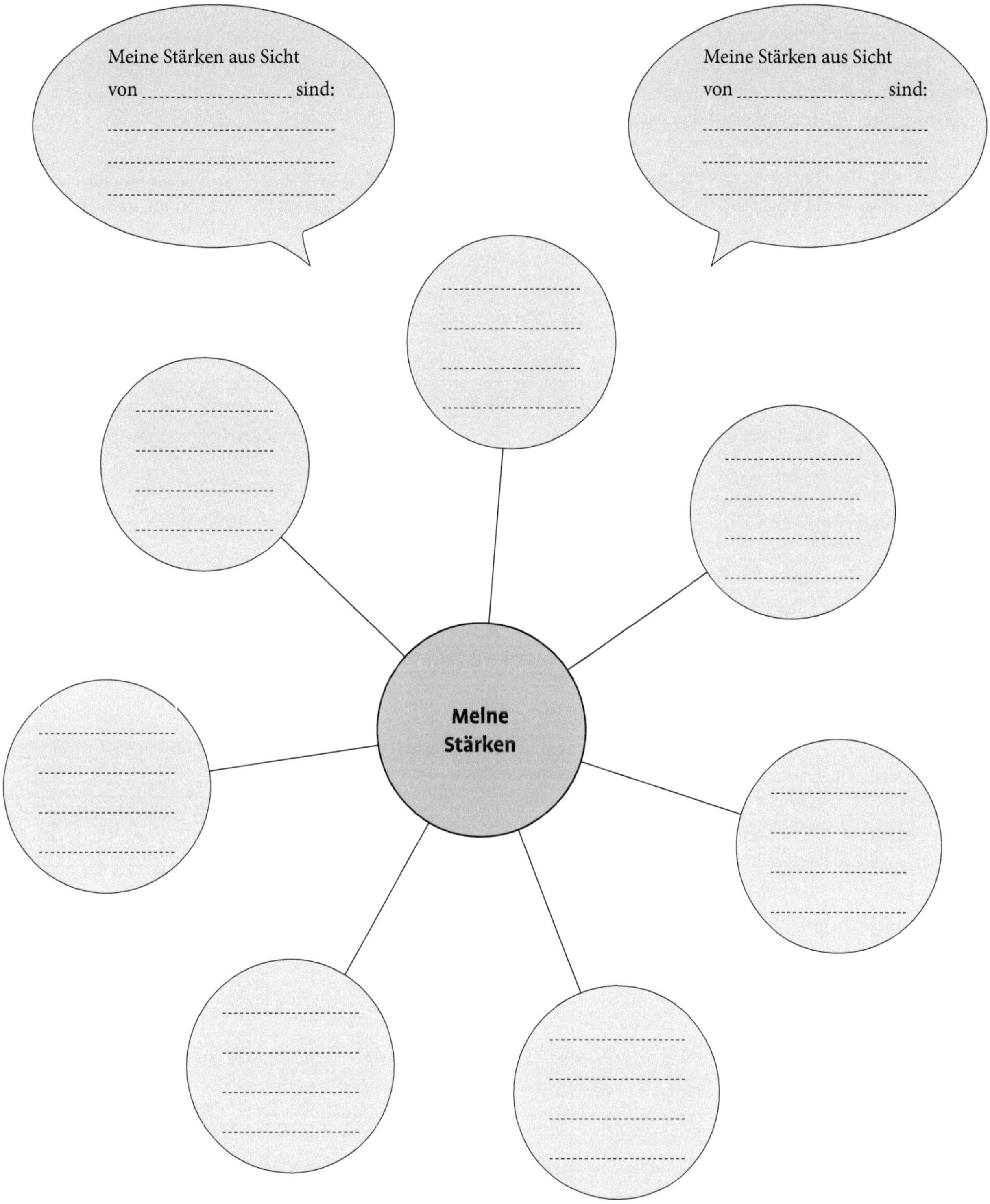

AB 44/

P

Das Schöne im Alltag wahrnehmen

Positive Emotionen zu vermehren ist eine feine Kunst. An den meisten Tagen passieren (oft von uns unbemerkt) im Alltag »kleine« erfreuliche, Ereignisse, die uns in eine positive Stimmung versetzen: z. B. Tee trinken, der angenehme Geruch von frisch gemahlenem Kaffee, Vogelgezwitscher, das angenehme Gefühl auf der Haut nach der morgendlichen Dusche, ein Eichhörnchen am Morgen, ein Lob, eine Umarmung, ein freundliches Guten Morgen beim Bäcker, ein nettes Gespräch/Anruf/SMS. Führen Sie ein Tagebuch, in dem Sie eine Woche lang jeden Abend drei kleine positive Dinge aufschreiben. Nachdem Sie die Übungen durchgeführt haben, beobachten Sie, wie sich Ihre Stimmung verändert. Bitte beantworten Sie die folgenden zwei Fragen:

(1) Wenn ich den Tag heute noch einmal Revue passieren lasse, dann war heute positiv?
(2) Warum ist es gut gelaufen? Wie habe ich/haben andere Personen dazu beigetragen?

Jeden Abend mindestens eine Woche → Ritual

Beispiel: »Was war heute schön?« – »Die Sonne schien und es war ein toller Tag.«
»Wie habe ich dazu beigetragen?« – »Ich habe mir in der Mittagspause Zeit genommen, ein Eis draußen bewusst zu genießen.«

Positive Rückschau auf meinen Tag		
	Was ist heute gut gelaufen?	**Wie habe ich dazu beigetragen?**
Tag 1		
Tag 2		
Tag 3		
Tag 4		
Tag 5		
Tag 6		
Tag 7		

Angenommen, Sie drehen einen Film über den schönsten Moment in der letzten Woche. Was würde man in diesem Film sehen?

AB 45/ Ressourcen-Tagebuch

P

Studien zeigen, dass das Schreiben über positive Erfahrungen positive Auswirkungen haben kann (z. B. bessere Stimmung). Indem Sie Ihre Wahrnehmung und Ihren Aufmerksamkeitsfokus auf positive Erfahrungen, Erlebnisse und Ihre Stärken richten, können negative Emotionen in den Hintergrund treten und der Zugang zu positiven Emotionen verbessert werden. Bitte nehmen Sie sich doch einmal 3 bis 4 Wochen lang (oder auch länger) Zeit zum Beantworten eine der folgenden Fragen und schreiben Sie spontan Ihre Gedanken dazu auf. Nachdem Sie die Übungen durchgeführt haben, beobachten Sie, wie sich Ihre Stimmung verändert.

»Me at my best«. Wann ist Ihnen in der letzten Zeit etwas gut gelungen, womit waren Sie zufrieden, was hat Sie stolz gemacht? Was haben Sie in diesem Moment gefühlt und über sich selbst gedacht?

Positive Rückschau auf mein Leben. Betrachten Sie Ihr Leben einmal nur aus einer positiven Perspektive, was Ihnen bisher gut gelungen ist. Was sind die kleinen und großen »Highlights« Ihres Lebens, Ihre persönlichen Schätze, die Lebensspuren hinterlassen haben und Ihnen verdeutlichen können, was den Sinn Ihres Lebens ausmacht? Betrachten Sie verschiedene Lebensbereiche: Ihr Zuhause, Partnerschaft, Familie, Freunde, Verwandte, Arbeit, Beruf, Schulbildung, Kenntnisse, Fähigkeiten, Eigenschaften, Freizeit und Ihre Hobbys sowie Ihr Aussehen, Ihre Gesundheit und was Ihnen darüber hinaus noch einfällt, wenn es um Positives geht. Es geht darum, all das, worüber Sie sich freuen und worauf Sie stolz sein können, aufmerksam in den Blick zu nehmen und dabei alle schönen Erlebnisse und Erfolge aufzufrischen und neu zu beleben. Notieren Sie sich alles Positive, was Ihnen zu sich und Ihrem Leben einfällt. Sie können Ihre Notizen dann nach und nach ergänzen, wenn Ihnen noch etwas Neues dazu eingefallen ist:

Gestärkt aus Krisen hervorgehen. Erinnern Sie sich an eine schwierige Lebenserfahrung, aus der Sie im Rückblick gestärkt hervorgegangen sind. Wie haben Sie erreicht, dass Sie persönlich gewachsen sind? Welche Qualitäten haben Sie danach entwickelt und wie erleben Sie diese heute als positiv?

Ressourcen-Tagebuch

Genuss. Was konnten Sie in der letzten Zeit genießen? Bitte erinnern Sie sich an eine Genusssituation und beschreiben Sie Ihre Gefühle, Gedanken, Empfindungen in dieser Situation. Was können Sie tun, um solche Situationen öfter zu erleben?

Innige zwischenmenschliche Beziehungen. Welche Menschen sind für Sie in Ihrem Leben wichtig, bei denen Sie Vertrauen, Unterstützung, Wertschätzung finden? Beschreiben Sie einen der Ihnen am Herzen liegenden Menschen genauer! Was verbindet Sie emotional mit diesem Menschen?

Was ich Gutes bewirkt habe. Im Alltag vollbringen wir alle kleine und größere gute Taten (z. B. jemanden ein Lächeln, offenes Ohr, Kompliment oder Zeit schenken, ein kleines Trinkgeld geben, einen älteren Verwandten besuchen oder schreiben, einen Kuchen backen und dem Nachbarn ein Stück vorbeibringen) und die Person, für die wir sie vollbringen, kann sie bemerken oder nicht (z. B. Blut spenden). Egal, wie alt Sie sind, welche guten, großzügigen, freundlichen oder hilfsbereiten Taten fallen Ihnen aus Ihrem bisherigen Leben ein?

Ressourcen-Tagebuch

Eine gute Tat planen. Wenn Sie anderen Menschen freundlich und mit Hilfsbereitschaft und guten Taten begegnen, pflegen Sie in einer besonderen Weise Ihre soziale Beziehungen, Ihre Charakterstärken und zugleich Ihr eigenes Wohlbefinden, denn es wirkt positiv auf Sie zurück. Und wenn Sie möchten, nehmen Sie sich doch vor, in der kommenden Woche eine gute Tat zu vollbringen. Für wen oder was wollen Sie gerne Zeit aufbringen und mit welcher Aktivität? Notieren Sie nach der Durchführung dieser Aufgabe, welche Erfahrungen Sie dabei gemacht machen.

....

....

....

....

Dankbarkeit. Denken Sie über die großen und die kleinen Dinge in Ihrem Leben nach, für die Sie dankbar sind, z. B. Ereignisse in Ihrem Leben, bei denen Sie in besonderer Weise beschenkt, begünstigt oder bevorzugt worden sind oder Menschen, die Ihnen in positiver Weise zugewandt sind oder waren, die Sie unterstützen und sich für Sie einsetzen oder eingesetzt haben. Vielleicht bringt Ihr Nachdenken Sie zu der Erkenntnis, dass Sie für etwas dankbar sein könnten, was Sie bisher noch nie so recht bedacht haben. Notieren Sie, wofür Sie dankbar sind:

....

....

....

....

Wenn Sie einem Menschen dankbar sind, dem Sie bisher aber noch nie gedankt haben für das, was er für Sie getan hat, können Sie dies jetzt nachholen. Überlegen Sie zunächst, wem Sie dankbar sind, und notieren Sie den oder die Namen der betreffenden Person/en:

....

Wenn Sie mehrere Personen notiert haben, wählen Sie die Person aus, der Sie spontan am liebsten danken möchten. Entschließen Sie sich dann, diesem besonderen Menschen einen Brief zu schreiben, in dem Sie Ihre Dankbarkeit ausdrücken, auch wenn die betreffende Person vielleicht schon verstorben oder nicht mehr für Sie erreichbar ist. Sprechen Sie all das aus, wofür Sie dankbar sind (»Ich bin dir dankbar dafür, dass du …«). Sie können später immer noch entscheiden, ob Sie den Brief tatsächlich abschicken möchten. Vielleicht möchten Sie Ihren Dank auch lieber ganz persönlich aussprechen, dann kann Ihr Brief in diesem Fall eine gute Vorbereitung dafür sein. Sie können auch überlegen, ob es Ihnen lieber ist, Ihren Dank ohne allzu viele Worte in Form eines kleinen Geschenks zu übermitteln und mit einem kurzen Satz ansprechen, wofür Sie dankbar sind. Notieren Sie sich bitte diesen kurzen Satz:

....

....

KAPITEL 9 /

Wege zur Erholung und Entspannung

Klara Meister • Georg Juckel

Hintergrund und Einführung

Eine feste, stabile Tagesstruktur mit ausreichend Schlaf, täglich ausgeglichener Life Balance (indem Belastungs- durch Entspannungs- und Erholungszeiten ausgewogen werden) und ausgeglichenem Verhältnis von Negativem und Positivem im Tages- und Wochenverlauf beeinflussen bei Betroffenen mit Bipolaren Störungen sowohl Stimmung, Leistungsfähigkeit, Symptomatik und die Verhinderung von neuen Erkrankungsepisoden (Hautzinger & Meyer, 2010). Studien konnten wiederholt zeigen, dass Stressphasen, unzureichend Schlaf und Erholung, Überforderungen, Krisen und Belastungen, Alkohol- und Drogenkonsum, durchzechte Nächte kombiniert mit fehlender Entspannung und körperliche Aktivität depressive bzw. manische Episoden begünstigen können (Proudfoot et al., 2011). Dabei funktioniert dies weniger wie ein Schalter (an/aus), sondern eher wie ein sich auffüllendes Fass, das irgendwann überläuft. Dauert ein derartiger dysfunktionaler Lifestyle länger an, können sich Frühwarnsymptome hin zu ersten Anzeichen einer Krankheitsepisode verschieben (Hautzinger & Meyer, 2010). Vor diesem Hintergrund stellen regenerative Erholungs- und Entspannungstechniken bei bipolaren Patienten mehr als eine therapeutische Maßnahme zur Verbesserung der Lebensqualität und Selbstmanagementkompetenzen dar, sondern sind auch ein Teil der Stimmungsstabilisierung und Rückfallprophylaxe.

Definition Im Psychologischen Wörterbuch wird Entspannung definiert als »kurzfristiger (phasischer) oder länger anhaltender (tonischer) Zustand reduzierter metabolischer, zentralnervöser und bewusster Aktivität. Entspannung ist dabei auf subjektiv-verbaler, physiologischer und motorischer Ebene mess- und definierbar. Entspannungszustände sind nicht mit den Schlafphasen gleichzusetzen. Entspannung geht mit wachem Verhalten einher, wenngleich auch die Schlafphasen subjektiv als entspannend erlebt werden. Muskuläre, autonome und subjektive Entspannung müssen nicht korrelieren (Häcker & Stapf, 1998; S. 227).« Entspannungsverfahren werden in der klinischen Praxis zur Herstellung eines als angenehm erlebten Zustands und der Reduktion psychophysiologischer Angst- und Spannungszustände eingesetzt. Anders als andere als angenehm empfundene Zustände (z. B. Glück), die mit erhöhter Aktivierung einhergehen, ist der Entspannungszustand durch einen gesenkten biologischen Energieumsatz gekennzeichnet (Maercker & Krampen, 2009).

9.1 Arten von Entspannungsverfahren

Zu den Entspannungstechniken zählen die progressive Muskelrelaxation, Autogenes Training, Hypnose, Yoga, und Meditationsverfahren, darunter auch die Achtsamkeit, wobei Hypnose oder Meditation primär auf etwas anderes abzielen als typische Entspannungstrainings und andere Methoden zur Induktion von Entspannungszuständen nutzen (Grawe et al., 1994). In den imaginativen Verfahren, wie sie auch in der Traumatherapie eingesetzt werden (Reddemann, 2013), werden bewusst Imaginationen induziert. Analog werden in Entspannungsverfahren physiologische Parameter verändert, wie z. B. bei der Progressiven Muskelentspannung nach Jacobson (Doubrawa, 2006). Auch Name und Anliegen der prominenten »Mindfulness-based Stress Reduction« (MBSR) von Kabat-Zinn (1999) deutet eine Nähe zu Entspannungstechniken an, da Entspannung allgemein als Therapeutikum für Stress gewertet wird, wobei der Wirkfaktor von Achtsamkeit als *Entspannungsreaktion* betrachtet werden kann, aber darüber hinaus auch weitere Wirkfaktoren birgt (Michalak et al., 2012).

9.2 Stellenwert von Entspannung zur Aufrechterhaltung der Life Balance und Stimmungsstabilisierung bei Bipolaren Störungen

Dieses Kapitel enthält verschiedene Interventionen zur Förderung von Erholung und Entspannung (u. a. regenerative, körperbezogene, kognitive), angelehnt an wissenschaftlich fundierte Programme zur Verbesserung der Stressbewältigung (z. B. von Kaluza, 2012), emotionaler Kompetenzen (Berking, 2014) sowie imaginative Techniken (z. B. von Kirn

et al., 2015; Reddemann, 2013), da Patienten unterschiedliche Entspannungsbedürfnisse und Präferenzen haben. Ziel ist eine Erweiterung der individuellen präventiven und reaktiven Copinghandlungen, damit Patienten verschiedene Belastungen besser abfangen sowie Prodromalsymptome depressiver oder maniformer Natur bewältigen können. Die Patienten sollen dafür sensibilisiert werden, in ihrem Alltag Anforderungen und ihre persönlichen Stressoren sowie Kompetenzen/Ressourcen einzuschätzen, um eine tägliche Life Balance zu schaffen, indem Belastungs- durch Entspannungs- und Erholungszeiten ausgewogen werden. Übergeordnetes Ziel ist »Hilfe zur Selbsthilfe«, d.h. den Patienten zu befähigen, sein Leben wieder selbst in die Hand zu nehmen (Selbstmanagement-Modell nach Kanfer et al., 2012).
Zum Einstieg in das Themengebiet können im Rahmen der Psychoedukation Informationen zu Stress, ein Modell zur Entstehung, Aufrechterhaltung und Folgen von Stress (s. Kap. 10) und persönlichen Stressoren und Stressreaktionen sowie mögliche stressbedingte Folgen besprochen werden. Es empfiehlt sich, das Vulnerabilitäts-Stress-Coping-Modell als Erklärungsmodell heranzuziehen, um die verschiedenen akuten und chronischen Stressfaktoren integrieren zu können. Die bewusste Auseinandersetzung mit eigenen Stressauslösern und -reaktionen kann bereits als erster Schritt auf dem Weg zu mehr Selbstfürsorge in Form von Entspannung und Ruhepausen gesehen werden. Der Patient soll zur Selbstreflexion seines Stress- und Belastungsniveaus angeregt und für Stresssymptome und Signale der Erholungsbedürftigkeit sensibilisiert werden. Dabei wird auf die Wichtigkeit des Belastungsausgleichs hingewiesen. Gerade in stressreichen Zeiten neigt man dazu, Erholung und soziale Kontakte zu vernachlässigen, um scheinbar mehr Leistung erbringen zu können, was jedoch den gegenteiligen Effekt hat und zur Abnahme der Widerstandskraft und gesteigertem Stresserleben führt (Kaluza, 2012). So kann sich das Risiko für depressive bzw. manische Prodromalsymptome erhöhen. Die Betonung von Balance, Stabilität und Regelmäßigkeit im Alltagsleben (z. B. Schlaf, soziale Kontakte, Verhältnis Freizeit zu Arbeit) ist aufgrund der biologisch verankerten *Instabilität biologischer Prozesse* (z. B. Schlaf-Wach-Zyklus, Verhaltensaktivierungssystem) eine Besonderheit bei Bipolaren Störungen. Bei vulnerablen Personen können positive wie negative Auslöser (z. B. Prüfung, Scheidung, erfolgreiche Bewerbung, Urlaub, Geburt eines Kindes, Jetlag) und sowohl ein Zuwenig (kann einen Teufelskreis in Richtung Depressivität begünstigen) als auch ein Zuviel an Aktivitäten, Aufgaben und Pflichten (Abgleiten in maniforme Symptome) die Wahrscheinlichkeit affektiver Symptome erhöhen (Meyer, 2009).
Aus ressourcenorientierter Perspektive sollten Patienten fortlaufend dabei unterstützt und ermutigt werden, bereits vorhandene oder »schlummernde« regenerative Entspannungs- und Erholungsaktivitäten, welche sie in der Vergangenheit erfolgreich angewendet haben, zu erkennen und zu (re-)aktivieren (z. B. Hörspiel, Lesen, warmes Bad nehmen; Flückinger & Wüsten, 2008). Interventionen zur Stressbewältigung sollten immer die individuellen Bedürfnisse des Patienten berücksichtigen. Wenn Patienten berichten, sich nicht entspannen zu können, kann darauf hingewiesen werden, dass Erholung nicht zwangsweise Nichtstun oder Ruhe bedeutet und auf individuelle Signale der Erholungsbedürftigkeit, Vorlieben und vorherige Art der Belastung abzustimmen ist. Bei manche Patienten wirkt abendliche körperliche Anstrengung (z. B. Spaziergänge) schlaffördernd, bei anderen eher das Gegenteil, nämlich dass sie wacher und aktiver werden. Jedoch unterstreicht Kaluza (2012), dass die Konzentration auf bereits vorhandene Kompetenzen nicht ausreiche, da dies die Gefahr einer Verfestigung einseitiger Bewältigungsprofile begünstige (z. B. ausschließlich aktiver Stressabbau wie Sport). Zur Vermeidung unerwünschter Wirkungen und Abbrüche sowie Förderung bzw. Aufrechterhaltung der Veränderungsmotivation sollten mit dem Patienten seine positiven Annäherungsziele (mit hoher persönlicher Attraktivität, vielen Vorteilen etc.), Vorsätze und konkrete Vorgehensweisen zur Umsetzung von Erholung und Entspannung sowie mögliche innere und äußere Hindernisse (antizipatorisch) bearbeitet werden (Kanfer, 2012).

9.3 Hinweise zu den Arbeitsmaterialien

INFO 9 / Übersicht Entspannungsverfahren richtet sich in erster Linie an Therapeuten und skizziert Ziele, Indikationen und Kontraindikationen sowie den Aufbau von Entspannungsverfahren.
INFO 10 / Wissenswertes zu Stress vermittelt ein Verständnis körperlicher Stressprozesse und der Entspannungsreaktion. Das AB bietet sich als Hausaufgabe zur Informationsvermittlung an, kann aber auch von Therapeuten genutzt werden, um einzelne Aspekte gemeinsam mit dem Patienten zu besprechen. Weiterhin bieten die Informationstexte den Patienten in dieser Phase einen ersten Überblick im Sinne der Psychoedukation und tragen damit zur motivationalen Stärkung für die Behandlung bei (nach Kaluza, 2012; Berking, 2014).

AB 46 / Meine persönliche Stress- und Wohlfühlreaktion soll die Selbstbeobachtung der Patienten unterstützen, achtsam ihre Spannungs- und Entspannungsreaktionen wahrzunehmen und eigene Reaktionen auf psychophysiologischer Ebene, Kognitionen, Emotionen und Verhaltensebene einzuordnen.

AB 47 / Selbsttest: Was mich stresst ... und was ich dagegen tun kann kann von Ihrem Patienten genutzt werden, um eigene Stressoren und Belastungen wiederzuerkennen und ggf. durch weitere zu ergänzen und nach ihrem Schweregrad einzuschätzen. Zusätzlich geht es um eine Bestandsaufnahme der bereits vorhandenen Entspannungs- und Regenerationsstrategien (nach Kaluza, 2012).

AB 48 / Den inneren Schweinehund zähmen: Mein Satz vom guten Grund richtet sich an Patienten zur Förderung der Veränderungs- bzw. Trainingsmotivation, für regelmäßige Erholung zu sorgen. Dabei sollte ein positives Annäherungsziel herausgearbeitet werden, für das es sich lohnt, Anstrengungen in Kauf zu nehmen (z. B. erhöhte Konzentrationsfähigkeit im Studium). Eine andere Strategie zur Motivationssteigerung ist Selbstverstärkung, sich fürs Üben zu belohnen. Bei ambivalenter Motivationslage oder wenn der Patient die Übungen nicht macht, kann gemeinsam mit dem Patienten reflektiert werden, ob der Satz vom guten Grund noch gilt, was die Hindernisse sind und wie diese aus dem Weg geräumt werden können (nach Berking, 2014).

AB 49 / Erinnerung an frühere Entspannungserlebnisse richtet sich an Therapeuten und dient der Exploration früherer Entspannungserlebnisse, die dann in einer angeleiteten Imaginationsübung reaktualisiert werden können (nach Kirn et al., 2015).

AB 50 / Distanzierungsstrategien zum Abbau von Stress- und Spannungszuständen richtet sich an Therapeuten und beinhaltet Metaphern und Imaginationsübungen. Wenn Probleme aktuell nicht lösbar sind, können sog. »Abfall-« und Gedankenkontrolltechniken eine Entlastung bringen, indem belastende Gedanken wie Abfall beseitigt werden (z. B. zusammengefegt, vergraben etc.). Wenn dysfunktionale unerwünschte Gedanken oder Gefühle identifiziert sind, werden ihre negativen Auswirkungen auf Befinden und Verhalten des Patienten exploriert. Der Patient sollte überzeugt sein, dass der Gedanke wenig hilfreich ist. Die Gedankenkontrolltechniken werden dem Patienten als eine Möglichkeit angeboten, wie er unerwünschte Gedanken vorübergehend loslassen bzw. kontrollieren kann. Diese Verfahren unterscheiden sich von achtsamkeits- und akzeptanzbasierten Strategien, indem sie die jeweiligen Gedanken und Sorgen zu kontrollieren versuchen (nach Kirn et al., 2015, Kossak, 2013, Stanton, 1996).

AB 51 / Instruktion zur Imaginationsübung »Gepäck ablegen« richtet sich in erster Linie an Therapeuten und dient der Stabilisierung des Patienten durch Distanzierung von »belastendem Gepäck« als Metapher für aktuelle Probleme, Sorgen oder auch traumatische Erlebnisse. Wenn der Patient sich auf das Bild des Lebenswegs als eine Wanderung einzulassen kann, soll er sich vorstellen, wie viel Gepäck er mit sich trägt. Der Patient wird eingeladen, das Gepäck durchzusehen, zu berichten, wie ihn das Gewicht beeinträchtigt und zu entscheiden, was er davon mitnehmen möchte, was er nicht mehr braucht oder vielleicht auch in dem sicheren Versteck verwahren kann. Ist die Auswahl getroffen, kann er sich vorstellen, wie es ist, den Weg fortzusetzen. Auch das Verabschieden von Erinnerungen, Gefühlen und Erlebnissen kann in dieser Übung thematisiert werden oder aus einer ressourcenorientierten Perspektive geschaut werden, was auch Gutes, Schönes im Gepäck ist. Der Patient wird auf die Möglichkeit aufmerksam gemacht, bei Bedarf immer wieder Gepäck ablegen und selektiv aufnehmen zu können (nach Reddemann, 2013).

AB 52 / Instruktion Gedankenreise an einen schönen Ort richtet sich in erster Linie an Therapeuten. Fokus der Fantasiereise liegt auf den Sinneswahrnehmungen Sehen, Hören, Fühlen und Riechen. Anschließend kann man besprechen, wie es dem Patienten ergangen ist und in welchem Ausmaß er sich entspannen konnte (z. B. auf einer Skala von 0–10).

AB 53 / Sich beruhigen mit Hilfe der fünf Sinne kann vom Patienten genutzt werden, um die Fokussierung der Aufmerksamkeit auf eine der fünf Sinnesmodalitäten zur Selbstberuhigung zu üben und enthält Übungsbeispiele, worauf er sich achtsam und bewusst konzentrieren soll (nach Linehan, 1996).

AB 54 / »Faulzeiten« schaffen richtet sich in erster Linie an Patienten und soll ein Gegengewicht zum kritisch-abwertenden inneren Kritiker oder Antreiber schaffen. Die Übung umfasst zwei Schritte: (1) Identifikation und Mäßigung des inneren Kritikers, (2) Einplanen fester Regenerationszeiten im Alltag. Dabei sollte mit dem Patienten auch die Unterscheidung zwischen wohltuendem Faulsein im Sinne von Regeneration und Faulsein im Sinne von Prokrastination, Passivität und Vermeidung von Unangenehmem thematisiert werden, wobei letztere Anlass zu Selbstkritik und schlechtem Gewissen geben können. Das Aufschieben von Tätigkeiten sollte als Alltagsphänomen normalisiert werden, wenn es nicht zu Leiden und psychosozialen Beeinträchtigungen führt (nach Potreck-Rose, 2009).

AB 55 / Zeitmanagement und Entschleunigung richtet sich in erster Linie an Patienten und soll der Problematik von Gehetztheit und Desorganisiertheit entgegenwirken. Ziel ist eine Sensibilisierung für einen selbstbestimmten Umgang mit der Ressource Zeit mittels Psychoedukation und Vorschlägen zum Zeitmanagement (nach Kaluza, 2012).

AB 56 / Signale der Erholungsbedürftigkeit und Erholungsziele richtet sich in erster Linie an Patienten und kann genutzt werden, um zu besprechen, welche Erholungsbedürfnisse, Erholungsziele und Erholungsaktivitäten am besten zu den Erholungssignalen passen, die dann anschließend konkret geplant und ausprobiert werden sollten. Demnach gibt es nicht prinzipiell funktionale oder dysfunktionale Erholungsstrategien, sondern je nach Anforderungsprofil einer Situation ist eine spezifische Strategie zielführend (nach Kaluza, 2012).

INFO 11 / Informationen zur Progressiven Muskelentspannung für Therapeuten und **INFO 12 / Informationen zur Progressiven Muskelentspannung für Patienten** vermitteln Informationen über das Entspannungsverfahren (Hintergrund, Wirkungsweise, Anwendung). Um Patienten in das Verfahren einzuführen, sollte der Therapeut damit soweit vertraut sein, dass er es selbst anwenden und die einzelnen Übungen demonstrieren kann.

AB 57 / Protokoll für Entspannungs- und Erholungsaktivitäten richtet sich an Patienten, um verbindlich Zeitpunkt, Dauer und Effekt der Übungen für einige Zeit zu notieren und lenkt gleichzeitig das Augenmerk auf die Fortschritte bei der Anwendung.

AB 58 / Ausführliche Anleitung Progressive Muskelentspannung (Langform mit 16 Muskelgruppen) ist ein Vorschlag für eine Anleitung für Therapeuten und dauert ca. 15 bis 20 Minuten. Die Anleitungen können individuell variiert werden, wobei die Einfachheit und Redundanz der Formulierungen bewusst gewählt wurde, um das Verfahren für die Patienten leicht erlernbar zu machen und die geistige Anforderung in der Entspannung zu minimieren. Die in den Klammern angegebenen Zeiten sind Orientierungshilfen, die daran erinnern sollen, dass die Anspannungsphase jeweils 5 bis 7 Sekunden, die Entspannungsphase mindestens 30 Sekunden dauern sollte. Die Anleitung sollte (am besten frei) und mit ruhiger Stimme gesprochen werden.

AB 59 / Varianten von PME richtet sich an Therapeuten und Patienten und enthält Kurzformen der PME und die Übung King Kong zur Entspannung von Schultern, Armen und Händen (nach Kaluza, 2012).

AB 60 / Vorstellung eines Ruhewortes bietet Ihnen als Therapeut einen Vorschlag zur Exploration eines Ruhewortes, dass der Patient auch während der PME beim Ausatmen und gleichzeitigen Loslassen der Anspannung innerlich mitsprechen kann. Ein individuelles Ruhewort fördert die Konzentration auf den Entspannungsvorgang und kann bei längerer Übungspraxis zum diskriminativen Stimulus für die Auslösung der Entspannungsreaktion werden (nach Kirn et al., 2015).

AB 61 / Vorstellung eines Ruhebildes bietet Ihnen als Therapeut einen Vorschlag zur Exploration eines Ruhebildes. Nach mehrmaligem Üben können die Bilder plastischer, deutlicher und im besten Fall »auf Knopfdruck« abrufbar werden. Das Ruhebild kann wie das Ruhewort sowohl alleine oder in Kombination mit einer kurzen Vergegenwärtigung und Entspannung der wahrgenommenen Muskelspannung im Alltag und unter akuten Belastungsbedingungen kurzfristig für Entspannungsgefühle sorgen (nach Kirn et al., 2015).

AB 62 / Anleitung zum garantierten Stresserleben richtet sich primär an Patienten. Im Rahmen der paradoxen Intention wird der Patient humorvoll angewiesen, mit stressverschärfenden Gedanken und typischen Denkfehlern seine gefürchteten Symptome zu provozieren und seinen Stresspegel ganz sicher in die Höhe zu treiben. Dadurch kann der Patient eine gewisse Distanz gewinnen, die eine Objektivierung der Lage ermöglichen kann.

AB 63 / Schritte zu mehr Gelassenheit umfasst Anregungen und Strategien zu mehr Gelassenheit, wobei die individuell hilfreichen Strategien in die »Schatzkiste« und Notfallbox zur Rückfallprophylaxe gepackt werden können.

Kostenloser Test zur Prokrastination:

http://lexikon.stangl.eu/wp-content/uploads/Test-Rueckert-Aufschieben.pdf; zugegriffen 15.04.2016).

Weitere interessante Informationen zur Zeit finden Sie unter http://www.zeitverein.com

INFO 9/

T

Übersicht Entspannungsverfahren

Grundlage aller Entspannungsverfahren ist die Entspannungsreaktion

Die Entspannungsreaktion ist ein relativ uniformes psychophysiologisches Muster gekennzeichnet durch einen Wechsel vom aktivierenden Sympathikotonus zu einem trophotropen, parasympathikotonen Zustand mit messbaren physiologischen Veränderungen im vegetativen Nervensystem. Eine Entspannungsreaktion kann, aber muss nicht einhergehen mit einer Abnahme des Muskeltonus, einer peripheren Vasodilatation, Abnahme der Hautleitfähigkeit, Verlangsamung des Herzschlags, Senkung des arteriellen Blutdrucks, Abnahme der Atemfrequenz sowie zentralnervösen Veränderungen. Psychologisch ist Entspannung gekennzeichnet durch Merkmale wie innere Gelassenheit, eine Distanzierung und Abschirmung von Außenreizen und ein gewisses Wohlbefinden (Kaluza, 2012; Berking, 2014).

Regelmäßiges Üben und systematisches Protokollieren der (subjektiven) Übungserfahrungen erleichtern den Lernvorgang und können die »Kontrolle« über ansonsten autonom ablaufende Körperfunktionen und mentale Prozesse sowie internale Kontrollüberzeugungen und die Selbstregulation verbessern. Die Entspannungsinstruktion (z. B. Entspannungsformel, Muskelanspannung und -entspannung, Ruhewort) kann im besten Fall zu einer Art konditionierten Reiz für Entspannung werden (Kaluza, 2012).

Methoden des Entspannungstrainings mit unterschiedlichem Zugangsweg

Progressive Muskelentspannung (PME) als *»bottom up«*-Technik: Hier führt bewusstes Entspannen der Willkürmuskulatur zur Regulation vegetativer Prozesse und der gedanklichen Ebene. Andere Methoden sind z. B. Qigong-Übungen in Bewegung oder Yoga.

Achtsamkeit und Meditation sind so genannte *»top down«*-Verfahren: Hier wird die Entspannungsreaktion über die Ebene der Gedanken bzw. Wahrnehmungslenkung ausgelöst und wirkt von dort ausgehend auf das Vegetativum und die motorische Muskulatur. Weitere Verfahren sind z. B. Autogenes Training, Visualisierungs- und Imaginations-Übungen sowie Qigong-Übungen in Ruhe.

Von verschiedenen Krankenkassen sind kostenlose CDs mit Entspannungsanleitungen erhältlich. Es gibt eine umfangreiche Selbsthilfeliteratur (meist auch mit CD oder übers Internet erhältliche Anleitungen). Von einer kurzfristigen und alleinigen Anwendung von Tonträgern sind kaum anhaltende Wirkungen zu erwarten.

Unerwünschte Wirkungen der Entspannungsverfahren

Die Aufmerksamkeitszuwendung auf intero- und propriorezeptiven Empfindungen während Entspannungsübungen kann dazu führen, dass Spannungszustände oder Schmerzen zunächst verstärkt wahrgenommen werden oder zu Beginn Angstgefühle ausgelöst werden, die dann therapeutisch bearbeitet werden müssen. Am Ende der Entspannung ist immer auf eine konsequente Rücknahme der Übungen im Sinne einer Aktivierungsübung zu achten.

Indikationen und Kontraindikationen

Praktisch alle Entspannungsverfahren sind symptomunspezifisch. Eine allgemeine Indikation kann darin bestehen, bei einem Patienten mithilfe eines Entspannungsverfahrens das Gefühl der Hilflosigkeit zu verringern bzw. zur Selbstwirksamkeitssteigerung und Stressbewältigung beizutragen.

Entspannungsverfahren sind auch für Patienten geeignet, denen es schwerfällt, abends zur Ruhe zu kommen und den Tag entspannt ausklingen zu lassen.

Die wichtigste Voraussetzung für das erfolgreiche Erlernen ist die Bereitschaft und die Fähigkeit, das in der Therapie Vermittelte regelmäßig zu üben. Vor allem in der Anfangsphase ist es wichtig zu betonen, dass von den Patienten nicht erwartet wird, dass sie Entspannung und Stressreduktion sofort beherrschen. Vielmehr wird das Erlernen und Trainieren dieser Kompetenzen als Lernaufgabe gesehen, die für (alle Menschen) das ganze weitere Leben relevant sein kann.

Bei einigen Störungsbildern gelten – ab einem bestimmten Schweregrad der Symptomatik – Entspannungsverfahren als eher kontraindiziert: Depersonalisations-und/oder dissoziatives Erleben, Posttraumatische Belastungsstörung, Traumata (insbesondere sexueller Missbrauch), (akute) psychotische, depressive oder manische Symptomatik, schwere Zwangssyndrome, Angst vor Kontrollverlust, übermäßig hypchondrisch-ängstliche Selbstwahrnehmung. Im Bereich körperlicher Erkrankungen sind es akute Migräneattacken, Gefäßspasmen, Extrasystolen sowie Bronchospasmen.

Wissenswertes zu Stress

Wozu haben wir Stress?

- Wir sind Teil eines evolutionären Designs, das für einen flexiblen Körper und Gehirn mit der Fähigkeit gesorgt hat, sich an bestimmte Kontexte anzupassen. Stress gibt es seit Menschengedenken.
- Unser Körper ist wie ein Stressdetektor. Die körperliche Stressreaktion ist ein angeborenes, (steinzeit)altes Verhaltensmuster für die Auseinandersetzung mit Gefahren von *kurzer* Dauer und eine schnell auslösbare, unspezifische Aktivierung, die den Körper auf Handlungen vorbereitet, mit denen wir uns vor möglichen Bedrohungen schützen können.
- Der biologische Sinn der körperlichen Stressantwort ist die Vorbereitung auf Kampf, Flucht oder »Erstarren/Totstellreflex«. Dafür benötigt der Körper Energie, die ihm durch die Auslösung der körperlichen Stressreaktion zur Verfügung gestellt wird. Unter Belastung und Gefahr wird die körperliche Energiebereitstellungsreaktion automatisch in Gang gesetzt, dann müssen wir schnell handeln.
- Stress gehört zum Leben, aber zu viel bzw. dauerhafter Stress kann krank machen.
- Für den konstruktiven Umgang mit Stress und negativen Gefühlen ist es wichtig zu wissen, dass die Grundmuster unserer emotionalen Reaktionen aus der Steinzeit stammen. In jener Zeit war es hilfreich, auf Bedrohung mit Muskelanspannung und maximaler Aktivierung zu reagieren. Dieses Erbe schleppen wir auch heute noch mit uns herum und reagieren auch auf die heutigen Zivilisations-Stressoren (z. B. Verkehrsstress, ständige Erreichbarkeit, Informations-/Reizüberflutung) noch mit Muskelanspannung, aufgestellten Nackenhaaren und Zähnefletschen auf Bedrohung! Was wir heute in potenziell bedrohlichen Situationen vielmehr brauchen, ist Gelassenheit und Ruhe; damit wir konzentriert nachdenken können, was wir jetzt am besten tun können.

Was steuert die Stressreaktion?

Das *vegetative Nervensystem* (VNS oder autonomes Nervensystem, da es der willkürlichen Kontrolle weitgehend entzogen ist) regelt die inneren Prozesse unseres Körpers. Es sorgt z. B. dafür, dass unsere Atmung und der Herzschlag den körperlichen Belastungen angepasst oder die Verdauung angeregt wird, wenn wir etwas gegessen haben. Das VNS besteht aus den beiden Gegenspielern *Sympathikus* und *Parasympathikus*. Wenn Leistung oder Aktivität gefordert ist (z. B. bei Flucht oder Kampfreaktion des Steinzeitmenschen vor einem Säbelzahntiger) ist der Sympathikus aktiv, bei Erholung und Entspannung der Parasympathikus. Eine Übersicht über die gegenläufige Arbeit und Auswirkungen bei Sympathikus- bzw. Parasympathikusaktivierung auf einzelne Körperfunktionen (z. B. Beschleunigung bzw. Verlangsamung der Atmung) finden Sie in der Tabelle. Für eine schnelle Flucht- oder Kampfreaktion muss der Sympathikus aktiviert werden. Durch die Hormone, die dabei ausgeschüttet werden, vor allem Adrenalin, schlägt das Herz schneller und die Atmung beschleunigt sich, damit mehr Blut durch die Adern gepumpt wird und so mehr Sauerstoff zur Verfügung steht. Auch Stress und emotionale Belastungen führen zu einer verstärkten Aktivität des Sympathikus.
Die Aktivierung des Parasympathikus führt weitgehend zu entgegengesetzten Reaktionen. Beide Systeme sorgen im Optimalfall dafür, dass man sich an Belastungen anpasst und ein natürliches Gleichgewicht zwischen Be- und Entlastung entsteht.

> **!** Die engen Zusammenhänge zwischen unsere Befindlichkeit und Körperreaktionen verdeutlichen auch umgangssprachliche Redewendungen, die wir in Stresssituationen häufig verwenden, z. B. etwas »liegt wie ein Stein im Magen«, »das Herz schlägt bis zum Hals«, etwas geht »an die Nieren«, sich »den Kopf zerbrechen«, »es stehen einem die Haare zu Berge«, »da bleibt einem die Luft weg«, »auf den Magen schlagen«, »die Galle läuft über« oder »weiche Knie bekommen«.

Vegetatives Nervensystem

SYMPATHIKUS ▶ **auf Bedrohung, Selbstschutz, Flucht, Kampf, Konkurrenz, Leistung fokussiertes System** ▶ **Mobilisierung körpereigener Energiereserven, aktivierend**	**Körperfunktion**	**PARASYMPATHIKUS** ▶ **auf Sicherheit, Zufriedenheit, Ruhe, Wohlbefinden fokussiertes System,** ▶ **Aufbau von Energiereserven**
erhöhte Aufmerksamkeit	Zentrales Nervensystem	erhöhte Wahrnehmungsschwelle für Außenreize
Pupillenerweiterung (den Gegner besser sehen)	Augen	Pupillenverengung
Hemmung des Speichelflusses	Mund	Stimulation des Speichelflusses
vermehrte Schweißbildung, um Überhitzung vorzubeugen	Haut	keine Wirkung, Schweißdrüsen werden lediglich vom Sympathikus innerviert
Erweiterung der Luftwege, schnellere Atmung, gesteigerte Aufnahme von Sauerstoff	Lunge	Verengung der Luftwege, langsamere Atmung
Beschleunigung der Schlagfrequenz, Erhöhung des Blutdrucks, Verengung der Blutgefäße der Haut, der Körperperipherie (kalte Hände und Füße!)	Herz	Verlangsamung der Schlagfrequenz, Senkung des Blutdrucks
Hemmung der Magensaftsekretion und Durchblutung des Magens	Magen	Aktivierung der Magensaftsekretion
Abbau von Glykogen, Freisetzung von Glukose ins Blut	Leber	Speicherung von Glukose in Form von Glykogen
Hemmung des Verdauungsprozesses zwecks Energieeinsparung	Verdauung	Aktivierung des Verdauungsprozesses
vermehrte Durchblutung und Zunahme der Muskelspannung (besser weglaufen oder zuschlagen können)	Skelettmuskulatur	Lockerung der Muskulatur
Blutungsneigung nimmt ab, das Blut gerinnt schneller (für den Fall einer Verletzung)	Blut	
Aufrichtung der Körperhaare (Gänsehaut)	Haare	
Abbau von Fettreserven, Freisetzung von Fettsäuren ins Blut	Fettgewebe	

Die Entspannungsreaktion

Die Entspannungsreaktion ist wie die Stressreaktion ein biologisch verankertes, angeborenes Verhaltensprogramm und so etwas wie ein Schutzmechanismus für den Organismus vor schädlichen Stressfolgen (wie z.B. Störungen der kognitiven Leistungsfähigkeit, Magen-Darmbeschwerden, Tinnitus, langfristig geschwächte Abwehrkräfte). Eine Möglichkeit, positiv auf die körperliche Stressreaktion einzuwirken, besteht darin, den Parasympathikus durch Entspannungsübungen zu aktivieren. Dadurch bringen wir »Ruhe ins System« und können Dinge mit mehr Gelassenheit und

Ruhe betrachten, uns für belastende Situationen ein dickeres Fell zulegen und müssen bei Ärgernissen nicht mehr so reagieren wie das berühmte »HB-Männchen«. Entspannung ist die Fähigkeit, auch dann zur Ruhe zu kommen, wenn die äußeren Umstände dem entgegenstehen. Entspannung tritt aber nicht automatisch ein und ist durch bewusste Willensanstrengung nicht zu erzwingen und hat immer etwas mit Loslassen von körperlicher und psychischer Anspannung zu tun. Die Entspannungsreaktion ist gekennzeichnet durch folgende Veränderungen:

Körperliche Veränderungen

- Lockerung der Muskulatur, bessere Durchblutung der Gliedmaßen, was zu einem Gefühl der Wärme und Schwere, manchmal zu Kribbelempfindungen in Armen und Beinen führen kann
- Verlangsamung von Herzfrequenz und Blutdruck
- Verlangsamung und Vertiefung der Atmung
- Veränderung der hirnelektrischen Aktivität, Zunahme von Gehirnwellen mit niedriger Frequenz
- Reduzierung von Adrenalin und anderen Stresshormonen

Psychische Veränderungen

- Gefühl der Gelassenheit, Gefühl des Wohlbefindens und der Ausgeglichenheit
- Erhöhung der Wahrnehmungsschwellen (Außenreize wie z. B. Geräusche oder taktile Stimulation verlieren immer mehr die Fähigkeit, eine Reaktion auszulösen)
- Verbesserung der Konzentrationsfähigkeit
- Abnahme belastender Gedanken

Das Prinzip von Spannung und Entspannung

> Die Kunst des Ausruhens ist Teil der Kunst des Arbeitens.
> *John Steinbeck, amerikanischer Schriftsteller und Nobelpreisträger, 1902–1968*

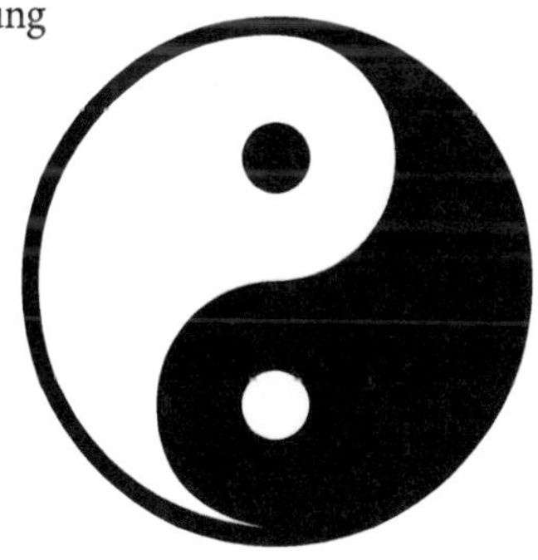

Spannung und Entspannung gehören zusammen und ergänzen einander. Weder ist Spannung ohne Entspannung denkbar – noch umgekehrt. Das Verhältnis ist ganz ähnlich wie beim Prinzip des Yin und Yang. Dabei sollten wir inneren Ausgleich täglich in unserem Alltag finden (»life balance«) und nicht einmalig fernab in einem Yoga-Urlaub in Indien. Entscheidend ist nicht die Spannung oder Entspannung selbst, sondern dass wir den Wechsel von einem Zustand in den anderen selbst mitbestimmen können. Da wir nicht alle Stressfaktoren vermeiden können, ist es unvermeidlich, dass Stressreaktionen immer wieder auftreten. Hier geht es darum, das körperliche und psychische Erregungsniveau zu reduzieren und für regelmäßige Erholung zu sorgen und damit langfristig die eigene Belastbarkeit zu erhalten.

Bei Betroffenen mit Bipolarer Erkrankung sind regenerative Erholungs- und Entspannungstechniken auch eine therapeutische Maßnahme zur Stimmungsstabilisierung und Rückfallprophylaxe. Studien konnten wiederholt zeigen, dass Stressphasen, unzureichend Schlaf und Erholung, Alkohol- und Drogenkonsum, durchzechte Nächte kombiniert mit fehlender Entspannung und körperliche Aktivität depressive bzw. manische Episoden begünstigen können (Proudfoot et al., 2011). Dabei funktioniert dies weniger wie ein Schalter (an/aus), sondern eher wie ein sich auffüllendes Fass, das irgendwann überläuft. Dauert ein derartiger dysfunktionaler Lifestyle länger an, können sich Frühwarnsymptome hin zu ersten Anzeichen einer Krankheitsepisode verschieben (Hautzinger & Meyer, 2013).

Beispiele für Erholungs-, Ausgleichsaktivitäten und Entspannungsaktivitäten:

- Regelmäßiges Praktizieren einer Entspannungstechnik (z. B. progressive Muskelrelaxation nach Jacobson, autogenes Training, Yoga/Meditation, achtsamkeitsbasierte Stressreduktion nach Kabat-Zinn); regelmäßige Bewegung und sportliche Aktivitäten
- Gesunde, abwechslungsreiche Ernährung
- Pflege außerberuflicher sozialer Kontakte
- Regelmäßiger Ausgleich durch Hobbys und Freizeitaktivitäten
- Genuss lernen
- Gesunder Schlaf (angenehme Schlafumgebung, Einschlafrituale, regelmäßige Schlafens- und Aufstehzeiten)
- Tagesablauf mit ausreichenden kleinen Pausen zwischendurch

AB 46/

P

Meine persönliche Stress- und Wohlfühlreaktion

1/2

Meine persönliche Stressreaktion

Bitte denken Sie an eine typische Situation aus der letzten Zeit, in der Sie gestresst und angespannt waren. Was bedeutet Stress für Sie? Wie haben Sie auf die Belastung reagiert?

Welche Gedanken sind typisch, wenn Ihre Anspannung steigt (z. B. »Ich halte das nicht aus«, »Mir ist alles zu viel!« »Niemand hilft mir!«)?

Welche Gefühle (z. B. Angst, reizbar, schlechte Laune, rege mich über Unwichtiges auf, unruhig, hibbelig, überdreht trotz Erschöpfung) kommen dann stärker hoch?

Welche Körperwahrnehmungen (z. B. innere Unruhe, Schwitzen, schlecht schlafen, Anspannung im Schulter-Nacken-Bereich, Kiefer, Zähneknirschen, Stirnfalten) nehmen Sie wahr?

Wie verhalten Sie sich (z. B. Dinge verlegen, Schlüssel stecken lassen, streiten) in einer Anspannungssituation?

Meine persönliche Stress- und Wohlfühlreaktion

Meine persönliche Wohlfühl- und Entspannungsreaktion

Bitte denken Sie an eine typische Situation aus der letzten Zeit, in der Sie entspannt waren. Was waren die wesentlichen Merkmale (emotional, körperlich, kognitiv, verhaltensbezogen) Ihres Wohlbefindens? Was verstehen Sie unter Entspannung und Erholung?

Welche Aktivitäten rufen derzeit entspanntes Wohlbefinden hervor? Gibt es Schwankungen im Laufe einer Woche? Wovon hängen sie ab? Wie können Sie körperliches Wohlbefinden erhalten oder wiedererlangen?

Was tun Sie, um sich etwas zu gönnen, sich selbst zu verwöhnen, sich zu entspannen und körperlich wohlzufühlen? Was bedeutet für Sie Genuss?

Haben Sie schon einmal ein Entspannungstraining mitgemacht? Wenn ja, nach welcher Methode, mit welchem Erfolg? Was war dabei hilfreich/hinderlich für Sie? Welche Erholungs- und Entspannungsmöglichkeiten nutzen Sie bereits?

AB 47 /

Selbsttest: Was mich stresst … und was ich dagegen tun kann

Wo liegen Ihre Stressauslöser: persönlich im Umgang mit sich selbst, in Beruf, Familie und Alltag? Bitte prüfen Sie, welche der folgenden Belastungen in Ihrem Alltag auftreten (ja oder nein). Dann gewichten Sie die Belastungen, die Sie mit »ja« angekreuzt haben, mit einem Punktwert. Sie haben insgesamt 10 Punkte, die Sie auf die verschiedenen Belastungen je nach ihrer Schwere verteilen können. Im Extremfall können Sie auch alle 10 Punkte für eine Belastung vergeben. Die anderen Belastungen erhalten dann keinen Punkt. So entsteht eine Rangreihe Ihrer wichtigsten Belastungsfaktoren.

	Ja	**Nein**	**Punkte (1–10)**
Schwierigkeiten, Berufs- und Privatleben miteinander zu verbinden			
Unzufriedenheit mit der Verteilung der Hausarbeit			
Soziale Verpflichtungen (z. B. in Vereinen oder Organisationen)			
Gesundheitliche Probleme (z. B. Krankheiten, Rauchen) bei mir			
Gesundheitliche Probleme bei anderen			
Unzureichende Befriedigung körperliche Grundbedürfnisse (Schlaf, Ernährung, frische Luft, Bewegung)			
Unzufriedenheit mit der Wohnsituation (z. B. Lärm, zu kleine Wohnung)			
Ehe- oder Partnerschaftskonflikte			
Probleme mit den Kindern (z. B. Erziehung, Schule)			
Finanzielle Sorgen (z. B. Arbeitslosigkeit, Ratenzahlungen)			
Zu hohe Verantwortung am Arbeitsplatz			
Unzufriedenheit mit dem Arbeitsplatz (z. B. Unter-/Überforderung, mangelndes Interesse)			
Allgemeine Unterforderung (das Gefühl, nicht ausgelastet zu sein)			
Unzufriedenheit mit Arbeitsbedingungen (z. B. Bezahlung, Schichtarbeit)			
Informations-/Reizüberflutung			
Ständige Erreichbarkeit (Online-Stress)			
Störungen bei der täglichen Arbeit (z. B. ständige Unterbrechungen, Termindruck, Zeitnot, Hetze)			
Konflikte mit anderen Personen (z. B. Vermieter oder Nachbarn)			
Spannungen am Arbeitsplatz (z. B. mit Kollegen, Vorgesetzten)			
Mangelnde Wertschätzung und Anerkennung der eigenen Arbeitsleistung (z. B. im Beruf, privat)			
Unstimmigkeiten im Verwandtenkreis			
Langeweile, keine Ideen für Freizeitgestaltung			
Anforderungen des Alltagslebens (z. B. Einkaufen, Kochen, Putzen, Ämtergänge)			
Zu viele oder zu wenig soziale Kontakte			
Einsamkeitsgefühle oder sozialer Freizeitstress			
Soziale Ängste, Unsicherheit			
Perfektionismus			
Mobbing			
andere Stressquelle			

AB 47 /

Selbsttest: Was mich stresst … und was ich dagegen tun kann

Tragen Sie nun in die linke Spalte Ihre größten Stressoren ein und in die rechte Spalte, was Sie dagegen tun könnten. Notieren Sie im unteren Drittel bitte all jene Aktivitäten, die Ihnen guttun, Sie entspannen, auf die Sie sich freuen oder die Sie ruhiger werden lassen.

Was mich stresst … Meine persönliche Belastungshierarchie:	**… und was ich dagegen tun kann**
(1)	
(2)	
(3)	
(4)	
(5)	

Das entspannt mich	

AB 48/

Den inneren Schweinehund zähmen: mein Satz vom guten Grund

Was ist Ihr persönliche Motivation, warum Sie jetzt in Ihre regenerativen Stresskompetenzen »Erholen und Entspannen« investieren wollen? Für welches Ziel sind Sie motiviert (z. B. Gesundheit, Selbstfürsorge, Gelassenheit, Ausgeglichenheit, Work-Life-Balance)?

Wenn Sie ein persönlich wichtiges positives Ziel haben, dann stellt sich die Frage, ob es sich lohnt, dafür Anstrengungen (z. B. Sport, Bewegung, Pflege von Hobbys, regelmäßige Pausen, Entspannungsübungen) auf sich zu nehmen? Denn das mit dem Üben ist es ja immer so eine Sache. Oft gibt es eine Reihe von inneren (z. B. den »inneren Schweinehund«) und äußeren Hindernissen (z. B. keine Zeit). Welche Hindernisse könnte es bei Ihnen geben?

Wie könnten Sie damit umgehen? Wer könnte Sie unterstützen?

So wie man einen jungen Hund erzieht, kann man auch den inneren Schweinehund zähmen, häppchenweise mit der Salamitaktik. Wichtig ist, nicht locker lassen, jeden Tag dranbleiben (… na gut, zumindest jeden zweiten …). Zur Erinnerung formulieren Sie Ihren persönlichen »Satz vom guten Grund«, mit dem Sie sich selbst motivieren können, an Ihren Zielen zu arbeiten und hängen Sie ihn gut sichtbar an eine Pinnwand oder den Kühlschrank.

Ich werde intensiv an meinen regenerativen Stresskompetenzen arbeiten, weil …

Überlegen Sie sich konkrete Handlungsziele. Meine nächsten Schritte sind:

AB 49/

Erinnerung an frühere Entspannungserlebnisse

Eine Art der Entspannungsinduktion besteht darin, den Patienten zu fragen, ob und wenn ja, wann er schon einmal wohltuend entspannt war (z. B. eine Urlaubs- oder Kindheitserinnerung). Dann soll der Patient sich die Erinnerung aktiv in sein Gedächtnis rufen, hierzu können auch Fotos als Erinnerungshilfe genutzt werden. Lassen Sie sich die Erinnerung detailliert und plastisch beschreiben, was sich wann, wo, mit wem und wie genau ereignet hat (Ort, Situation, Jahreszeit, Gedanken, Gefühle, Gerüche, Geräusche, Empfindungen etc.).
Wenn Sie den Eindruck haben, dass der Patient sich konkret erinnert, können Sie ihn zu einer Imaginationsübung anleiten, sich die entsprechende Erinnerung vorzustellen, indem Sie ihn in der Gegenwartsform berichten lassen, z. B.: »Wo sind Sie? Wie ist Ihre Körperhaltung? Lassen Sie vor Ihrem inneren Auge die Umgebung entstehen, in der Sie sich so wohltuend entspannt fühlen.« Indem der Patient sich auf die einzelnen Fragen einlässt und sich erinnert, kann er den damit verbundenen Entspannungszustand reaktualisieren. Das Entspannungserlebnis kann auch aufgeschrieben werden, sodass sich der Patient dieses als »Mini-Urlaub« im Alltag wieder aufrufen kann, hier kann auch ein Urlaubsfoto auf dem Schreibtisch als Erinnerungshilfe für den Einsatz dieser Vorstellung benutzen werden.

Notizen:

AB 50/ T

Distanzierungsstrategien zum Abbau von Stress- und Spannungszuständen

Die folgenden Distanzierungs- und »Abfall-/Wergwerftechniken« sind Metaphern und Imaginationsübungen zur Ressourcenaktivierung und Entlastung und richten sich auf die Verarbeitung und Bewältigung negativer Spannungszustände, quälender Gedanken und Emotionen.

Rucksack-Metapher. Viele Patienten sind sich nicht bewusst, wie viel Last sie täglich mit sich herumtragen. Die Metapher im Bild des schweren Rucksacks auf einer Wanderung kann dazu anregen, »psychisches Gepäck« wahrzunehmen, vorübergehend abzulegen, ganz zu verabschieden oder auch wieder aufzunehmen. Die Vorstellung einer Bergtour, auf der nacheinander Belastungspakete aus einem Rucksack am Wegesrand abgelegt werden, kann bereits als solche entlastend und erleichternd wirken.
Dazu soll sich der Patient gedanklich auf eine Bergtour begeben, bei der er auf dem Rücken einen Rucksack mit den derzeit fünf größten und schwersten Problemlasten zu tragen hat. Dann gelangt er an einen Ort zum Ausruhen, und nach und nach werden die Probleme aus dem imaginären Rucksack entnommen und am Wegrand abgelegt. Der Patient kann die einzelne Gewichtsanteile betrachten, benennen, prüfen, wie viel er zu bestimmten Zeiten auf einmal tragen kann und will, mögliche Mitträger suchen und unnötigen Ballast zurücklassen. Dann entfernt er sich in eine andere Landschaft auf einen anderen neuen Weg. Hier kann der Therapeut den Patienten zu seiner individuellen Zielimagination im metaphorischen Bild des »neuen Weges« anregen: »Woran werden Sie merken, dass Sie die Last los sind? Was wird anders sein in Ihrem Denken, Fühlen und Verhalten? Wo führt der Weg hin? Was machen Sie dort anders als bisher?« Als Variation kann man auch eruieren, welche Geschichte die Übernahme dieser Lasten hat und was der Patient in der Realität tun müsste, um sich von ihnen zu befreien. Dies kann in einer Probehandlung ausprobiert werden. Auch das Verabschieden von Erinnerungen, Gefühlen und Erlebnissen kann in dieser Übung thematisiert werden oder aus einer ressourcenorientierten Perspektive geschaut werden, was auch Gutes an »Proviant« im Gepäck ist und wie man seinen Proviantkorb mit »Seelenfutter« und Ressourcen auffüllen kann. Der Patient wird auf die Möglichkeit aufmerksam gemacht, bei Bedarf immer wieder Gepäck ablegen und selektiv aufnehmen zu können (nach Kanfer, 2012, S. 389).

Berg-Metapher. Ziel ist, durch einen Perspektivwechsel einen Überblick über die Vielzahl der Sorgen und Probleme zu gewinnen, mögliche Lösungswege zu eruieren und Distanz zu gewinnen. Dazu soll der Patient gedanklich auf einen Berg hochsteigen, zum Beispiel 4000 Meter hoch, um von dort herunterzusehen – oder es wird ein Flug in einem Hubschrauber imaginiert. Unterstützend kann es sein, wenn der Patient gemeinsam mit dem Therapeuten real auf einen Stuhl steigt.

Abfallmethoden zum imaginativen Entsorgen unangenehmer Gedanken und Gefühle

Nach Stanton (1996) können geeignete »Müllbeseitigungsmethoden« Patienten helfen, sich imaginativ von Lasten zu befreien. Auch mit belastenden Gedanken und Gefühlen (z. B. Schmerz- und Schulderleben) und Sorgen (z. B. ob man der Arbeit gewachsen ist) kann in ähnlicher Weise verfahren werden. Dabei scheinen Imaginationen unter Entspannung wirksamer zu sein als unter rein verbaler Suggestion. Oft ist es erforderlich, eine »Wegwerftechnik« mehrfach durchzuführen, bevor der Patient sich endgültig entlastet fühlt. Hierzu ein paar Beispiele (nach Kossak 2013, S. 357 ff, Stanton, 1996):

- schwarze Gedanken durchs Waschbecken abfließen lassen
- Verbrennen und dem Rauch nachschauen
- in einen Korridor der eigenen Vorstellungswelt gehen und dort auf ein Stoppschild mit einem Pfeil blicken, der auf eine Müllschluckerklappe zeigt mit der Aufschrift: »Bitte hier den ganzen Müll abladen und entsorgen!«
- schwierige Gefühle mit Hilfe eines rotes Ballons davonschweben lassen: Man stelle sich eine Kiste vor, in die man sein Problem (z. B. quälender Gedanke, Gegenstand, unangenehmer Mensch) packt, die Kiste sicher verschließt und dann an einen großen roten Ballon bindet. Die Kiste lässt man mit dem Ballon in die Ferne entschwinden. Gleichzeitig stelle man sich vor, wie mit der Entfernung der Kiste das Problem immer kleiner und unbedeutender wird.
- eine Problem-Kiste (z. B. quälender Gedanke, Schmerzen) im Meer versenken
- mit dem Ausatmen ein Segelschiff voller Sorgen wegblasen

AB 51/

Instruktion zur Imaginationsübung »Inneres Gepäck ablegen«

»Stellen Sie sich vor, dass Sie auf einer langen Wanderschaft sind und mit viel Gepäck beladen. Auf dieser langen Wanderschaft gelangen Sie auf eine flache Hochlandschaft. Weil Sie jetzt einen Weg haben, der eben ist, können Sie ein wenig verschnaufen und sich ausruhen. Sie schauen sich in der Landschaft um und sehen in der Ferne ein Licht. Davon fühlen Sie sich angezogen und gehen dorthin. Und Sie gelangen zu einem Platz, der in ein warmes, helles, freundliches Licht getaucht ist. Dort entdecken Sie ein Gebäude, einem Tempel ähnlich, umringt von Bäumen und Blumen. Und Sie spüren, dass Sie hier verweilen möchten und Ihr Gepäck ablegen möchten. Sie legen es an den Rand des hellen Platzes, und schauen sich um nach einem bequemen Platz, um sich hinzusetzen und auszuruhen. Und Sie finden etwas Passendes, wo Sie sich wohlfühlen. Dann lassen Sie dieses angenehme Licht auf sich wirken und spüren, wie Ihnen warm wird und Sie sich entspannen. Auf einmal bemerken Sie ein freundliches helles Wesen auf Sie zukommen. Es lächelt sie freundlich an und gibt Ihnen ein Geschenk. Mit diesem Geschenk können Sie sich selbst bei dem Problem, dass Sie zurzeit haben, helfen. Wenn Sie möchten, bedanken Sie sich für das Geschenk.

Dann gehen Sie wieder zu Ihrem Gepäck zurück, und überlegen, welche Gepäckstücke Sie mitnehmen und welche Sie erst einmal zurücklassen möchten. Packen Sie die Dinge aus, die Sie nicht mehr haben möchten und legen Sie sie gut versteckt weg. Wenn Sie mögen, können Sie später wiederkommen und die Dinge der Reihe nach wieder einsammeln. Vergewissern Sie sich noch einmal, dass die zurückgelassenen Dinge gut versteckt sind, dann drehen Sie sich um. Sie setzen mit dem Rest des Gepäckes, das sich nun viel leichter anfühlt, Ihre Reise fort.

Kehren Sie nun langsam mit Ihrer Aufmerksamkeit in diesen Raum zurück. Bewegen Sie leicht Ihre Finger und Zehen. Wenn Sie mögen, strecken und räkeln Sie sich. Atmen Sie tief ein und wieder aus. Öffnen Sie Ihre Augen und setzen Sie sich wieder aufrecht hin.«

AB 52 /

Gedankenreise an einen schönen Ort

»Ich lade Sie nun zu einer kleinen Gedankenreise ein. An einen schönen Ort, an dem Sie sich so richtig wohlfühlen und mit dem Sie sehr angenehme Erinnerungen verknüpfen – vielleicht ist es Ihr letzter Urlaubsort am Meer, Strand, ein See, eine grüne Sommerwiese oder ein Park, in dem Sie gern spazieren gehen ... vielleicht mögen Sie auch in die Berge reisen. Wenn Sie dort angekommen sind und es sich in Gedanken ganz bequem gemacht haben, atmen Sie ganz ruhig und entspannt ein und langsam und ruhig wieder aus.

Was *sehen* Sie? Welche Bilder kommen zu Ihnen? Lassen Sie Ihren Blick in die Ferne schweifen und schauen Sie sich an, was Sie dort sehen. Dann richten Sie Ihren Blick auf das, was nah bei Ihnen ist. Schauen Sie sich die Bilder in Ruhe an, eins nach dem anderen. Nehmen Sie die Bilder wahr, die kommen und wieder gehen. Wenn Sie genug gesehen haben, dann atmen Sie ganz ruhig und entspannt ein und langsam und ruhig wieder aus.

Konzentrieren Sie sich als nächstes darauf, was Sie dort, wo Sie sich jetzt gerade befinden, *hören*. Welche Geräusche nehmen Sie wahr? Verweilen Sie eine Weile auf Ihrem gemütlichen Platz, an dem Sie sich wohlfühlen und lassen Sie die Geräusche und Klänge kommen und gehen und nehmen Sie einfach nur wahr, was Ihre Ohren wahrnehmen.

Konzentrieren Sie sich als nächstes ganz darauf, was Sie dort, wo Sie sich jetzt gerade befinden, *fühlen, spüren und berühren*. Was nehmen Sie mit Ihren Händen wahr? Was nehmen Sie mit Ihrem Rücken, Ihren Beinen und Ihren Füßen wahr? Atmen Sie in Ruhe ein und aus und fokussieren Sie Ihre Gedanken weiterhin darauf, was Sie fühlen, spüren und berühren.

Konzentrieren Sie sich als nächstes darauf, was Sie dort, wo Sie sich jetzt gerade befinden, *riechen*. Welchen Duft nehmen Sie dort wahr? Atmen Sie in Ruhe ein und aus und fokussieren Sie Ihre Gedanken weiterhin darauf, was Ihre Nase wahrnimmt.

Und wenn Sie dort sitzen, wo Sie gerade sitzen, und denken, was Sie dort eben gerade so denken, dann lassen Sie Ihre Eindrücke über sich kommen und gehen und nehmen Sie sie an, so wie sind. Geben Sie Ihren Eindrücken Raum.

(2 Minuten Stille)

Nun kommen Sie in Gedanken langsam wieder hierher zurück: Verabschieden Sie sich von Ihrem Wohlfühlort und machen Sie sich wieder auf den Weg ins Hier und Jetzt. Bewegen Sie leicht Ihre Finger und Zehen. Wenn Sie mögen, strecken und räkeln Sie sich. Atmen Sie tief ein und wieder aus. Öffnen Sie Ihre Augen und setzen Sie sich wieder aufrecht hin. Und wenn es Ihnen dort gefallen hat, dann können Sie jederzeit wieder dorthin reisen.«

AB 53/

P

Sich beruhigen mit Hilfe der fünf Sinne

Sich beruhigen durch Sehen
Betrachten Sie die Natur, die am Himmel ziehenden Wolken, die Sterne bei Nacht, angenehme Fotografien von schönen Erlebnissen, eine brennende Kerze, Blumen, ein Aquarium, Exponate in einem Museum oder Tiere im Zoo.

Sich beruhigen durch Hören
Hören Sie schöne und beruhigende Musik, Laute in der Natur (Vogelgezwitscher, Rauschen der Wellen, Regentropfen), Meditationsmusik, Wellenrauschen, Singen, Trommeln oder Regentropfen.

Sich beruhigen durch Riechen
Eine andere Möglichkeit, sich zu beruhigen, besteht darin, dass wir etwas achtsam und bewusst riechen. Wir können z. B. unser Lieblingsparfüm, frisch gemähtes Gras, Blumen, Essen, Seife, ein gesägtes Holzstück oder Früchte riechen. Wie riecht es draußen früh morgens? Wie riecht es draußen nach einem Regen?

Sich beruhigen durch Schmecken
Eine Möglichkeit, sich zu beruhigen, besteht darin, dass wir etwas achtsam und bewusst schmecken. Wir können z. B. frische kräftige Kräuter, Bonbons, Tee oder selbstgemachtes Popcorn schmecken.

Sich beruhigen durch Spüren
Eine Möglichkeit, sich zu beruhigen, besteht darin, dass wir etwas achtsam und bewusst mit Händen und Füßen berühren, tasten und fühlen. Wir könnten z. B. Samt und Seide anfassen, ein Tier streicheln, eine weiche oder harte Bürste anfassen, barfuß im Gras laufen, eine Wärmflasche ins Bett legen, baden, mit einer Feder das Gesicht berühren oder beim Spülen das Prickeln der platzenden Schaumbläschen spüren.

»Faulzeiten« schaffen

»Niemand bereut am Ende seines Lebens, zu wenig Zeit im Büro verbracht zu haben.«
Stephen R. Covey

»Verschiebe nichts auf morgen, was genauso gut auf übermorgen verschoben werden kann!«
Mark Twain

Fleißig sind die Guten, faul die Bösen. Das haben wir so gelernt. Doch daran ist etwas faul! Wenn Faulheit so schädlich ist, warum gibt es sie dann? Eigentlich widerspricht das einer evolutionspsychologischen Grundannahme, demnach haben alle Eigenschaften einen Zweck, andernfalls wären sie im Laufe der Evolution verschwunden. Angst warnt vor Gefahren und mahnt uns zur Vorsicht, Ärger bietet oft einen Anreiz, sich auseinanderzusetzen mit sich selbst, aber auch mit dem, was scheinbar den Ärger verursacht hat und weist darauf hin, dass etwas verändert werden will. Aber wozu brauchen wir Trägheit?

Übung zur Selbstreflexion: »Morgen, morgen, nur nicht heute!« Neigen Sie zur »Aufschieberei?«
Faulenzen bedeutet wohltuender Müßiggang, Bequemlichkeit und Regenerationszeiten im Alltag, aber nicht im Sinne des Aufschiebens von Unangenehmem (sog. Prokrastination).
Neigen Sie zum Aufschieben? Statt mit wichtigen Dingen anzufangen, verbringen Sie zu viel Zeit mit Nebensächlichkeiten, müssen vorher erst noch aufräumen und abwaschen und erledigen Dinge meistens auf den letzten Drücker und fühlen sich dann überlastet? Was schieben Sie (gerne) auf?

Überprüfen Sie Ihre einmal (perfektionistischen?) Erwartungen an sich selbst und finden Sie heraus, wie es zu Ihrem Aufschieben kommt und was es schwer macht, anzufangen. Oft will uns der »innere Vermeider« vor Enttäuschungen, Versagen oder Kritik schützen und uns vor zu viel Anstrengung verschonen. Dies kann aber dazu führen, dass wir auch Situationen vermeiden, in denen gar keine wirkliche Gefahr besteht (z. B. sozialer Rückzug, Tür und Post nicht öffnen, ständige Ablenkung im Internet). Was sind Ihre Gründe für Aufschiebeverhalten (z. B. Probleme in der Prioritätensetzung, Planung, Zeitmanagement, Schwierigkeiten in der Abgrenzung gegen alternative Handlungstendenzen, Abneigung gegen die Aufgabe)?

Übung zu »erlaubten Faulpelzzeiten«

Wann waren Sie das letzte Mal so richtig faul und haben es ohne schlechtes Gewissen genossen? Oder gehören Sie zu den immerwährend fleißigen Bienchen, die nie zur Ruhe kommen, für die Müßiggang Arbeit bedeutet?
Damit der Faulpelz ohne schlechtes Gewissen faul sein kann, sind zwei Schritte notwendig:

(1) Versuchen Sie, feste »Faulpelzzeiten« einzuplanen, d. h. Zeiträume pro Tag oder pro Woche, in denen nichts anderes auf dem Programm steht als Müßiggang. Es kann hilfreich sein, sich im Vorfeld feste Zeiten dafür einzuplanen. Notieren Sie, wie es Ihnen damit ergangen ist:

....

....

....

....

....

(2) Gleichzeitig vermeiden Sie Vermeidung, Aufschieben, Arbeit liegenzulassen, »maskierte Pausen« (z. B. Abschweifen des Blickes aus dem Fenster) und versuchen Sie, solche »ergaunerten Faulpelzzeiten« in kleinen Schritten zu reduzieren, indem Sie sich vor Augen halten, dass Sie diese vertrödelte Zeit nicht wirklich genießen können und beginnen Sie Ihre Aufgabe ohne Aufschub nach dem Motto »Augen zu und durch«. Als Belohnung gönnen Sie sich Ihre »garantierten Faulpelzzeiten«. Notieren Sie, wie es Ihnen damit ergangen ist:

....

....

....

....

....

Zeitmanagement und Entschleunigung

»Das Gras wächst nicht schneller, wenn man daran zieht«
Afrikanisches Sprichwort

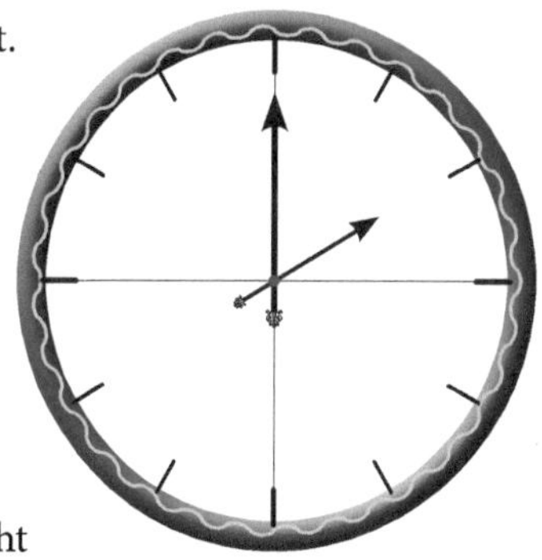

In vielen Teilen Afrikas ticken die Uhren tendenziell anders, zuweilen auch gar nicht. »Ihr Europäer habt die Uhr«, pflegt man dort zu sagen, »wir aber haben die Zeit.« (Selbstverständlich gibt es »den Afrikaner« als solchen ebenso wenig wie »den Europäer«). Fragt man einen Kleinbauern in Malawi, wann er morgens aufsteht, oder einen somalischen Kameltreiber, wie alt dieser ist, lautet die Antwort: »Bei Sonnenaufgang.« Oder: »Im Jahr der Dürre nach dem großen Krieg«. Im ländlichen Afrika verabredet man sich nicht »um 12 Uhr mittags«, sondern »wenn die Kühe zum Trinken an den Fluss gehen«. Die ferne Zukunft hat für viele Afrikaner keine Bedeutung, weil künftige Ereignisse (noch) nicht wirklich sind und keine Zeit konstituieren könnten. Für die ferne Zukunft gibt es in vielen afrikanischen Sprachen nicht einmal eine grammatikalische Entsprechung.
Schnell zu sein ist im ländlichen Afrika fast schon verpönt. Gehetzt und mit großen schnellem Schritten auf der Straße zu gehen, sendet hier nicht wie anderswo das Signal aus, ein besonders viel beschäftigter und wichtiger Mensch zu sein. Im Gegenteil! Es gilt als uncool und zeigt höchstens, dass man Knecht eines von außen auferlegten Zwangs ist. Wer sich eilig fortbewegt, ist fremdbestimmt. Nur wer wirklich wichtig ist, hat alle Zeit der Welt, bewegt sich höchstens im Schneckentempo fort und nährt sein Ego noch dadurch, dass er andere auf sich warten lässt! So warnt die Industrie- und Handelskammer Mittlerer Niederrhein deutsche Unternehmer, die in Afrika Geschäfte machen wollen: »Wer mit typisch deutscher Zeitorientierung im Afrika-Geschäft zu etwas kommen will, (…) hat den ersten Herzinfarkt schon vorprogrammiert.« (brandeins, 12/2015, S. 142ff).

Ticken wir noch richtig?

Ganz anders tickt unsere Gesellschaft. »Keine Zeit!« pflegt man hier zu sagen, um sich als Opfer des Zeitdrucks zu entschuldigen. Trotz zeitsparender Technologien in fast allen Lebensbereichen (z. B. Mikrowelle, ICE) leiden viele Menschen unter Zeitmangel und der Steigerungslogik des Immerschneller (schnellere Autos, Handys, Flatrate etc.). Nicht die Zeit, sondern das Tempo macht uns fertig! Zu diesem äußeren Druck kommt noch innerer Druck. Dazu gehören all die inneren Stimmen, die sagen, »Du sollst« oder »Du musst« und unsere inneren Antreiber, die sagen »Sei-perfekt!«, »Mach-es-allen-recht!«, »Beeil-dich!« oder »Streng-dich-an!«
60 Prozent der Erwerbstätigen in der EU klagen der Weltgesundheitsorganisation WHO zufolge über Stress. Vor einigen Jahren ergab eine Emnid-Umfrage, dass bereits jeder Dritte ständig unter Stress-Symptomen leide. Wer gestresst ist, befindet sich zwar in großer Gesellschaft, aber im Trend liegt er nicht.
Das neue Zauberwort heißt »Entschleunigung«. Der Weg dorthin kann über eine Vereinfachung des Lebens führen, indem man zeitraubenden inneren und äußeren Ballast entrümpelt, Freiräume schafft, um Ruhe zu finden oder Neues zu entdecken und das Tempo wieder mehr bestimmt. Überlassen wir anderen Einflüssen die Regie über unsere Zeit, dann kommen wir oft in die Situation, sagen zu müssen »Ich habe keine Zeit!«, was dann nichts anderes heißt als »Die Zeit hat mich!« Wer wieder eigene Zeitregie führt, wird vielleicht nicht unbedingt andere Dinge tun, aber womöglich die Dinge auf andere Art und Weise tun, vielleicht auch wieder Ruhe, Langsamkeit genießen können dort, wo sie angebracht.

Vorschläge für die Eigenzeitplanung

> »Zeit ist die Währung deines Lebens. Du gibst sie aus. Erlaube anderen nicht, sie für dich auszugeben.«
> *Carl Sandburg*

- **Machen Sie eine Sache zu einer Zeit!** Statt Multitasking kommt jetzt Single-Tasking. Tun Sie die Dinge nacheinander statt gleichzeitig. Wenn wir mehrere Dinge gleichzeitig tun, schalten wir auf »Autopilot«, die Wahrnehmung für uns selbst im Hier und Jetzt wird flacher und kaum noch spürbar. Unsere Gedanken und Gefühle wandern oft in die Vergangenheit oder die Zukunft.
- **Machen Sie Pausen,** *regelmäßig* am Tag verteilt, während und nach langer, anstrengender Arbeit!
- **Machen Sie Dinge langsamer, wo es angebracht ist!** Entgegnen Sie Ihrem »Beeil-dich!«-Antreiber: »Ich darf mir Zeit nehmen.« »Meine Zeit gehört mir.«»Nicht alles muss sofort fertig sein.«
- **Schätzen Sie Ihren Zeitbedarf realistisch ein**! Planen Sie *ausreichend Zeit* für einzelne Aufgaben.
- **Planen Sie Pufferzeiten ein**! Je genauer man plant, desto härter trifft einen der Zufall! Deswegen empfehlen Zeitmanagementexperten zwischen 30 und 40 Prozent der Zeit für unerwartete und spontane Ereignisse oder Störungen frei zu halten. Gehen Sie keine Verpflichtungen ein, die Sie nur schwer erfüllen können oder wollen! Das spart Nerven und auch Zeit.
- **Weniger ist mehr: Gehen Sie lockerer mit sich selbst um.** Legen Sie Ihre Standards vielleicht ein kleines bisschen niedriger an.
- **Planen Sie schriftlich und mit System**! Ein Überblick erlaubt Abschalten nach getaner Arbeit und ermöglicht Erfolgskontrolle (Abstreichen getaner Arbeiten). Überprüfen und korrigieren Sie Ihren Zeitplan gegebenenfalls (am Ende eines Tages oder einer Woche).
- **Wachen Sie über Ihre Zeit für Wichtiges in Ihrem Leben.** Wer das nicht tut, hat sich Zeit genommen für etwas, was er eigentlich nicht wollte, oder für Dinge investiert, die reine Zeitverschwendung waren. Wenn man Zeit für sich gewinnen will, muss man andere Dinge lassen, Nein sagen. Machen Sie eine »Not-to-do-Liste«.
- **Setzen Sie am Ende des Tages einen Punkt!** Lassen Sie Ihren Arbeitstag nicht ausufern und setzen Sie aktiv und bewusst »einen Punkt«, um den Arbeitstag klar zu beenden und das Privatleben beginnen zu lassen. Hilfreich sind z. B. kleine »Rituale« wie das Aufräumen des Schreibtisches oder ein Spaziergang im Park, ein paar Minuten für sich alleine sein oder eine bestimmte Musik bis hin zu Aktivitäten wie Sport, Yoga oder Meditation. Bitte überlegen Sie im Folgenden, wie ein solcher »Schlusspunkt« für Sie aussehen könnte.

Zeitmanagement und Entschleunigung

Kennen Sie Zeitdruck und Zeitmangel als Stressauslöser oder Hindernis für Entspannungs- und Regenerationszeiten? Welche Faktoren tragen bei Ihnen zu dem heute so weit verbreiteten »Keine Zeit«-Syndrom bei (z. B. äußere »Zeitfresser«, eigene Verhaltensweisen, Fehler bei der Zeitplanung)?

Gibt es einen Vorschlag, der für Ihr Zeitmanagement und den Umgang mit alltäglichen Stresserleben hilfreich sein könnte? Wenn ja, welcher?

Wie könnten Sie diesen Vorschlag konkret umsetzen? Am besten die »Latte« dafür lieber zu niedrig als zu hoch legen, damit es leichter fällt, sie zu übersteigen, als unter ihr hindurchzukriechen!

AB 56 /

P

Signale der Erholungsbedürftigkeit und Erholungsziele

Manchmal fühlen wir uns auch nach einem erholsamen Wochenende oder Kurzurlaub mit viel Schlaf und Ruhe immer noch gestresst. Möglicherweise hat unsere Erholungsstrategie nicht zu unserem Erholungsbedürfnis gepasst. Welche Erholungsstrategie die richtige ist, hängt von der Art der zuvor erlebten Beanspruchung und den Signalen unserer Erholungsbedürftigkeit ab. Entspannung und passives Pausieren ist nicht immer zwangsläufig das Mittel der Wahl zum Stressabbau und kann manchmal sogar eher zu »Entspannungsstress« führen. Die moderne Erholungsforschung zeigt, dass wir nicht passiv auf Erholung warten, sondern den Erholungsprozess aktiv gestalten sollten, um den gewünschten Effekt zu erzielen. Wirkliche Erholung und Entspannung entsteht nicht nebenbei und bedeutet, sich für bewusst eine Weile aus der Welt und ihren Problemen auszuklinken. Erholungs- und Freizeitaktivitäten sollten selbstbestimmt sein, Ihnen wirklich Freude bereiten. Zeitdruck, Leistungsdenken, Perfektionismus sind hier kontraproduktiv und lassen keinen Raum für Erholung, der so genannte »Freizeitstress entsteht«.

Selbstreflexion

Am Anfang sollten immer die Fragen stehen: »Wie fühle ich mich nach einem anstrengenden Arbeitstag oder nach einer langen Arbeitswoche? An welchen Signalen merke ich, dass ich Erholung brauche (Körperempfindungen, Gedanken, Gefühle, Verhaltensweisen)? Was stresst mich, wovon will ich mich erholen? Welchen Belastungen war/bin ich ausgesetzt? Bin ich erschöpft, weil ich unter Strom stehe oder gereizt durch aufgestauten Ärger und Frust? Brauche ich aktiven oder passiven Stressabbau, alleine oder mit anderen? Welche Erholungsziele und regenerativen Aktivitäten passen gut zu meinen Erholungssignalen, die ich konkret im Alltag ausprobieren könnte?«

....

....

Signal: innerlich unruhig, aufgekratzt, nervös, überreizt, gejagt und gehetzt

- Motto: Loslassen! Stehen bleiben, die Glieder ausschütteln, Muskelanspannung loslassen! Ruhig und regelmäßig atmen!
- Erholung: Ruhe finden; entspannende Aktivitäten, durch die Aktivierung reduziert wird, systematische Entspannungsübungen (z. B. progressive Muskelanspannung, Yoga), regelmäßige Pausen
- Spaziergänge in der Natur, Gartenarbeit, Orte der Stille zur Eindämmung der Reizüberflutung, körperliche Aktivitäten wie z. B. zügiges spazieren gehen, Fahrrad fahren, joggen, Sport, um »Dampf abzulassen«, damit man anschließend richtig gut entspannen kann, Ausdaueraktivitäten mit gleichmäßigem Rhythmus über die Zeit, entspanntes, geselliges Beisammensein

Signal: missgelaunt, frustriert, Nase voll, einseitig beansprucht

- Erholung: brachliegende Interessen und Fähigkeiten stimulieren, für »Kopfarbeiter« Körperliche Aktivitäten, für körperlich stark Geforderte geistig-anregende Tätigkeiten, z. B. lesen, Kreuzworträtsel, Spiel spielen

Signal: unausgefüllt, gelangweilt, unterfordert

- Erholung: neue Herausforderungen und Erfahrungsfelder finden in kleinen Schritten immer etwas mehr über sich hinauswachsen
- Neues lernen, z. B. Sport, Musikinstrument, Sprache, Kochen, Fotografieren, Origami, Häkeln, Stricken, Chor, Ehrenamt

Signal: erschöpft, ausgelaugt, fix und fertig

- Erholung: ausruhen, neue Energien tanken, Auszeit gönnen
- Vollbad, Sonnenbad, Sauna, ausreichender und erholsamer Schlaf, sich etwas gönnen, z. B. leckeres und gesundes Essen kochen, Hörspiele anhören oder gute Filme anschauen

INFO 11/

Informationen zur Progressiven Muskelentspannung (PME)

PME wird bei der Stressbewältigung zur Reduktion von körperlicher und/oder psychischer Anspannung oder psychovegetativen Stressreaktionen angewendet. Aufgrund der aktiven Technik kommt diese Methode vor allem Menschen mit hohem Spannungsniveau oder Aktivitätsbedürfnis entgegen. PME kann Patienten als Handwerkszeug längerfristig zur Erholung und Entspannung und zur Selbsthilfe in akuten Stresssituationen angeboten werden.

Das Übungsprinzip besteht aus einem Wechsel von bewusster An- und nachfolgender Entspannung einzelner Muskelgruppen. Um einem Verspannen der Muskulatur vorzubeugen oder bereits verspannte Muskulatur nicht weiter zu belasten, ist es wichtig darauf hinzuweisen, dass es nicht der Sinn der Übung ist, die Muskeln so fest wie möglich anzuspannen. Es geht vielmehr darum, den *Unterschied* zwischen An- und Entspannung zu spüren und die Körperwahrnehmung zu fördern.

Die Anzahl der einbezogenen Muskelgruppen variiert je nach Autor und beschriebenem Übungsstand der Teilnehmenden von 4 bis zu 25 Muskelgruppen.

Bevor mit dem ersten Übungsdurchgang begonnen wird, ist es sinnvoll, die einzelnen Anspannungsübungen und die Dauer der An- (jeweils ca. 5–7 Sekunden) und Entspannungsphase (jeweils ca. 30 Sekunden) zu demonstrieren. An einzelnen Übungsbeispielen kann mit den Patienten erarbeitet werden, welche Muskelgruppen jeweils angespannt wurden. Die Patienten werden auf diesem Weg zum Mitdenken angeregt, können spüren, wie sich die Übungen anfühlen und erhalten einen bildhaften Eindruck aller Übungen. Der Patient kann die Augen geschlossen halten. Es sollte aber darauf hingewiesen werden, dass er die Augen jederzeit öffnen und auch offen lassen kann. Dies nimmt den Druck von denen, die bei geschlossenen Augen Angst empfinden.

Der Patient wird eingeladen, die Übung am besten täglich zu wiederholen. Empfohlen wird, noch am gleichen Tag zu üben, da es dann einfacher ist, sich an die Übung zu erinnern. Weisen Sie darauf hin, dass regelmäßiges tägliches Üben wichtig ist, da die Muskulatur erst durch Übung ihre Entspannungsfähigkeit lernen und verbessern kann. Die Patienten werden gebeten, den Protokollbogen vor und nach jeder Übung auszufüllen und zur nächsten Sitzung mitzubringen.

In der nächsten Sitzung sollte dann darauf eingegangen werden, wie die häuslichen PME verliefen. Wichtig ist dabei, die Patienten für durchgeführte Übungen und Übungserfolge zu verstärken und bei ausgelassenen Übungen innere und äußere Hindernisse zu thematisieren. Durch eine motivationsfördernde Gesprächsführung (Miller & Rollnick, 2004, z. B. das Sprechen über die Vorteile von Veränderungen, Bedürfnis nach Ruhe und Erholung ansprechen) kann an der intrinsischen Änderungsmotivation gearbeitet werden, ohne dass »Änderungsstress« oder Aktionismus entstehen sollten. Schwierigkeiten bei der Übungsdurchführung und Fragen sollten ebenfalls besprochen werden.

Informationen zur Progressiven Muskelentspannung

Gefühle von Angespanntheit, Nervosität oder Angst stehen im Zusammenhang mit erhöhter muskulärer Anspannung. Wann immer Sie die genannten Gefühle wahrnehmen, erhöht sich Ihre muskuläre Anspannung. Schon allein negative Gedanken können ihre muskuläre Anspannung steigern. Wenn es Ihnen gelingt, aktiv Ihre Muskelanspannung zu kontrollieren, können Sie auch unangenehme Gefühle reduzieren. Das Problem vieler Menschen ist, dass sie ihre oft unbewusste Muskelanspannung im Alltag nicht wahrnehmen oder keinen Einfluss darauf nehmen können. Die Progressive Muskelentspannung (PME) wurde von dem amerikanischen Arzt Edmund Jacobson entwickelt und hilft, Kontrolle über die muskuläre Anspannung zu erlernen, indem Sie Muskelanspannungen wahrnehmen und Ihre Muskulatur bewusst lockern.

Das Prinzip des Vorgehens besteht darin, dass Sie die einzelnen Muskelgruppen nacheinander anspannen, diese Anspannung einen Moment halten und dann wieder loslassen und entspannen. Hauptziel des Verfahrens ist es, die Wahrnehmungsfähigkeit für den eigenen Muskeltonus zu schulen, sodass durch das frühzeitige Wahrnehmen beginnender Verspannungen mit bewusst induzierter Entspannung reagiert werden kann.

Progressiv, also voranschreitend, ist das Training, da nach kurzer Anspannungsphase mit fortschreitender Praxis die Entspannung der angesprochenen Muskelgruppe erlernt wird, schrittweise alle wichtigen Muskelgruppen des Körpers wahrgenommen und entspannt werden und schließlich ein Stadium erreichen werden kann, in dem die Entspannung automatisch auftritt.

PME hat zum Ziel, eine Verringerung der Muskelanspannung im Körper bis weit unter das persönliche Anspannungsniveau zu ermöglichen. Um das zu erreichen, muss zunächst eine Muskelgruppe angespannt und dann wieder entspannt werden. Diese Lockerung ermöglicht den Muskeln, in einen Entspannungszustand zu kommen, der weit unter dem allgemeinen Anspannungsniveau liegt.

Ziele von PME sind:

- Absenken der Muskelspannung
- bewusste Wahrnehmung von Anspannung und Entspannung in den entsprechenden Muskelgruppen
- frühzeitiges Erkennen von muskulären Anspannungszuständen im Alltag
- größere Gelassenheit in vielen Alltagssituationen und bessere Stressbewältigung
- Gesundheitsförderung durch Beeinflussung physiologischer Faktoren (u. a. Absinken der Herzfrequenz, Verlangsamung und Gleichmäßigkeit der Atmung, Absinken des Blutdrucks)

Praktische Anwendung

PME ist eine einfach zu erlernende Methode. Allerdings ist gerade zu Beginn ein regelmäßiges Üben unverzichtbar. Anfangs sollte Sie zum Üben circa 20 bis 30 Minuten Zeit einplanen, möglichst in ruhiger Umgebung zu Hause und zunächst die Langform mit 16 Muskelgruppen verwenden. Nach einem Übungszeitraum von 4 bis 6 Wochen ist die PME auch in einer Kurzform gut in alltäglichen Situationen anwendbar (am Arbeitsplatz, im Auto, im Zug, an der Bushaltestelle etc.). Grundsätzlich kann PME im Liegen, Sitzen und Stehen durchgeführt werden. Es empfiehlt sich jedoch, die Übungen im Sitzen zu erlernen, da diese Position fast überall im Alltag eingenommen werden kann.

Bei jeder Muskelgruppe werden folgende Phasen durchlaufen:

(1) Hinspüren

Konzentration auf die jeweilige Muskelgruppe, d. h. die Aufmerksamkeit auf die entsprechende Muskelgruppe lenken.

(2) Anspannungsphase

Atmen Sie ein und spannen Sie die jeweilige Muskelgruppe an. Halten Sie die Spannung für 5 bis 7 Sekunden. Die Spannung soll deutlich spürbar sein, jedoch nicht in Verkrampfung übergehen und angenehm sein. Andere, nicht für die Aktivität notwendige Muskelgruppen, bleiben dabei völlig entspannt. Der Atem wird möglichst nicht angehalten. Konzentrieren Sie sich in dieser Phase auf die angespannte Muskulatur.

(3) Entspannungsphase

Atmen Sie aus und lösen Sie die Muskelanspannung. Nehmen Sie die Veränderungen 30 bis 40 Sekunden bewusst wahr. Die Entspannungsphasen sollten deutlich länger andauern als die Anspannungsphasen!

Was sollten Sie bei der Durchführung beachten?

(1) Bevor Sie mit dem Entspannungstraining beginnen, sorgen Sie dafür, dass Sie nicht gestört werden, stellen Sie Telefon und Klingel nach Möglichkeit ab und sagen Sie Ihrer Familie, dass Sie für eine Zeit nicht gestört werden möchten.
(2) Nehmen Sie direkt vor dem Üben kein üppiges Mahl zu sich, vermeiden Sie aber auch ein Hungergefühl.
(3) Sorgen Sie für eine angenehme, warme Raumtemperatur.
(4) Achten Sie auf bequeme Kleidung, die Sie nicht einengt oder drückt.
(5) Beginnen Sie jede Entspannungsübung mit einem kleinem Entspannungsritual, indem Sie sich ganz bewusst dafür entscheiden, sich selbst jetzt diese Zeit für die Übung zu schenken, und sagen sich: »Jetzt entspanne ich mich.«
(6) Beenden Sie jede Entspannungsübung ganz bewusst. Verinnerlichen Sie sich die Entspannungsgefühle. Ballen Sie dann Ihre Hände zu Fäusten, strecken und räkeln Sie sich, atmen Sie ein paar Mal kräftig tief durch und öffnen Sie dann die Augen und richten Ihre Aufmerksamkeit wieder nach außen.

Mögliche Herausforderungen

- Meist ist es nicht ganz einfach, sich nur auf die Muskelentspannung zu konzentrieren und unsere Aufmerksamkeit wird früher oder später durch Geräusche, andere Körperempfindungen oder Gedanken abgelenkt. Das ist ganz normal! Wenn Sie merken, dass Sie abgeschweift sind, so nehmen Sie es einfach zur Kenntnis, ohne sich näher inhaltlich mit ihren Gedanken zu beschäftigen, richten Sie Ihre Aufmerksamkeit wieder auf Ihren Körper und fahren Sie mit der Übung fort. Sie können sich Ihre Gedanken auch bildlich vorstellen, wie Wolken am Himmel, die vorbeiziehen, oder wie Autos, die vorüberfahren.
- Ablenkbarkeit durch äußere Reize kann auch damit zusammenhängen, dass die Aufmerksamkeitslenkung nach innen ungewohnt ist. Statt Ablenkung und Zerstreuung z. B. durch Fernsehen wird der Aufmerksamkeitsscheinwerfer nach innen gerichtet, auf Körperempfindungen, Gefühle etc. Dies kann anfangs eher beunruhigen, als dass es entspannt und den Wunsch aufkommen lassen, sich doch lieber abzulenken.
- Zur Konzentrationsförderung ist es hilfreich, sich die Anweisung für die Übung durch innerliches Sprechen selbst zu geben und auch die eigenen Entspannungsempfindungen innerlich zu kommentieren. Zum Beispiel: »... atme aus und entspanne ... loslassen ... achte darauf, wie die Muskeln weicher und entspannter werden ...« usw.
- Entspannung lässt sich nicht erzwingen. Wie das Einschlafen kann man Entspannung durch bewusste Willensanstrengung nicht erreichen. Aber durch Konzentration, regelmäßiges Üben, die Entscheidung, sich Zeit für sich selbst zu nehmen und Geduld mit uns selbst können wir unsere Entspannungsfähigkeit verbessern.

AB 57 /

Protokoll für Entspannungs- und Erholungsaktivitäten

Datum	Zeit, Dauer	Übung, Aktivität	Spannung vorher (1–10)	Spannung nachher (1–10)	Beobachtungen

AB 58/

T

Ausführliche Anleitung Progressive Muskelentspannung (Langform mit 16 Muskelgruppen)

»Setzen Sie sich bequem hin, schließen Sie Ihre Augen und richten Sie Ihre Aufmerksamkeit auf sich selbst. Versuchen Sie, Ihre Muskeln so locker wie möglich zu lassen (15 Sekunden).
Ballen Sie nun **Ihre rechte Hand** zur Faust und spüren Sie die Anspannung in Ihrer Hand und im Unterarm (5 Sekunden). Lösen Sie die Faust nun wieder und spüren Sie, wie sich Hand und Unterarm entspannen. Lassen Sie die Finger ganz locker werden und spüren Sie, wie sich der Daumen anfühlt, wie sich der Zeigefinger anfühlt, wie sich Mittel-, Ring- und der kleine Finger anfühlen. Achten Sie auf die Empfindungen in der Hand und versuchen Sie, auch die letzte Spannung noch weichen zu lassen (30 Sekunden).
Jetzt ballen Sie die **andere Hand** zur Faust und achten Sie auf die Anspannung in Ihrer Hand und im Unterarm (5 Sekunden). Lösen Sie die Faust wieder und spüren Sie, wie sich Ihre Hand und Ihr Unterarmentspannen. Lassen Sie auch die Finger ganz locker werden und spüren Sie den Empfindungen in den einzelnen Fingern hinterher (30 Sekunden).

Richten Sie Ihre Aufmerksamkeit nun auf Ihren **rechten Arm** und spannen Sie ihn an, indem Sie den Ellenbogen anwinkeln und die Oberarmmuskeln anspannen. Spüren Sie die Anspannung in der Oberarmmuskulatur? (5 Sekunden). Nun lösen Sie die Spannung, indem Sie Ihren Arm wieder ablegen und alle Muskeln ganz locker lassen. Achten Sie auf Ihre Empfindungen. Spüren Sie, wie sich ein angenehmes Gefühl der Entspannung ausbreitet (30 Sekunden).
Wiederholen Sie die Übung nun mit dem **linken Arm**. Winkeln Sie den Ellenbogen an und spannen Sie die Oberarmmuskulatur an. Halten Sie die Spannung einen Moment lang (5 Sekunden). Jetzt lösen Sie die Spannung wieder. Spüren Sie den Veränderungen hinterher und genießen Sie die sich ausbreitende Entspannung (30 Sekunden).

Spannen Sie nun die **Schultern** an, indem Sie sie nach **vorne** ziehen. Achten Sie darauf, weiter zu atmen und spüren Sie die Spannung in Schultern und Brust (5 Sekunden). Lösen Sie nun die Spannung. Versuchen Sie die Schultern einfach hängen zu lassen, sodass die Schultermuskulatur ganz locker werden kann. Atmen Sie ruhig und gleichmäßig und spüren Sie den Veränderungen hinterher (30 Sekunden).
Spannen Sie die **Schultern** erneut an, indem Sie sie nach **hinten** ziehen. Spüren Sie die Spannung in Schultern und Rücken (5 Sekunden). Lösen Sie die Spannung nun wieder. Lassen Sie die Schultern hängen und den Rücken ganz locker werden und genießen Sie Sie, wie Ihr Schulterbereich sich entspannt (30 Sekunden).
Spannen Sie die **Schultern** ein letztes Mal an, indem Sie sie nach **oben** ziehen. Achten Sie dabei darauf, weiter zu atmen (5 Sekunden). Jetzt lösen Sie die Spannung wieder. Spüren Sie, wie sich Ihre Schultern entspannen, wenn Sie sie einfach hängen lassen. Spüren Sie, wie Ihr Schulterbereich sich immer mehr entspannt (30 Sekunden).
Richten Sie Ihre Aufmerksamkeit nun auf Ihr **Gesicht**. Spannen Sie das Gesicht an, indem Sie die Stirn in Falten legen, die Nase rümpfen und den Mund zu einem Kussmund spitzen (5 Sekunden), und lösen Sie die Spannung wieder. Lassen Sie die Stirn ganz glatt werden und auch um Nase und Mund alle Spannung weichen (30 Sekunden).
Spannen Sie nun die **Kieferpartie** an, indem Sie die Backenzähne fest aufeinander beißen und die Lippen zu einem »Froschmaul« auseinander ziehen. Spüren Sie die Spannung einen Augenblick (5 Sekunden) und lassen Sie den Kiefer und die Lippen wieder ganz locker werden. Spüren Sie den Veränderungen hinterher und genießen Sie, wie sich die Entspannung im Gesicht immer weiter ausbreitet (30 Sekunden).

Wandern Sie nun in Gedanken zum **Nacken** und spannen Sie ihn an, als wollten Sie Ihren Kopf zur Brust ziehen, aber gleichzeitig verhindern, dass Ihr Kinn die Brust berührt (5 Sekunden). Nun lösen Sie die Spannung wieder. Achten Sie darauf, wie die Spannung weicht und sich ein angenehmes Gefühl der Entspannung ausbreitet (30 Sekunden).

Ausführliche Anleitung Progressive Muskelentspannung (Langform mit 16 Muskelgruppen)

Kommen wir nun zum **Bauch**. Spannen Sie die Bauchmuskeln an, indem Sie im eigenen Rhythmus den Atem für einige Sekunden anhalten und dabei die Bauchmuskeln anspannen. Zählen Sie in Gedanken bis 3 und lösen Sie die Anspannung wieder im eigenen Rhythmus. Lassen Sie die Bauchmuskulatur ganz locker werden. Achten Sie auf die Veränderungen. Atmen Sie ruhig und gleichmäßig und genießen Sie die sich immer weiter ausbreitende Entspannung (30 Sekunden).
Wandern Sie nun mit Ihrer Aufmerksamkeit zum **Gesäß** und spannen Sie es an, indem Sie die Pobacken zusammenkneifen. Halten Sie die Spannung einen Augenblick (5 Sekunden) und lassen Sie die Muskeln wieder ganz locker werden. Spüren Sie den Veränderungen hinterher und genießen Sie die immer tiefer werdende Entspannung (30 Sekunden).

Spannen Sie nun Ihr **rechtes Bein** an, indem Sie den rechten Fuß fest gegen den Boden pressen. Spüren Sie die Spannung, besonders im Oberschenkel (5 Sekunden), und lösen Sie die Spannung wieder, lassen Sie das Bein ganz locker werden und spüren Sie, wie sich Ober-, Unterschenkel und Fuß entspannen (30 Sekunden).
Wiederholen Sie die Übung mit dem **linken Bein**. Pressen Sie den linken Fuß fest gegen den Boden und achten Sie auf die Spannung im Bein (5 Sekunden). Lösen Sie die Spannung wieder. Lassen Sie das Bein ganz locker werden und genießen Sie die sich ausbreitende Entspannung (30 Sekunden). Spannen Sie nun die **Fuß- und Schienbeinmuskulatur** des rechten Beines an, indem Sie den rechten Fuß leicht anheben und die Zehenspitzen in Richtung Ihres Gesichtes zeigen lassen (5 Sekunden). Nun lösen Sie die Spannung wieder. Spüren Sie den Veränderungen hinterher und genießen Sie das Gefühl der Entspannung (30 Sekunden).
Wiederholen Sie die Übung mit dem **linken Bein**, heben Sie den linken Fuß und lassen Sie Ihre Zehenspitzen in Richtung Ihres Gesichtes zeigen (5 Sekunden).Nun lösen Sie die Spannung wieder und lassen die Entspannung Raum greifen. Lassen Sie beide Beine immer entspannter werden und achten Sie auf das Gefühl der Ruhe, das sich im ganzen Körper ausbreitet (30 Sekunden).

Wandern Sie nun in Gedanken noch einmal durch Ihren **Körper** und spüren Sie dabei, wie die Entspannung sich ausbreitet. Wenn Sie merken, dass Körperzonen noch nicht entspannt sind, so lassen Sie die Muskeln dort noch einmal bewusst locker. Beginnen Sie Ihre Reise bei den Füßen, die Beine hinauf, alles ist locker und entspannt. Weiter ins Gesäß, dann zum Bauch, zur Brust. Achten Sie noch einmal bewusst auf Ihre Atmung, nehmen Sie das Ein- und Ausströmen des Atems bewusst wahr und genießen Sie Ihre innere Ruhe und Entspannung. Wandern Sie über den Rücken in den Nacken, von dort ins Gesicht. Ist Ihre Stirn auch ganz glatt? Und sind alle Muskeln locker? Genießen Sie den Zustand der Entspannung. Wandern Sie zu den Schultern – hängen sie ganz locker? – die Arme herab bis in die Hände und Fingerspitzen. Genießen Sie noch einen Moment die angenehme Entspannung und bleiben Sie einfach ganz ruhig sitzen. Prägen Sie sich dieses angenehme Gefühl von Ruhe und Entspannung ein, um es in sich zu bewahren und hinauszutragen in den Rest des Tages (3 Minuten).
Wir beenden nun langsam die Entspannung, indem ich von 3 rückwärts zähle. Bei 1 öffnen Sie bitte die Augen und 3, 2, 1. Strecken und räkeln Sie sich, wenn Sie mögen und atmen Sie ein paar Mal kräftig tief durch.«

AB 59/ Varianten von PME

Kurzform Progressive Muskelentspannung mit sieben Muskelgruppen

Arme

(1) Rechter Arm: Hand in Richtung Schulter ziehen und gleichzeitig die Hand zur Faust ballen
(2) Linker Arm: Hand in Richtung Schulter ziehen und gleichzeitig die Hand zur Faust ballen

Gesicht

(3) Gesamte Gesichtsmuskulatur anspannen: gleichzeitig Stirn runzeln, Augen zusammenkneifen, Nase rümpfen, Lippen aufeinanderpressen und die Mundwinkel nach hinten ziehen

Schulter-Nacken

(4) Schultern nach oben in Richtung Ohren ziehen

Brust, Rücken und Bauch

(5) Schulterblätter nach hinten zusammendrücken, leichtes Hohlkreuz machen und gleichzeitig die Bauchmuskulatur anspannen

Beine

(6) Rechtes Bein: Oberschenkel anspannen und gleichzeitig den Fuß nach oben in Richtung Knie ziehen
(7) Linkes Bein: Oberschenkel anspannen und gleichzeitig den Fuß nach oben in Richtung Knie ziehen

Kurzform Progressive Muskelentspannung mit vier Muskelgruppen

Arme

(1) Beide Arme gleichzeitig anspannen, beide Händen zu Fäusten ballen und in Richtung Schultern ziehen

Gesicht, Hals und Schulter/Nacken

(2) Die gesamte Gesichtsmuskulatur anspannen: Stirn runzeln, Augen zusammenkneifen, Nase rümpfen, Lippen aufeinanderpressen und die Mundwinkel nach hinten ziehen und gleichzeitig die Schultern in Richtung Ohren ziehen

Brust, Rücken und Bauch

(3) Schulterblätter nach hinten zusammendrücken, leichtes Hohlkreuz machen und gleichzeitig die Bauchmuskulatur anspannen

Beine

(4) Beide Beine anspannen, gleichzeitig die Oberschenkel und die Unterschenkel, indem Sie die Fußspitzen nach oben in Richtung Knie ziehen

Varianten von PME

Übung: King Kong

Diese Übung dient vor allem der Entspannung von Schultern, Armen und Händen und kann im Sitzen oder Stehen durchgeführt werden. Zur Durchführung der Übung gehen Sie wie folgt vor:

»Halten Sie die Arme vor der Brust angewinkelt. Die Ellenbogen sind in Schulterhöhe, die Hände zur Faust geballt. Schließen Sie die Augen und atmen Sie während der ganzen Übung weiter. Nicht die Luft anhalten. Spannen Sie die gesamte Arm- und Oberkörpermuskulatur kräftig an. Fäuste, Unterarme, Oberarme, Schultern und Brust – jetzt. Halten Sie die Spannung noch einen Moment, weiteratmen – und mit dem nächsten Ausatmen lassen Sie die Arme sinken und entspannen. Lassen Sie die Arme ganz locker an der Seite hängen. Wenn es Ihnen angenehm ist, können Sie auch den Kopf nach vorne hängen lassen. Spüren Sie wie sich die Entspannung in Ihrem Oberkörper ausbreitet. In Händen, in Unterarmen, in Oberarmen. Auch die Schultern entspannen sich und die Brustmuskulatur. Atmen Sie ruhig und gleichmäßig … Ballen Sie nun Ihre Hände zu Fäusten, atmen Sie tief durch und richten Sie Ihre Aufmerksamkeit wieder nach außen.«

AB 60/

T

Vorstellung eines Ruhewortes

Das innere Mitsprechen eines Ruhewortes beim Ausatmen und Loslassen der Anspannung kann die Entspannung in der PME vertiefen und durch die wiederholte Kopplung an die Entspannungsreaktion zu einem inneren Signal für Entspannung werden.
Zur Exploration des Ruhewortes können Sie am besten im Anschluss an eine Entspannungsübung den Patienten nach seinem Erleben fragen:

- Wie fühlt es sich an, wenn die Spannung nachlässt?
- Wie fühlt es sich an, wenn die Entspannung sich in ihrem Körper ausbreitet?
- Welches Wort beschreibt Ihr persönliches Entspannungsgefühl am besten?

Das Ruhewort sollte möglichst eng mit dem körperlichen Entspannungserleben verbunden sein, denn als »somatische Marker« (Damasio, 2004) erhöht sich die Wahrscheinlichkeit, dass die Entspannungsreaktion auch in belastenden Stresssituationen abgerufen werden kann. In einer anschließenden Entspannungsübung kann der Einsatz des Ruhewortes mit der folgenden Instruktion erprobt werden.

Beispiel Instruktion zur PME Kurzform mit Einsatz des Ruhewortes (nach Kaluza, 2012):
»Nehmen Sie eine entspannte Haltung ein. Die Füße stehen fest und sicher auf dem Boden, der Rücken ist angelehnt. Die Hände ruhen locker auf den Oberschenkeln. Richten Sie Ihre Aufmerksamkeit nach innen, auf Ihren Körper und schließen Sie dabei die Augen. Nehmen Sie einen tiefen Atemzug, atmen Sie ein und dann langsam wieder aus. Und lassen Sie mit dem Ausatmen bereits Spannung aus Ihrem Körper weichen.
Richten Sie als erstes Ihre Aufmerksamkeit auf die Muskeln in beiden Armen. Spannen Sie beide Arme gleichzeitig an – jetzt. – Achten Sie auf die Anspannung in beiden Armen, halten Sie die Spannung einen Moment – und mit dem nächsten Ausatmen sprechen Sie innerlich Ihr Ruhewort, lösen die Anspannung, und entspannen die Arme … Ruhewort, ausatmen und loslassen … Mit jedem Ausatmen sprechen Sie nun innerlich Ihr Ruhewort und lösen die Muskeln mehr und mehr. (30 Sekunden) Lassen Sie die Arme ganz entspannt und ruhig und richten Sie Ihre Aufmerksamkeit nun auf die Muskeln im Gesicht, Hals und Nacken. Spannen Sie Gesicht, Hals und Nacken zusammen an – jetzt. – Spüren Sie die Anspannung, halten – und dann mit dem nächsten Ausatmen Ruhewort, loslassen, und entspannen … Mit jedem Ausatmen sprechen Sie innerlich Ihr Ruhewort und lösen die Muskeln mehr und mehr – jeder für sich. (30 Sekunden) Lassen Sie Gesicht und Nacken entspannt und ruhig, und wenden Sie Ihre Aufmerksamkeit jetzt bitte den Muskeln des Rumpfes zu. Anspannen – jetzt. – Halten, noch einen Moment halten – und mit dem Ausatmen Ruhewort, loslassen und entspannen … Mit jedem Ausatmen sprechen Sie innerlich Ihr Ruhewort und lösen die Muskeln mehr und mehr. (30 Sekunden)
Richten Sie Ihre Aufmerksamkeit nun bitte auf Ihre Beine. Anspannen – jetzt. – Halten, noch einen Moment, – und dann mit dem Ausatmen Ruhewort, loslassen und entspannen. Mit jedem Ausatmen sprechen Sie innerlich Ihr Ruhewort und lösen die Muskeln mehr und mehr. (30 Sekunden) Überlassen Sie sich nun ganz diesem angenehmen Gefühl der Entspannung und lassen Sie es überfließen auf den ganzen Körper. Genießen Sie dieses angenehme Gefühl tiefer Entspannung noch für eine kleine Weile. Sagen Sie sich nun, dass Sie die Übung gleich beenden werden. Versuchen Sie, sich das Gefühl von Entspannung einzuprägen, um sich im Laufe des Tages daran zu erinnern und es angenehm zu spüren, in all Ihren Muskeln. Ballen Sie nun Ihre Hände zu Fäusten, strecken und räkeln Sie sich. Atmen Sie tief durch und öffnen Sie dann die Augen.«

Vorstellung eines Ruhebildes

Entspannung oder auch eine Vertiefung der durch die progressive Muskelrelaxation erreichten Entspannung kann durch die Überleitung zur Imagination eines Ruhebildes erzielt werden.
Ruhebilder sind ruhige, unbelebte, stillstehend bleibende Szenarien, z. B. angenehme Urlaubslandschaften (Sommertag am Meer, Berglandschaft, Liegestuhl im Garten), Bilder, wie sie nur in der Phantasie existieren oder die Induktionen von folgenden Bildern mit folgenden Merkmalen (Kossak, 2013):

- Weite: ferner Horizont, weiter Blick von einer Berghöhe auf schneebedeckte Gipfel, ein Blick in den klaren sternenübersäten Himmel, auf einer Wiese im grünen Gras liegen und am blauen Himmel die ziehenden Wolken betrachten
- Sanfte, rhythmische Bewegung: Kornfeld mit wogendem Getreide im leichten Wind, Meereswellen, die an den Strand hin und wieder zurück fließen und sich mit der Ebbe immer weiter entfernen, ein Baum, dessen Blätter sich rauschend im Wind bewegen.
- Angenehme Klänge: ein kleiner plätschernder Bachlauf, Vogelgezwitscher, Meeresrauschen.
- Meditative Bilder: Diese sollten sich auf eine nicht zu komplexe »Ganzheit« beziehen, z. B. eine Blume, Landschaft, Berg, stilles Wasser, ein Blatt, das auf der Wasseroberfläche treibt; eine Feder, die leicht im Wind schwebt.
- Geborgenheit: ein sicherer Raum, ein selbst gewählter Ort des Rückzugs und der Sicherheit.

Der Patient nimmt dabei die Beobachterperspektive ein und verbleibt in der gleichen Betrachterposition und es werden vorwiegend Stimuluskomponenten (visuell, auditiv, taktil, kinästhetisch, olfaktorisch und gustatorisch) verwendet. Nach mehrmaligem Üben werden die Vorstellungen immer plastischer und deutlicher und sozusagen »auf Knopfdruck« abrufbar und eignen sich dann auch als ganz kurze Entspannungsübung, die (fast) jederzeit durchgeführt werden kann. Bei der Übung gelingt es einigen Patienten sehr gut, ein attraktives Bild lebhaft in die Vorstellung treten zu lassen, anderen Patienten fällt es schwer, sich zu konzentrieren und ein Bild deutlich vor Augen zu haben. Dieser Schwierigkeit können Sie entgegentreten, indem bereits vor Beginn der Übung ein schönes Bild in allen Einzelheiten mit allen Sinnen plastisch ausgemalt wird (eventuell unter Zuhilfenahme eines Fotos), auf das sich der Patient dann während der Übung konzentrieren kann.

Notizen zum Ruhebild:

Vorstellung eines Ruhebildes

Beispiel Instruktion zum Erarbeiten eines Ruhebildes
»Lassen Sie Ihre Gedanken zu einer angenehmen Vorstellung oder zu einem schönen Bild wandern. Vielleicht gelingt es Ihnen, einen Ort oder eine Situation zu finden, an dem (in der) Sie einmal sehr gerne waren oder schon lange gern einmal sein möchten … Sie werden merken, wenn Sie solch ein Bild suchen, dass so etwas wie ein Film, also mehrere Bilder hintereinander, vor Ihrem inneren Auge abläuft … Zu Beginn fällt es oft gar nicht so leicht, ein Bild zu finden und festzuhalten … Lassen Sie ruhig diese vielen Bilder eine Zeitlang an sich vorbeiziehen … Vielleicht bleibt Ihre Aufmerksamkeit allmählich doch irgendwo bei einer angenehmen Vorstellung hängen … Wenn sich nun ein solches inneres Bild eingependelt hat, versuchen Sie, Ihre ganze Aufmerksamkeit und Konzentration auf dieses Bild zu richten … Versuchen Sie, diese Vorstellung mit all Ihren Sinnen zu erfassen. Schauen Sie, ob es im Bild hell oder dunkel ist, ob Farben da sind … Beobachten Sie den Vordergrund des Bildes … und den Hintergrund … Achten Sie auf Geräusche … vielleicht wird gesprochen … oder Sie können den Wind oder das Meer rauschen hören … Vielleicht können Sie bei der Vorstellung auch etwas spüren … vielleicht die warme Sonne, die auf Ihren Körper scheint … oder einen kühlen Luftzug, der über Ihre Haut streicht … Vielleicht können Sie auch etwas riechen … z. B. duftende Blumen … Versuchen Sie, Ihre Vorstellung ganz deutlich zu erfassen, und genießen Sie dieses innere Bild …«
Rücknahme: »Ich werde jetzt bis 3 zählen. Bei 3 werden Sie die Augen öffnen, Sie werden sich völlig erfrischt fühlen, ganz entspannt. 1–2–3.«

Beispiel Instruktion Ruhebild: Blick auf ein Tal mit Bergen im Hintergrund (nach Kirn et al., 2015)
»Nach einer längeren Wanderung sind Sie an einen geschützten Ruheplatz gelangt. Sie breiten eine Decke auf dem sonnenwarmen Grasboden aus und setzen sich bequem hin.
Tief atmen Sie die frische Bergluft ein und riechen den Geruch der Natur, Erde und des Grüns und der Kräuter in der Nähe. Sie genießen die erholsame Stille hier oben; nur gelegentlich hören Sie ein leises Vögelzwitschern, Summen oder Zirpen. Ein leichter Wind streicht Ihnen wohltuend über Gesicht und Haare. Von Ihrem Platz aus haben Sie eine wunderbare Aussicht über das weite Tal und die Berge im Hintergrund. Alles liegt vor Ihnen, von der Sonne beschienen, leuchtend grüne Wiesen, Bäume und dunkle Wälder, sanfte Hügel, in der Ferne schneebedeckte Gipfel. Sie lassen diese schöne, friedliche Berglandschaft und den weiten, klaren, blauen Himmel auf sich wirken und kommen mehr und mehr zur Ruhe … Sie spüren die angenehme Wärme und Schwere Ihres Körpers, wie er ganz gelöst und entspannt auf der Decke ruht … Während Sie sehen, wie einige helle Wolken langsam vorbeiziehen, überlassen Sie sich ganz Ihren Gedanken und Träumen.«
Rücknahme: »Ich werde jetzt bis 3 zählen. Bei 3 werden Sie die Augen öffnen, Sie werden sich völlig erfrischt fühlen, ganz entspannt. 1–2–3.«

AB 62/

P

Anleitung zum garantierten Stresserleben

Die Schwarz-weiß-Brille

Mit dieser Strategie können Sie sich garantiert den Tag verderben. Sie müssen nur eine einzelne negative Situation verallgemeinern. Wurde zum Beispiel eine Arbeit von Ihnen kritisiert, ist es ganz im Sinne der Stressbelastung, wenn Sie denken: »Mir gelingt doch nie etwas.« »Niemand mag mich, ich bin einfach nicht beliebt.« Das führt garantiert zu einer Ausschüttung von Stresshormonen in Ihrem Körper.

Die Katastrophen-Brille

Eine wichtige Aufgabe steht an. Erinnern Sie sich möglichst nicht an frühere Aufgaben, die Sie erfolgreich gemeistert haben. Das würde Ihren Stress verringern. Malen Sie sich besser stattdessen in den schwärzesten Farben aus, wie katastrophal alles enden kann: Sie werden in der Prüfung keinen Funken des Stoffes nicht parat haben, Sie werden wie immer das Vorstellungsgespräch durch Ihre völlige Unsicherheit komplett vermasseln. Das wird einfach schrecklich enden, da gibt es überhaupt gar keine Alternative! Alle werden denken, dass Sie ein totaler Versager sind!
Der Lohn dieser Mühe: intensive Stressgefühle und körperliche Stressreaktionen.

Die Immer-ich-Brille

Warum grüßt der Arbeitskollege nicht? Weshalb ruft der Freund nicht an? Sie stehen mal wieder an der falschen Kasse im Supermarkt. Was geht Ihnen in solchen Situationen durch den Kopf?
Na klar, all diese Menschen legen Ihnen einen Stein in den Weg und wollen Ihnen das Leben schwermachen! Denken ist der ärgste Feind des Stresses. Wenn Sie den Druck, der auf Ihnen lastet, vermehren wollen, martern Sie sich besser mit Selbstvorwürfen wie: »Das darf doch nicht wahr sein, das kann doch nur mir passieren, immer ich, das gibt es doch gar nicht!« Stressgefühle stellen sich garantiert ein, wenn Sie die Widrigkeiten des Lebens persönlich nehmen und sich allein dafür verantwortlich fühlen, wenn etwas schief läuft.

Die Beweis-Brille

Mit dieser Strategie können Sie sich zuverlässig die Laune vermiesen. Sie müssen nur Ihre negativen Gefühle als Beweis und Tatsache dafür nehmen, dass etwas nicht mit Ihnen stimmt. »Ich fühle mich ganz hoffnungslos – also ist alles ganz hoffnungslos.« Und dann kleben Sie sich noch »Etikette« auf und betrachten Sie Ihre eigenen Charakter und Eigenschaften als unabänderlich: »Ich fühle mich wie ein Versager – also muss ich einer sein und daran kann keiner etwas ändern!«

Noch ein Beispiel für stressverschärfendes Gedankenkino par excellence

Ein Mann will ein Bild aufhängen. Den Nagel hat er, nicht aber den Hammer. Der Nachbar hat einen. Also beschließt unser Mann, hinüberzugehen und ihn auszuborgen. Doch da kommt ihm ein Zweifel: Was, wenn der Nachbar mir den Hammer nicht leihen will? Gestern schon grüßte er mich nur so flüchtig. Vielleicht war er in Eile. Aber vielleicht war die Eile nur vorgeschützt, und er hat etwas gegen mich. Und was? Ich habe ihm nichts getan; der bildet sich da etwas ein. Wenn jemand von mir ein Werkzeug borgen wollte, *ich* gäbe es ihm sofort. Und warum er nicht? Wie kann man einem Mitmenschen einen so einfachen Gefallen abschlagen? Leute wie dieser Kerl vergiften einem das Leben. Und dann bildet er sich noch ein, ich sei auf ihn angewiesen. Bloß weil er einen Hammer hat. Jetzt reicht's mir wirklich. – Und so stürmt er hinüber, läutet, der Nachbar öffnet, doch bevor er »guten Tag« sagen kann, schreit ihn unser Mann an: »Behalten Sie Ihren Hammer, Sie Rüpel!«
Aus Watzlawick (2009, S. 40f)

AB 63 /

P

Schritte zu mehr Gelassenheit – Wie wir äußeren und inneren Druck verringern können

Gelassenheit ist auch eine Frage unserer persönlichen »Lebensphilosophie«. Aber was kann uns helfen, mehr Gelassenheit zu entwickeln?
Hier sind einige Anregungen, wie wir Druck von außen und hausgemachten Stress verringern können. Vielleicht mögen Sie sich einen Vorschlag, der Sie anspricht einmal ausprobieren. Und machen Sie sich keinen Druck, den Druck zu verringern!

> Herr, gib mir die Gelassenheit, Dinge hinzunehmen, die ich nicht ändern kann.
> Gib mir den Mut, Dinge zu ändern, die ich ändern kann.
> Und gib mir die Weisheit, das eine vom andern zu unterscheiden.
> *Friedrich C. Oetinger (1702–1782)*

Fragen Sie sich doch einmal systematisch:

In welchen Situationen möchten Sie gelassener bleiben?

Was regt Sie immer wieder auf? Können Sie das beeinflussen?

Wenn nein – wer oder was kann es beeinflussen und wie haben Sie auf denjenigen oder dasjenige Einfluss? Wenn ja – was konkret können Sie tun?

Muskeln entspannen und Atmen nicht vergessen!
Wenn wir unter Stress stehen, geht unsere Atmung schnell und flach verbunden mit muskulären Anspannungen, besonders der Schulter-, Nacken- und Kiefermuskulatur. So trivial es vielleicht klingt, was auch passiert – atmen Sie erst einmal tief durch. Durch gezielt ruhiges und gleichmäßiges Atmen und indem wir gezielt unsere Muskeln entspannen, können wir den automatischen Teufelskreis von körperlicher Stressreaktion oder negativen Emotionen durchbrechen. Wir signalisieren so unserem Körper, dass die Situation »nicht so schlimm« ist.

Distanz aufbauen und zwischen Fakt und Bewertung zu unterscheiden
Versuchen Sie eine gewisse Distanz zu ihren Reaktionen und Überzeugungen zu gewinnen, statt sofort heftig zu reagieren. Sind Ihre Wahrnehmungen und Schlussfolgerungen angemessen und an der Sache orientiert oder lassen Sie sich durch Ihre Bewertungen, Emotionen und Vorurteile leiten? Passt das Gefühl zur Situation oder sind Sie in »alten Gefühlsnetzen« gefangen? Ist Ihr Gefühl aktuell so intensiv, dass Sie nicht vernünftig handeln können, dann schwächen Sie erst Ihr Gefühl ab, bevor Sie handeln. Wenn es möglich wird, die Gedanken und Gefühle mit etwas mehr Ruhe und

ausdrücklich als Gedanken und Gefühle wahrzunehmen und nicht als objektive Realität, dann kann eine Beruhigung eintreten: »Ich bin nicht meine Gedanken. Ich habe zwar Gedanken, aber es sind nur Gedanken, keine Tatsachen.« Die folgende Geschichte erzählt, dass was wir sehen und im ersten Moment wahrnehmen und für wahr halten, immer eine subjektive Interpretation, ein Bild bzw. eine Überzeugung ist, die sich in unserem Hirn geprägt durch unsere Biographie, unsere jeweilige Erwartung etc. gebildet hat.

Der Elefant

Eine Gruppe von Blinden traf auf einen Elefanten und fing an ihn mit Händen abzutasten. Einer sagte: »Es ist ein harter glatter Gegenstand, der etwas gebogen ist.« Der Andere sagte: »Nein, es ist ein runder Gegenstand wie ein Baumstumpf.« Der Dritte meinte: »Ich taste eine warme raue Wand.« Der Vierte vermittelte: »Ich taste eine lederne Quaste, die ich bewegen kann.« Und der Letzte erklärte: »Ich taste einen runden, länglichen, beweglichen Gegenstand.« Was ist nun der Elefant?

Versuchen Sie innerlich einen Schritt zurückzutreten und das Problem aus einer Beobachterperspektive betrachten. Beobachten Sie die Situation und sich selbst, so wie Sie eine andere Person beobachten würden. Fragen Sie sich dann, was Sie einer anderen Person in dieser Situation raten würden oder umgekehrt, was Ihnen ein guter Freund oder auch Ihr Therapeut raten würde.

Selbstmitgefühls-Mantra

Ein Prozess, der Stress und negative Gefühle oft verstärkt und zusätzliches Leid schafft, besteht darin, dass wir uns unsere eigenen emotionalen Reaktionen vorwerfen oder für unsere Gefühle kritisieren. Mantras sind ritualisierte Sätze, die der Selbsttröstung dienen (z. B. »Auch das geht vorbei« …)
Wenn Sie das nächste Mal Stress oder eine schwierige Emotion erleben, nehmen Sie einen tiefen Atemzug und vergegenwärtigen Sie sich, dass Sie gerade Stress oder Leid erleben.
Formulieren Sie einen Satz nach folgendem Muster: »Das ist jetzt gerade schwierig. Das ist menschlich. Es geht allen Menschen mal so. Ich darf jetzt freundlich und verständnisvoll mit mir sein und Mitgefühl mit mir haben.«
Nutzen Sie diese Musterelemente als Vorlage und finden Sie Ihre eigenen Worte und Formulierungen für Ihr persönliches Selbstmitgefühls-Mantra:

Schritte zu mehr Gelassenheit – Wie wir äußeren und inneren Druck verringern können

Fragen Sie sich Fragen! So schalten wir automatisch unseren Kopf ein und es können dann nicht mehr nur Gefühle herrschen. So können wir etwas Abstand von der Situation gewinnen und entdecken entweder Lösungsansätze oder, dass wir nichts tun können.

- Was genau ist im Moment so schlimm/beängstigend/stressig?
- Was könnte mir oder anderen im schlimmsten Fall passieren?
- Wie wahrscheinlich ist das?
- Was kann ich jetzt tun?

Die Perspektive wechseln durch Humor

Die Stressreaktion sollte uns in der Steinzeit beim Überlebenskampf helfen, schießt nur leider heute oft über das Ziel hinaus. Stellen Sie sich in Stresssituationen fünf einfache Fragen (von Hirschhausen, 2009):

(1) Bin ich tatsächlich in Lebensgefahr? Meistens ist das nicht der Fall.
(2) Ist jemand anderes in Lebensgefahr? Meistens auch nicht.
(3) Wenn ich noch drei Monate zu leben hätte, würde ich mich dann damit beschäftigen?
(4) Wenn ich versuche, das einem vierjährigen Kind zu erklären, und das Kind versteht nicht, was daran so wichtig sein soll, wer hat Recht?
(5) Wenn ich mir vorstellen kann, über das, was mich gerade so aufregt, in fünf Jahren zu lachen – warum nicht nach fünf Tagen oder manchmal auch schon nach Minuten?

Keiner kann wissen, wozu etwas gut ist

Die folgende Geschichte erzählt, dass keiner von uns wissen kann, wozu ein bestimmtes Ereignis gut ist, wobei damit auf keinen Fall die Wichtigkeit Ihrer Gefühle heruntergespielt werden soll. Manchmal hilft es, sich klarzumachen, dass unsere Reaktion auf ein Ereignis eine subjektive Wertung ist, die im nächsten Moment, Tag, Monat schon wieder ganz anders aussehen kann.

Ein alter Mann lebte zusammen mit seinem einzigen Sohn auf einer kleinen Farm. Sie besaßen nur ein Pferd, mit dem sie die Felder bestellen konnten und kamen gerade so über die Runden. Eines Tages lief das Pferd davon. Die Leute im Dorf kamen zu dem alten Mann und riefen »Oh, was für ein schreckliches Unglück!« Der alte Mann erwiderte aber mit ruhiger Stimme: »Wer weiß …, wer weiß schon, wozu es gut ist?« Eine Woche später kam das Pferd zurück und führte eine ganze Herde wunderschöner Wildpferde mit auf die Koppel. Wieder kamen die Leute aus dem Dorf: »Was für ein unglaubliches Glück!« Doch der alte Mann sagte wieder: »Wer weiß …, wer weiß schon, wozu es gut ist?« In der nächsten Woche machte sich der Sohn daran, eines der wilden Pferde einzureiten. Er wurde aber abgeworfen und brach sich ein Bein. Nun musste der alte Mann die Feldarbeit allein bewältigen. Und die Leute aus dem Dorf sagten zu ihm: »Was für ein schlimmes Unglück!« Die Antwort des alten Mannes war wieder: »Wer weiß …, wer weiß schon, wozu es gut ist?« In den nächsten Tagen brach ein Krieg mit dem Nachbarland aus. Die Soldaten der Armee kamen in das Dorf, um alle kriegsfähigen Männer einzuziehen. Alle jungen Männer des Dorfes mussten an die Front und viele von ihnen starben. Der Sohn des alten Mannes aber konnte mit seinem gebrochenen Bein zu Hause bleiben. »Wer weiß …, wer weiß, wozu es gut ist?«
Verfasser unbekannt

KAPITEL 10 /

Stressbewältigung und Regelung des Schlafverhaltens

Julia Veeh

10.1 Bedeutung von Stressbewältigung bei der Bipolaren Störung

Vulnerabilitäts-Stress-Modell

Als Erklärungsmodell der Bipolaren Störung geht man derzeit von einem Vulnerabilitäts-Stress-Modell aus. Es umfasst zum einen die ätiologischen Faktoren, die zum Ausbruch der Störung führen, zum anderen kann gleichzeitig erklärt werden, warum es zu Rezidiven kommen kann. Aufgrund der biologischen oder lerngeschichtlichen Vulnerabilität (= Verletzbarkeit, Anfälligkeit) reagieren die Patienten empfindsamer auf Stress und Störungen der biologischen Rhythmen und in Folge kann es zu einer Überlastungsreaktion kommen, die sich in affektiven Symptomen äußert. Durch zusätzliches Stresserleben ist schließlich das Risiko zum Ausbruch einer ersten affektiven Episode erhöht. Stress steht jedoch auch in Zusammenhang mit der Auslösung von Rezidiven im Krankheitsverlauf. In Interaktion mit biologischen Faktoren wirken psychosoziale Belastungsfaktoren als Auslöser. Stress, zwischenmenschliche Konflikte, belastende Lebensereignisse sowie Alkohol- oder Drogenmissbrauch spielen dabei eine wichtige Rolle. Aufgrund dessen ist eine Verbesserung des Umgangs mit Stress ein wichtiges Therapieziel bei der Bipolaren Störung (zu Erkärungsmodellen der Bipolaren Störung s. Kap. 2).

Stressbewältigung bei der Bipolaren Störung

Die Verbesserung der Stressbewältigungsfähigkeiten ist für bipolare Patienten nicht nur eine therapeutische Maßnahme zur Steigerung der Lebensqualität und der Selbstmanagementkompetenzen. Das Erlernen eines adäquaten Umgangs mit Stress ist elementarer Teil der Stimmungsstabilisierung und Rückfallprophylaxe. Es ist daher wichtig, die Patienten für die externen und internen Auslöser, die Bedingungsfaktoren (v. a. kognitive Bewertungen der Stressoren) und die individuellen Anzeichen von Stresserleben zu sensibilisieren. Im Anschluss sollten passende Stressbewältigungsstrategien erarbeitet und eingeübt werden. Es empfiehlt sich, das Vulnerabilitäts-Stress-Modell als Erklärungsmodell heranzuziehen, um die individuellen akuten und chronischen Stressfaktoren integrieren zu können. Dieses Kapitel konzentriert sich dabei überwiegend auf Stressbewältigungsmaßnahmen in Bezug auf kognitive Prozesse (stressverstärkende vs. stressmildernde Gedanken), Zeitmanagement, Organisationsstrategien und Schlafsicherung. Weitere Strategien finden sich in den anderen Kapiteln dieses Buches: Achtsamkeitstraining und Akzeptanz (s. Kap. 7), Entspannungsverfahren (s. Kap. 9), Umgang mit anderen, Lösen von Konflikten und Problemlösetraining (s. Kap. 11).

10.2 Schlafstörungen bei der Bipolaren Erkrankung

Definition **Insomnie** beschreibt nicht nur das allgemeine Fehlen von Schlaf, sondern auch Störungen von Ein- und Durchschlafen, in deren Folge die Betroffenen morgens nicht ausgeschlafen haben. **Hypersomnie** bezeichnet übermäßige Schlafzeiten, bei der das Schlafbedürfnis der Betroffenen zeitlich gesehen deutlich länger ist als das von Normalpersonen. Das Schlafbedürfnis kann dabei auch tagsüber stark sein.

Schlafstörungen haben bei der Bipolaren Erkrankung ein hohe Prävalenz: Während einer bestehenden depressiven Episode leiden viele Patienten unter massiven Beeinträchtigungen des Schlafs. Sie berichten von Ein- und Durchschlafstörungen und frühmorgendlichem Erwachen. Die Patienten liegen wach, grübeln (Gedankenkreisen), schaffen es jedoch aufgrund des Antriebsdefizits nicht, aufzustehen. Andererseits sind auch Hypersomnien häufig, bei denen die Patienten deutlich mehr als notwendig schlafen und überhaupt nicht in Schwung kommen. Beim manischen Syndrom sind

Schlafstörungen ebenfalls ein Hauptsymptom: Die Patienten kommen nicht zur Ruhe, fühlen sich innerlich unruhig und getrieben, haben viele Ideen und Gedankenrasen und fühlen sich nicht müde. Aufgrund des mangelnden Schlafbedürfnisses schlafen sie schließlich deutlich weniger oder gar nicht und fühlen sich am nächsten Tag trotzdem voller Elan. Veränderungen des Schlafrhythmus und der Schlafdauer sind bei vielen Patienten auch erste Frühwarnsymptome zu Beginn einer Krankheitsepisode.

Aktuelle Studien zeigen zudem, dass auch bei remittierten bipolaren Patienten Schlafstörungen mit 15 bis 60 Prozent sehr häufig sind (Sylvia et al., 2012). Diese Prävalenzangaben wurden nicht nur durch Selbstaussagen der Patienten, sondern auch mithilfe aktigrafischer Untersuchungen belegt (Bewegungen und Aktivität am Tag und der Nacht). Es lassen sich Anomalitäten des REM-Schlafs, erhöhte Einschlaflatenzen und eine reduzierte oder verlängerte Schlafdauer bzw. Schlafunterbrechungen nachweisen.

Viele Patienten haben die Annahme, dass die »normale Schlafdauer« 8 Stunden betrage und sie mindestens so lange schlafen müssen. Allerdings zeigen Studien eine Variation der Schlafdauer in der Bevölkerung von 4 bis 10 Stunden, wobei der Mittelwert bei 7,5 bis 8 Stunden liegt. Abweichungen bei Kurz- und Langschläfern sind jedoch häufig. Wichtiger erscheint das Kriterium der Erholsamkeit von Schlaf.

Chronobiologie: Auffälligkeiten der zirkardianen Rhythmik

Des Weiteren ist bekannt, dass die Bipolare Störung mit Anomalitäten im Schlafrhythmus bzw. den zirkadianen Rhythmen zusammenhängt (Murray & Harvey, 2010). Beim Menschen sind die Schlaf- und Wachzeiten eng mit anderen biologischen Rhythmen (Hormone, Körpertemperatur) assoziiert. Insbesondere bei der Bipolaren Störung und der damit einhergehenden Vulnerabilität können Unregelmäßigkeiten im Schlaf-Wach-Rhythmus zu einer Desynchronisation verschiedener biologischer Rhythmen führen und damit Rezidive auslösen.

Schichtarbeit, Nachtdienste, Fernreisen mit Jetlag oder chronischer Lichtmangel wirken sich sehr ungünstig auf bipolare Patienten aus. Deshalb ist bei dieser Patientengruppe eine gewisse Regelmäßigkeit der Ruhe-, Aktivitäts- und Schlafzeiten elementar. Die Einhaltung einer Tagesstruktur kann damit den Verlauf der Erkrankung positiv beeinflussen.

Ein starker Zusammenhang zwischen zirkadianer Rhythmik und der Bipolaren Störung zeigt sich außerdem zwischen Schlafmangel und der Auslösung bzw. Verstärkung manischer Episoden. Eine Veränderung der Schlafdauer führt schon am nächsten Tag bei fast der Hälfte der Patienten zu einer Veränderung der Stimmung. Dabei ging eine Abnahme des Schlafes mit einer Steigerung der Stimmung einher, während eine Zunahme der Schlafdauer zu einer Verschlechterung der Stimmung führte (Bauer et al., 2006).

Neben Licht und der Ausschüttung des Schlafhormons Melatonin gibt es noch andere, schwächere Zeitgeber für die Zirkadianrhythmik. Dies sind soziale Signale, die Einnahme von Mahlzeiten, aber auch geistige Aktivität und körperliche Bewegung. Störungen dieser sozialen, alltäglichen Abläufe können damit auch die biologischen Zeitgeber stören. Deshalb sind die sogenannten »Life Events« häufige Auslöser für affektive Episoden, da sie als massive Stressoren die sozialen Rhythmen der Person durcheinanderbringen.

10.3 Interpersonelle Soziale Rhythmustherapie (IPSRT)

Die Interpersonelle Soziale Rhythmustherapie (IPSRT, Frank et al. 1999; 2000) zielt genau auf diese Problematik bei der Bipolaren Störung ab und ist in den USA sehr populär. Neben der Fokussierung auf interpersonelle Probleme und deren Lösung zielt die Therapieform auf die Stabilisierung der gesamten zirkadianen Rhythmik ab, indem sogenannte »Zeitgeber« bewusst strukturiert werden, um die sozialen Abläufe der Patienten zu synchronisieren. Basis ist die *Soziale-Zeitgeber-Theorie,* die als Modell zur Erklärung der Ätiologie der Depression entwickelt wurde (Ehlers, 1988). Diese Theorie besagt, dass Lebensereignisse soziale Zeitgeber (Mahlzeiten, Bettgehzeiten, Freizeit etc.) verändern können und damit die sozialen Rhythmen der Person beeinflussen. Da diese wiederum eng mit den biologischen Rhythmen assoziiert sind, werden diese ebenfalls gestört, sodass depressive Episoden ausgelöst werden.

Die Soziale Rhythmustherapie leitet die Patienten an, einen Alltag mit einer klaren Tagesstruktur zu etablieren. Dies umfasst die Einhaltung regelmäßiger Schlaf-Wach-Zeiten, Mahlzeiten und regelmäßige Pflichterfüllung (Schule, Studium, Arbeit, etc.). Zudem wird auf eine ausgewogene Freizeitgestaltung, regelmäßige soziale Kontakte und ausgewogene Ruhe- und Aktivphasen geachtet. Dies wird erreicht durch

- Erfassung und Analyse des instabilen Musters (Protokolle);
- Festlegen der Ziele, wie die Rhythmen besser stabilisiert werden können;
- Suche nach Triggern, die die Person aus dem Rhythmus bringen;
- Suche nach Elementen, die Rhythmus schaffen (Routinen, Regelmäßigkeiten entwickeln);
- Analyse, wie viele Aktivität bzw. Ruhephase die Person benötigt. Dabei soll sowohl Inaktivität (depressionsfördernd) als auch Überstimulation (maniefördernd) vermieden werden.

10.4 Hinweise zu den Arbeitsmaterialien

AB 64 / Vulnerabilitäts-Stress-Modell richtet sich an Patienten und erläutert das Erklärungsmodell der Bipolaren Störung und das Zusammenwirken einer Disposition, chronischen und akuten Stressfaktoren.
AB 65 / Immer wenn ... soll den bipolaren Patienten ermöglichen, ihre typischen Stresssituationen zu identifizieren.
AB 66 / Reaktionen auf Stress gibt typische Stresssymptome vor. Patienten sollen dadurch in der Zukunft besser in der Lage sein, Stresssignale bei sich zu deuten, um entsprechende Gegenstrategien anwenden zu können.
AB 67 / Warum fühlen wir uns überhaupt gestresst? richtet sich an Patienten und erläutert den Einfluss kognitiver Prozesse und Einstellungen beim Stresserleben.
AB 68 / Stressbezogene Gedanken und Bewertungen gibt Beispiele für typische stressverstärkende Gedanken und deren zugrundeliegenden Grundannahmen bzw. Einstellungen.
INFO 13 / Strategien zur Stressbewältigung vermittelt anhand des Vulnerabilitäts-Stress-Modells die verschiedenen Ansatzpunkte von Maßnahmen zur Stressbewältigung.
AB 69 / Stressprotokoll – welche Gedanken feuern Stressgefühle an? Dieses Protokoll richtet sich an Patienten, denen es schwerfällt, die Gedanken zu reflektieren.
AB 70 / Stressgedanken abmildern richtet sich an Patienten und gibt eine Vorlage mit konkreten Fragen, die zur kognitiven Umstrukturierung und Neubewertung von belastenden Situation dienen soll.
AB 71 / Stressmildernde Gedanken gibt Beispiele für stressreduzierende funktionale Gedanken. Die Auflistung soll den Patienten als Ideen-Liste dienen.
AB 72 / Organisationsstrategien für den Alltag zeigt Möglichkeiten, warum man sich in Situationen gestresst fühlen kann (Problembereiche) und gibt entsprechende Bewältigungsstrategien vor.
AB 73 / Prioritäten setzen stellt den Nutzen von To-do-Listen vor und ermöglicht Patienten anhand einer Tabelle ihre Erledigungen zu sortieren und zu organisieren.
AB 74 / Wochenplan gibt den Patienten einen klassischen Stundenplan vor, der zur prospektiven Planung der Woche und/oder der retrospektiven Protokollierung von Tätigkeiten genutzt werden kann.
INFO 14 / Schlaf und die innere Uhr ist ein Informationsblatt für Patienten, welches über Schlaf bei der Bipolaren Störung, Schlafstörungen und den Biorhythmus informiert.
INFO 15 / Tipps zum Schlafverhalten richtet sich an Patienten und gibt bewährte Regeln zur Schlafhygiene vor.
AB 75 / Die innere Uhr – wie ist Ihr Rhythmus? soll die Patienten anregen, sich über ihren Biorhythmus Gedanken zu machen, um ihre Tagesstruktur ihrer inneren Uhr besser anpassen zu können. (Angelehnt an Frank, 2005)
AB 76 / Mein bisheriger Tagesrhythmus stellt ein Protokoll zur Erfassung des bisherigen Tagesrhythmus der Patienten dar. Es sollte über mehrere Wochen geführt werden.
AB 77 / Stabilisierung meiner Tagesstruktur richtet sich an Patienten zur Protokollierung von Tagesaktivitäten und enthält eine Kontrolle (Punktwert ausrechnen), inwiefern eine regelmäßige Tagesstruktur eingehalten wird. (Angelehnt an Frank, 2005)

Vulnerabilitäts-Stress-Modell

Stress wirkt bei einer Veranlagung für die Bipolare Störung als auslösender Faktor bzw. Verstärker für Krankheitssymptome. Im Folgenden wollen wir Ihnen erklären, warum das so ist und warum Sie besonders darauf achten sollten, wie Sie mit Stress in Ihrem Alltag umgehen.

Vulnerabilität

Der Begriff der Vulnerabilität lässt sich als Anfälligkeit oder Verletzbarkeit aufgrund von länger andauernden Belastungsfaktoren beschreiben. Sie beeinflusst, wie eine Person auf Stress und Belastungen aus der Umwelt reagiert. Die Vulnerabilität für die Bipolare Störung kann eine genetische (biologische) Veranlagung sein, aber auch psychosozial bedingt sein, z. B. durch negative Lernerfahrungen in der Kindheit. Eine Anfälligkeit kann zusätzlich durch chronischen Druck und Stress im Alltag, Dauerkonflikte in Beziehungen, fehlende Kompetenzen zur Entspannung oder eine körperliche Erkrankung verstärkt sein. Zudem können ungünstige Denkmuster, hohe Leistungsansprüche oder ständige Unzufriedenheit zu einem dauerhaft hohen Stressniveau beitragen.

Akute Stressoren sind emotional belastende Ereignisse, z. B. Streit mit dem Partner, Kritik vom Chef, Zeitdruck, ein platter Fahrradreifen … Stress kann aber auch durch Ereignisse ausgelöst werden, die auf den ersten Blick positiv sind, wie z. B. eine Geburtstagsfeier, eine Hochzeit oder die Geburt eines Kindes.

Das Zusammenwirken der Vulnerabilität (dauerhafte Belastungen) und akutem Stress kann schließlich zum Ausbruch der Bipolaren Störung oder später zur Auslösung von akuten Krankheitsepisoden führen. Jeder Mensch hat dabei eine persönliche Schwelle, d. h. eine Grenze der individuellen Belastbarkeit. Schutzfaktoren (z. B. soziale Unterstützung, medikamentöse Therapie) bewirken dabei eine Erhöhung der Schwelle, sodass man gegenüber Belastungen mehr Widerstandskräfte hat.

Das folgende Schaubild (aus Hagena & Gebauer, 2014) verdeutlicht, dass wir mit akutem Stress besser umgehen können, wenn unser allgemeines Stressniveau geringer ist, weil dann die Schwelle (= Überlastung) nicht überschritten wird. Möglicherweise haben Sie schon die Erfahrung gemacht, dass Ihnen der Umgang mit stressigen Situationen mal leichter, mal schwerer fällt. Oder Sie konnten in der Vergangenheit deutlich leichter mit Stressoren umgehen als heute. Dies könnte daran liegen, dass Ihre Grundanspannung, d. h. Ihr allgemeines Stressniveau unterschiedlich hoch war. Wir können besser mit akutem Stress und schwierigen Situationen umgehen, wenn unser Befinden eher entspannt, ruhig und gelassen ist. Wenn unser allgemeines Stressniveau jedoch insgesamt schon sehr hoch ist, können schon kleine Stressoren und tägliche Ärgernisse Ihren Stresspegel enorm in die Höhe treiben, sozusagen »das Fass zum Überlaufen bringen«. Wenn Ihre individuelle Schwelle der Belastbarkeit überschritten ist, kann es schließlich zum Ausbruch einer depressiven oder manischen Phase kommen.

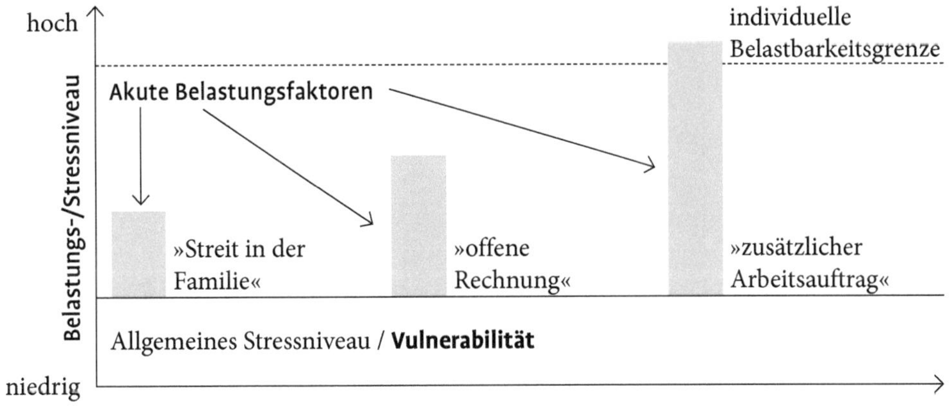

AB 64 /

Vulnerabilitäts-Stress-Modell

Überlegen Sie sich nun, welche dauerhaften Belastungen (Vulnerabilität) bei Ihnen vorliegen und tragen Sie dies in das nächste Schaubild ein. Im Anschluss überlegen Sie bitte, welche akuten Belastungen in der letzten Zeit (oder vor der letzten Erkrankungsphase) aufgetreten sind.

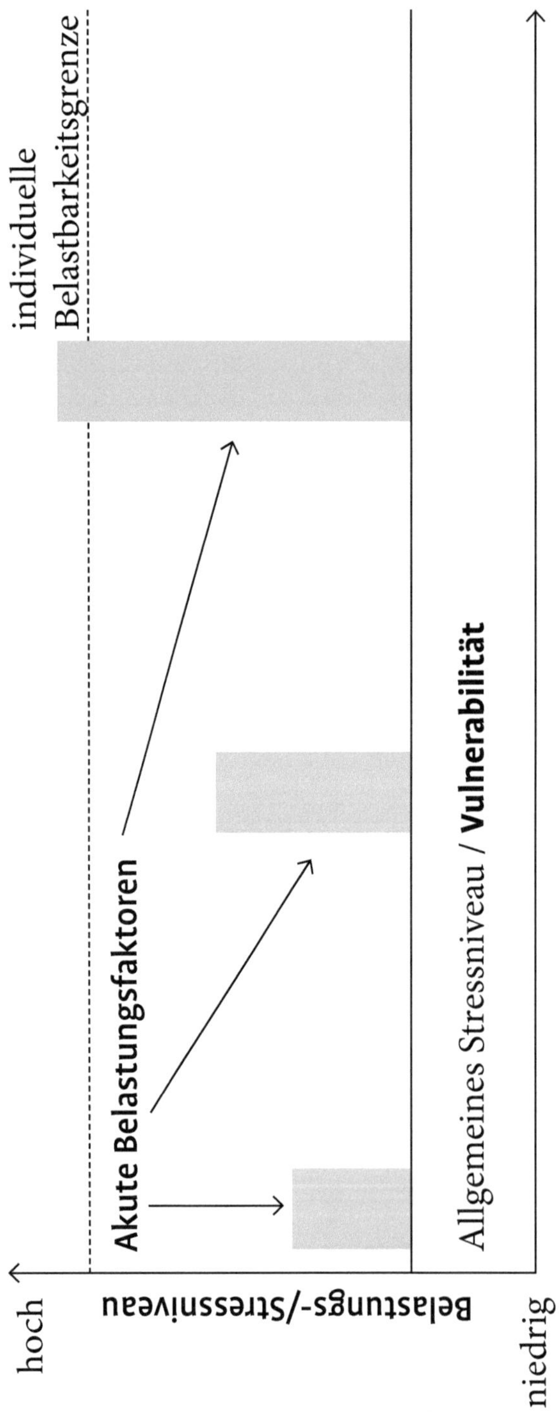

AB 65/

P

Immer wenn …

Was versetzt Sie in Stress? Was macht Unruhe oder bringt Sie auf die Palme?
Sammeln Sie pro Lebensbereich klassische Situationen (Anforderungen, belastende Situationen), die für Sie Stress bedeuten.

Bereich	**Situationen**
Ausbildung/Beruf (Chef, Kollegen, Aufgaben, Prüfungen …)	Immer wenn …
Partnerschaft (Tagesrhythmus, Ansichten, Angewohnheiten …)	Immer wenn …
Kindererziehung (Trotz, Streitigkeiten, Überforderungen, Lärm …)	Immer wenn …
Familie (Erwartungen, Verpflichtungen, zu wenig Zeit …)	Immer wenn …
Freunde (Erwartungen, Diskussionen …)	Immer wenn …
Hobby/Freizeit (Verein, Wetter …)	Immer wenn …
Straßenverkehr (Trödler, Beifahrer …)	Immer wenn …
Organisatorisches (Erledigungen, Verpflichtungen, Finanzielles …)	Immer wenn …
Haushalt (Unzufriedenheit, nie endende Tätigkeiten …)	Immer wenn …
	Immer wenn …
	Immer wenn …

(nach Wagner-Link, 2010)

Betrachten Sie im Anschluss Ihre typischen Stresssituationen in der Tabelle.
Haben die Stressoren etwas gemeinsam? Wenn ja: Was haben diese Situationen gemeinsam?

AB 66 /

P

Reaktionen auf Stress

Stresserleben zeigt sich auf verschiedene Art und Weise, häufig kommt es aufgrund der Ausschüttung von Stresshormonen zu mehr oder weniger starken körperlichen Reaktionen. Einige dieser Stressreaktionen treten besonders stark bei akutem Stress auf (z. B. Herzrasen, Hektik, Überforderungsgefühl), andere können auch durch chronischen Stress dauerhaft vorhanden sein (z. B. Magenbeschwerden, Schlafstörungen, Unzufriedenheit).

Markieren Sie in den vier Feldern, welche Stressreaktionen Sie von sich kennen und ergänzen Sie noch weitere für Sie typische Stresssymptome. Denken Sie dabei am besten an konkrete Stressreaktionen in den letzten Wochen. In Zukunft sollte es Ihnen dadurch besser möglich sein, zu erkennen, ob Sie gerade unter Stress leiden, um frühzeitig entsprechende Bewältigungsstrategien einsetzen zu können. Wenn wir die Stresssignale unseres Körpers kennen und beachten, dann haben wir die Chance, rechtzeitig gegenzusteuern, bevor es zu ernsteren gesundheitlichen Beschwerden kommt.

Körper

☐ Kopfschmerzen
☐ Muskelzuckungen
☐ Magen-Darm-Beschwerden
☐ Sodbrennen
☐ Herzrasen
☐ Schwitzen
☐ hoher Blutdruck
☐ Müdigkeit
☐ Erschöpfung
☐ Schwindel
☐ Appetitlosigkeit
☐ Rückenschmerzen
☐ Verspannungen
☐ Anfälligkeit für Infekte
☐ Zyklusstörungen (Frau)
☐ ....
☐ ....

Denken

☐ Ablenkbarkeit
☐ Konzentrationsprobleme
☐ Blackouts
☐ Wortfindungsstörungen
☐ Vergesslichkeit
☐ ....
☐ ....
☐ ....

STRESS

Gefühle

☐ Lustlosigkeit
☐ Deprimiert, frustriert
☐ Gereiztheit, Genervt sein
☐ Überforderungsgefühl
☐ Unzufriedenheit
☐ Angstgefühle, Sorgen
☐ ....
☐ ....

Verhalten

☐ Unruhe
☐ Rastlosigkeit, hektisch
☐ Schlafstörungen
☐ Antriebslosigkeit
☐ sexuelle Unlust
☐ Nägelkauen
☐ Zähneknirschen
☐ Aktionismus
☐ schnelles Sprechen
☐ ....
☐ ....

AB 67

P

Warum fühlen wir uns überhaupt gestresst?

Betrachten Sie nochmals die Auflistung Ihrer typischen Stressoren auf AB 66. Kennen Sie Personen, die deutlich gelassener mit diesen Situationen umgehen würden? Dies könnte daran liegen, dass wir Menschen dieselben Situationen sehr unterschiedlich bewerten.
Meist fühlen wir uns besonders unter Stress, wenn bestimmte Anforderungen an uns gestellt werden, denen wir uns nicht gewachsen fühlen. Herausforderungen und schwierige Situationen sind demnach objektiv gesehen kein Stress, sondern wirken sich nur dann negativ aus, wenn wir das Gefühl haben, dass unsere Bewältigungskompetenzen nicht ausreichen.
Außerdem kann Stress entstehen, wenn uns etwas sehr wichtig ist (Ziele, Werte) und wir Angst haben, dass wir es nicht erreichen. Auch hier geht es letztlich nicht um eine objektive oder realistische Gefahr. Entscheidend dafür, wie heftig wir Stress erleben, ist allein, wie bedrohlich wir die Situation in Bezug auf unsere Ziele und Motive einschätzen.
Die subjektive Bedeutung spielt also beim Stresserleben eine wichtige Rolle. Durch unsere Einstellungen, Werte und Motive können wir unser Stresserleben anfeuern oder abmildern.

Die folgenden Einstellungen führen häufig zu einem hohen Stresserleben. Oft stellt man sehr hohe Erwartungen an sich selbst, die einem das Leben schwer machen. Welche Erwartungen stellen Sie an sich? Überlegen Sie sich, ob Sie zu einer oder mehreren dieser Annahmen tendieren und besprechen Sie diese mit Ihrem Therapeuten (nach Kaluza, 2012).

☐ ***Sei perfekt!*** (überhöhter Wunsch nach Erfolg, Selbstbestätigung und Anerkennung durch andere über Leistung)

☐ ***Sei beliebt!*** (überhöhter Wunsch nach Zughörigkeit, Angenommensein und Liebe)

☐ ***Sei stark!*** (überhöhter Wunsch nach persönlicher Unabhängigkeit und Selbstbestimmung)

☐ ***Sei vorsichtig!*** (überhöhter Wunsch nach Sicherheit)

☐ ***Ich kann nicht!*** (überhöhter Wunsch nach eigenem Wohlbefinden und einem bequemen Leben)

☐ ***Behalte immer die Kontrolle!*** (überhöhter Wunsch nach Kontrolle über Situationen und Personen)

☐ ***Vertraue nur dir selbst!*** (Misstrauen und soziale Abkapselung)

AB 68 /

Stressbezogene Gedanken und Bewertungen

In diesem Fragebogen finden Sie typische stressverstärkende Gedanken. Markieren Sie bitte, welche Gedanken Sie von sich kennen, wenn Sie mit einer schwierigen Situation konfrontiert sind. Die Auflistung ermöglicht Ihnen und Ihrem Therapeuten eine Übersicht über individuelle stressauslösende Gedanken.

Stressverstärkende Gedanken und Einstellungen	**nie**	**manchmal**	**häufig**
Das schaffe ich nicht!			
Ich darf keine Fehler machen!			
Ich muss es allen recht machen!			
Was wird meine Familie (o. a.) sagen?			
Ich darf nicht wütend sein!			
Ich muss mich darum kümmern!			
Bloß keine Schwäche zeigen!			
Ich muss zu allen freundlich sein!			
Es muss perfekt werden!			
Ich bin ausgeliefert!			
Warum tut die Person das? Da steckt doch was dahinter!			
Ich halte das nicht aus!			
Wenn ich nicht rechtzeitig fertig werde, ist Person X verärgert.			
Was habe ich nun wieder falsch gemacht?			
Ich muss abhauen.			
Ich muss nur viel nachdenken, dann löse ich das Problem!			
Ich fange schon an zu zittern!			
Ich muss das alles noch heute schaffen!			
Ich werde/könnte versagen!			
Das gibt es doch nicht! Immer ich!			
Ich bekomme nie etwas hin!			
Jetzt hängen sie den Fehler wieder mir an!			
Ich verliere die Kontrolle!			
Sonstiges:			
Sonstiges:			

INFO 13/

P

Strategien zur Stressbewältigung

Betrachten Sie bitte nochmals, wie Sie AB »Vulnerabilitäts-Stress-Modell« ausgefüllt haben. Was müsste sich ändern, damit Sie besser mit Stress umgehen können bzw. weniger Stress empfinden?
Es gibt sicherlich viele verschiedene Herangehensweisen, da jeder Mensch individuell anders reagiert und v. a. auf andere Dinge mit Stress reagiert. Trotzdem gibt es einige Strategien, um besser mit Stress umzugehen. Man kann versuchen, chronisches Stressempfinden und eine damit einhergehende Daueranspannung zu reduzieren. Bei einer ausgeglichenen Grundstimmung können uns akute Stressoren weniger schaden. Diesen täglichen Stressoren fühlt man sich teilweise hilflos ausgesetzt, da wir ihnen meist nicht aus dem Weg gehen können. Aber auch hier können wir überlegen, ob akuter Stress reduziert werden kann, indem wir z. B. Kompetenzen aufbauen oder die oft sehr automatischen Bewertungen dieser Stresssituationen bewusst verändern. Außerdem können wir versuchen, die Schwelle der Belastbarkeit zu erhöhen, indem wir uns durch therapeutische Maßnahmen widerstandsfähiger machen.
Sammeln Sie mit Ihrem Therapeuten mögliche Stressbewältigungsstrategien für Ihren Alltag anhand Ihres Vulnerabilitäts-Stress-Modells! Hier einige Ideen:

Stressoren abmildern

Veränderung stressverstärkender Gedanken, positive Selbstinstruktionen, Zeitmanagement, Veränderung des Umfelds (z. B. Lärm und Ablenkung reduzieren), Arbeitszeit/Aufgaben reduzieren, Pausen einplanen, Kompetenzen aufbauen (z. B. Kommunikation, Nein-Sagen, Probleme lösen)

Belastbarkeit erhöhen

z. B. Aufbau sozialer Kontakte (Netzwerk für Unterstützung), regelmäßige Einnahme stimmungsstabilisierender Medikamente, auf ausreichend Schlaf, Tagesstruktur und Biorhythmus achten

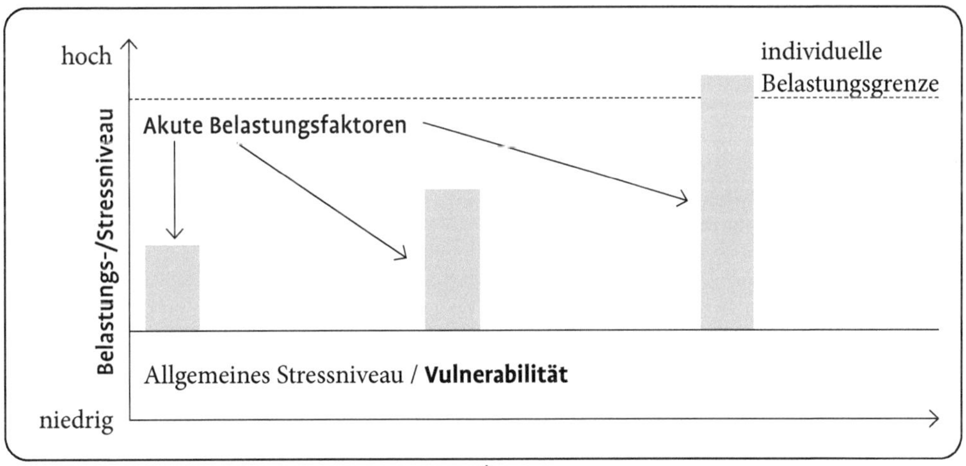

Vulnerabilität/Grundanspannung reduzieren

z. B. regelmäßige Anwendung einer Entspannungstechnik, Achtsamkeitstraining, regelmäßige Bewegung und Sport, Lösen von Dauerproblemen und chronischen Konflikten, Einplanen von Erholung und Genuss, eigene Ansprüche (Perfektionismus, Leistungsstreben, Kontrollbedürfnis, Einzelkämpfertum etc.) verändern

AB 69

Stressprotokoll – welche Gedanken feuern Stressgefühle an?

Versuchen Sie sich in der nächsten Zeit bei stressigen Situationen zu beobachten, um klassischen stressverstärkenden Gedanken zu identifizieren. Überlegen Sie sich danach, welche Gedanken Ihnen in dieser stressigen Situation besser geholfen hätten, um sie zu bewältigen.

Situation	**Automatischer Gedanke (»Was ging mir durch den Kopf?«)**	**Gefühle Stressniveau (0–100)**	**Hilft mir der Gedanke, mein Ziel zu erreichen bzw. mich gut zu fühlen?**	**Formulieren Sie einen hilfreichen funktionalen Gedanken.**

Stressgedanken abmildern

Stress entsteht im Kopf: Es ist die Summe aus der Bewertung einer bestimmten Situation oder Lebenslage – z. B. als unangenehm oder bedrohlich – und der negativen Einschätzung der eigenen Kompetenzen, etwa diese Situation oder Lebenslage nicht durchstehen zu können. Um sich in Stresssituationen auf stressmindernde Gedanken zu bringen, kann es hilfreich sein, die eigenen Gedanken in Stresssituationen zu hinterfragen.

Situation: ....

....

....

Wie sehr fühlen Sie sich gestresst?

Stress-Barometer 0 ☐☐☐☐☐☐☐☐☐☐☐☐☐☐☐☐☐☐☐☐☐☐☐☐☐ 100

Gedanke in der Situation:

....

....

....

Hilft Ihnen der Gedanke, sich so zu fühlen und zu verhalten, wie Sie möchten? Erreichen Sie damit Ihr Ziel?

☐ Ja

☐ Nein

Wenn NEIN → Gedanken hinterfragen
→ Gedanken stoppen und durch hilfreichen Gedanken ersetzen

Stellen Sie sich nun folgende Fragen:

Entspricht es den Tatsachen, dass das Schlimme, was ich mir vorstelle, passieren wird? Oder existiert es nur in meiner Phantasie?

....

....

....

Stressgedanken abmildern

Ist es wahrscheinlich, dass das Schlimme, was ich mir ausmale, passieren wird? Oder ist es nur möglich?

Wenn es wahrscheinlich ist, dass das eintritt, was ich befürchte, ist es dann tatsächlich so schlimm?

Was denkt wohl eine Person, die ich sehr schätze und die Situation vermutlich besser verkraftet?

Wie werde ich später, morgen, in einem Monat oder in einem Jahr noch an diese Situation denken?

Habe ich schon einmal eine ähnlich schwierige Situation gemeistert? Wie?

Stressgedanken abmildern

Was würde ich einem Freund/einer Freundin zur Unterstützung sagen, der/die sich in einer ähnlichen Situation befindet?

Was würde mir ein guter Freund/eine gute Freundin in dieser Situation zur Ermutigung sagen?

Gibt es etwas, an das ich mich in dieser Situation erinnern kann und das mir Mut und Sicherheit gibt?

Wie wichtig ist diese Situation wirklich für mich?

Was passiert mit Ihren Stressgefühlen, wenn Sie diese Fragen beantworten?

Stress-Barometer 0 ☐☐☐☐☐☐☐☐☐☐☐☐☐☐☐☐☐☐☐☐☐☐☐☐☐ 100

Wie könnte ein Gedanke lauten, der Ihnen hilft, sich so zu fühlen oder zu verhalten, wie Sie möchten bzw. wie es hilfreich für Sie ist?

AB 71/

P

Stressmildernde Gedanken

In dieser Liste finden Sie Vorschläge für stressreduzierende Gedanken, die Ihnen helfen können, in schwierigen Situationen einen kühlen Kopf zu bewahren. In emotional belastenden Situationen können Sie sich mit Hilfe dieser Selbstinstruktionen beruhigen, um weitere Stressbewältigungsstrategien anwenden zu können und die Situation besser zu bewältigen. Bestenfalls notieren Sie sich Ihre hilfreichen Gedanken und führen diese stets mit sich (z. B. Kärtchen im Portemonnaie oder elektronische Notiz im Handy).

Ruhe bewahren!	Ich muss es nicht perfekt machen.
Ich werde es schon schaffen!	Ich konzentriere mich auf die Lösung des Problems.
Ich habe in der Vergangenheit schon viel Schwierigeres geschafft!	Das ist kein Weltuntergang.
Hier wird auch nur mit Wasser gekocht.	Morgen ist ein neuer Tag.
Ich lasse mich nicht aus der Ruhe bringen.	Ich lasse mich nicht unter Druck setzen.
Nichts überstürzen, ich schaue mir erst mal alles in Ruhe an.	Aufregung und Grübeln bringt mich nicht weiter.
Eins nach dem anderen.	Ich lasse mich nicht unterkriegen!
Tief durchatmen, ich bleibe ruhig.	Das ist keine Katastrophe, es gibt Schlimmeres.
Wenn ich es geschafft habe, werde ich mich gut fühlen und stolz sein.	Andere machen auch Fehler.
Ich darf mir Hilfe und Unterstützung holen!	Ich mache erst mal eine Pause.
Das ist alles halb so schlimm.	In der Ruhe liegt die Kraft.
Was ich nicht kann, kann ich lernen.	Bisher habe ich auch alles geschafft!
Wie könnte Ihr hilfreicher Gedanke lauten, den Sie sich zur Unterstützung sagen können, wenn es »hart auf hart kommt« oder »stressig« ist?	

AB 72 / Organisationsstrategien für den Alltag

Eine gute Organisation ist nicht nur bei der Arbeit notwendig, sondern auch, um Privates und Berufliches gut miteinander in Einklang zu bringen. Alltagsorganisation hat stets das Ziel, das Leben zu erleichtern und vielfältige Aufgaben sinnvoll zu bearbeiten. Gleichzeitig sollen auch die Freizeit und die eigenen Interessen weiterhin wahrnehmbar sein. In der modernen Stressforschung wird immer deutlicher, dass es nicht allein schwere Belastungszeiten oder sehr schlimme Verlustereignisse sind, die eine Bedeutung für unser Wohlbefinden oder das Entstehen von Krankheiten und psychischen Störungen haben. Die vielen kleinen Belastungen des Alltags (Stressoren) summieren sich gerade dann zu schwerwiegenden Problemen, wenn keine geeigneten Möglichkeiten zur Veränderung oder ein guter Ausgleich für das Problem gefunden werden kann. Häufig handelt es sich dabei um Mängel in der Organisation und Einteilung von Aufgaben oder auch Langeweile und Unterforderung. Nicht immer muss also ein Zuviel an Arbeit oder Belastungen auslösend sein.

Ein erster Schritt zur Verbesserung der eigenen Organisationsstrategien ist die Identifikation des zugrundeliegenden Problems. Überlegen Sie danach, was Ihnen helfen kann, diese zu überwinden. In der rechten Spalte finden Sie einige Tipps, wie Sie Ihren Alltag strukturieren und organisieren können.

Problem	**Anwendbare Strategie**
Ich habe oft Probleme bei der Aufrechterhaltung meiner Aufmerksamkeit für Arbeit oder andere Aktivitäten.	☐ Aufgaben in kleinere Einheiten einteilen. ☐ Regelmäßige Pausen einlegen. ☐ Kein Multi-Tasking von sich erwarten, dazu ist das menschliche Gehirn nur in der Lage, wenn es sich um völlig automatisierte Tätigkeiten handelt. ☐ Konzentration im Alltag trainieren durch anspruchsvolle Aufgaben und Gedächtnistraining. ☐ Arbeitshaltung einnehmen (z. B. am Schreibtisch sitzend).
Ich verliere oder verlege häufig Dinge, die für Erledigungen wichtig sind, das kostet mich viel Zeit.	☐ Feste Plätze für bestimmte Gegenstände einrichten, z. B. für Schlüssel, Portemonnaie ein fester Platz im Flur. Diese Routinen für ein paar Wochen bewusst einüben. ☐ Eine Ablage für Post einrichten und einen festen Zeitpunkt in der Woche bestimmen, an dem Unterlagen bearbeitet werden (nichts in der Schublade verschwinden lassen!). ☐ Ein Ablagesystem für den Alltag erstellen: verschiedene Boxen/Kartons/Ordner bestimmen und beschriften.
Ich schiebe viele Dinge vor mir her, erledige Vieles »auf die letzte Minute«.	☐ Versuchen Sie sich »warm zu arbeiten«, d. h. erst mit leichteren Tätigkeiten anzufangen. ☐ Erfolgserlebnis und Zufriedenheitsgefühl vor Beginn der Tätigkeit vorstellen. Machen Sie sich bewusst, dass Sie sich danach besser fühlen werden. ☐ Lassen Sie Ihr schlechtes Gewissen »reden«! Führen Sie sich z. B. vor Augen, was passiert, wenn Sie etwas nicht tun (»Wenn ich jetzt nicht Sport mache, bekomme ich wieder Rückenschmerzen«; »Wenn ich jetzt nicht aufräume, muss ich morgen alles auf einmal machen«).

Organisationsstrategien für den Alltag

Problem	Anwendbare Strategie
Ich vermeide häufig Tätigkeiten, die unangenehm sind, und halte mich mit schöneren Sachen auf.	☐ Sich Belohnungen in Aussicht stellen, wenn Arbeit getan ist (»Wenn ich das geschafft habe, gönne ich mir …«). ☐ Überlegen, was die Hürde ist, warum Sie etwas nicht machen und dann eine Gegenstrategie überlegen (z. B. »Ich habe Angst jemanden persönlich anzurufen!« Vielleicht kann eine E-Mail schreiben? Oder das Telefonat vorher üben?). ☐ Hinterfragen Sie Ihre Motive: »Habe ich Angst zu versagen/einen Fehler zu machen/andere oder mich zur enttäuschen? Bin ich gerade nur trotzig, schade mir damit aber nur selbst?« Ist dies realistisch gesehen angebracht? Kann ich trotz dieser Hemmnisse die ersten Schritte gehen? ☐ Hinterfragen Sie Ihre bisherigen Ausreden, warum Sie etwas nicht tun können. Stimmt das wirklich? Sind diese Ausreden vielleicht nur vorgeschoben? ☐ Ziel vor Augen führen und ein Ziel benennen: Was wollen Sie erreichen?
Ich vergesse häufig Termine oder wichtige Dinge zu erledigen.	☐ Pinnwand nutzen (und regelmäßig ausmisten). ☐ Kalender führen und alle festen regelmäßigen Termine eintragen. ☐ Elektronische Hilfen (Wecker, Handy-Erinnerungen etc.) nutzen.
Ich bin leicht ablenkbar durch äußere Reize.	☐ Alles, was potenziell beim Arbeiten und Konzentrieren ablenkt, wegräumen (z. B. Schreibtisch aufräumen). ☐ Störquellen beseitigen (z. B. Handy, Radio, Fernseher ausschalten). ☐ Bewusstes Selbstgespräch einsetzen: »Darum kümmere ich mich später«, »Das ist jetzt nicht wichtig«, »Darauf komme ich später zurück«.
Ich bin oft in meinen Gedanken versunken oder durch meine (Grübel-)Gedanken von Tätigkeiten abgelenkt.	☐ Bringen Sie z. B. an Ihrem Arbeitsplatz bunte Klebepunkte oder einen Post-It-Zettel gut sichtbar an. Jedes Mal, wenn Sie diese Markierung sehen, sollten Sie sich folgende Frage stellen: »Mache ich gerade das, was ich mir vorgenommen habe oder bin ich davon abgelenkt?« ☐ Besorgen Sie sich ein hübsches Notizbuch, in welches Sie unerledigte Dinge/Gedanken, die ablenken, als Notiz aufschreiben, um sie nicht zu vergessen und sich wieder anderen Dingen zuwenden zu können.
Mir fällt es schwer, Aufgaben nach Wichtigkeit/Dringlichkeit zu organisieren.	☐ Versuchen Sie Routinen in ihren Alltag einzuführen und eine möglichst feste Tagesstruktur einhalten. ☐ Führen Sie To-do-Listen und sortieren Sie Ihre Tätigkeiten nach Prioritäten. ☐ Ist die Aufgabe wichtig oder unwichtig, eilig oder nicht eilig? (s. Eisenhower-Prinzip) ☐ Erstellen Sie ein Mindmap oder andere schriftliche Aufzeichnungen, um sich zu sortieren.

Organisationsstrategien für den Alltag

Problem	Anwendbare Strategie
Ich bin sehr vergesslich.	☐ Einsatz von Gedächtnisstützen: Post-It Notizen sichtbar anbringen, am besten an Orten, die man zwangläufig sieht (sozusagen »mitten in den Weg« an Türpfosten, Spiegel, mitten auf den Küchentisch). ☐ Dinge, an die Sie denken müssen, auffällig platzieren (z. B. den Müll mitten in den Flur stellen, um ihn mitzunehmen). ☐ Dinge für den nächsten Tag schon am Abend bereitlegen. ☐ Medikamente in Tablettenschachteln vorrichten. ☐ Kalender und elektronische Hilfen (Handy-Erinnerungen etc.) nutzen.
Ich habe objektiv gesehen zu viel zu tun.	☐ Aufgaben abgeben, sich Hilfe und Unterstützung von außen suchen (z. B. Putzfrau). ☐ Unruhe und Hektik vermeiden (zunächst durchatmen, Selbstinstruktion zum Entspannen und »Runterkommen«).
Ich fühle mich häufig überfordert und weiß nicht, wo ich anfangen soll.	☐ Salamitaktik: die zu erledigende Aufgabe in kleine Einzelaufgabe aufteilen und die einzelnen Schritte planen. ☐ Jemanden um Unterstützung fragen/etwas zu zweit machen. ☐ Festes Zeitfenster festlegen, z. B. sich vorher konkret vornehmen, nur 20 Minuten an etwas zu arbeiten.
Mein Alltag ist sehr chaotisch und ich fühle mich oft planlos/getrieben von äußeren Geschehnissen.	☐ Wochenplan erstellen, dabei auch Pausen und angenehme Dingen einplanen. ☐ Die Fifty-Fifty-Regel hat sich beim Zeitmanagement bewährt: 50 Prozent der Zeit verplanen, 50 Prozent für Unvorhergesehenes!
Ich fühle mich häufig zu müde und erschöpft.	☐ Nicht hungrig oder mit vollem Magen arbeiten, genug trinken, für ausreichend Schlaf sorgen. ☐ Sich tagsüber aktivieren (z. B. frische Luft tanken, kaltes Wasser ins Gesicht, ans Tageslicht gehen). ☐ Aktivierende (motivierende) Musik hören, um Schwung zu bekommen. ☐ Anzeichen bemerken, die Müdigkeit und Erschöpfung signalisieren und häufige, aber kurze Pausen einlegen.
Mir fällt es oft schwer, bei Gesprächen zuzuhören und den Inhalt zu erfassen.	☐ Blickkontakt halten und bewusst nonverbale Signale setzen, z. B. Nicken. ☐ Wenn man etwas nicht versteht, gleich nachfragen, um nicht den Anschluss zu verlieren. ☐ Den anderen bitten, etwas zu wiederholen. Sofort nachfragen, wenn etwas nicht verstanden wurde. ☐ Regelmäßig wiederholen und zusammenfassen, was der andere gesagt hat. ☐ Bei wichtigen Gesprächen Notizen machen. Papier und Bleistift neben dem Telefon platzieren.

AB 73 /

Prioritäten setzen

To-do-Listen können sehr hilfreich sein, um im Alltag den Überblick zu behalten

- Am besten, Sie führen zwei Listen: eine kurzfristige und eine langfristige (für Tätigkeiten, die nicht dringlich sind, aber irgendwann erledigt werden müssen).
- Die Liste sollte sichtbar platziert werden und nach Prioritäten sortiert sein (z. B. farblich markieren, was besonders wichtig ist).
- Sie sollten regelmäßig abhaken, was erledigt wurde und sich belohnen oder zumindest selbst auf die Schulter klopfen!

Woche von ………………… **bis** …………………

Was muss ich erledigen? Woran muss ich denken?	Bis wann muss es fertig sein?	Wie wichtig ist es?	Was muss ich beachten?	Kann ich es in kleine Aufgaben aufteilen? Wer kann mir helfen?

AB 74/ Wochenplan

P

Ein Wochenplan kann Ihnen helfen, die Balance zwischen negativen Dingen im Alltag (Stress) und positiven Aktivitäten (Ausgleich) zu halten.
Welche **Verpflichtungen** haben Sie diese Woche? Welche **angenehmen Aktivitäten** möchten Sie diese Woche gern tun? Planen Sie auch **entspannende Tätigkeiten und Pausen** ein!
Bitte tragen Sie auch ein, wie lange Sie die Aktivitäten ungefähr planen (von … bis … Uhr) und versuchen Sie sich möglichst an Ihre Planung zu halten.

Woche von .... **bis** ....

	Montag	**Dienstag**	**Mittwoch**	**Donnerstag**	**Freitag**	**Samstag**	**Sonntag**
Vormittag							
Mittag							
Nachmittag							
Abend							

INFO 14/

P

Schlaf und die innere Uhr

Schlaf bei der Bipolaren Störung

Manische oder depressive Phasen gehen häufig mit einem veränderten Schlafverhalten einher. Für viele Patienten sind die Veränderungen des Schlafs (zu viel oder zu wenig) erste Warnsignale für einen Rückfall. Aus diesem Grund sollten Sie besonders wachsam auf Veränderungen Ihres Schlafverhaltens achten. Ein- und Durchschlafstörungen können ein Frühwarnsignal für eine depressive Episode sein, ein verringertes Schlafbedürfnis ist häufig ein Vorbote einer manischen Symptomatik. Durch rechtzeitiges Gegenwirken (v. a. durch schlafsichernde Maßnahmen und vorübergehenden Einsatz einer Schlafmedikation) kann die Krise abgefangen oder zumindest abgemildert werden. Sprechen Sie über die medikamentösen Strategien mit Ihrem behandelnden Arzt. Überlegen Sie außerdem, wie Sie für einen gesunden Schlaf sorgen können (s. INFO 15 »Tipps zum Schlafverhalten«).

Regelmäßigkeit gibt Stimmungsstabilität

Um sich vor Rückfällen zu schützen, ist es wichtig, einen regelmäßigen Schlaf-Wach-Rhythmus zu halten. Viele Studien zeigen, dass sich Schichtarbeit, Nachtdienste, Fernreisen mit Jetlag oder chronischer Lichtmangel ungünstig auf bipolar Erkrankte auswirken können. Wenn Sie an einer Bipolaren Störung leiden, ist es für Sie sehr wichtig, sich an feste Schlaf-Wach-Zeiten zu halten, da Ihr »biologisches System« im Vergleich zu anderen Menschen instabiler ist und leichter ins Ungleichgewicht kommt, was wiederum Stimmungsschwankungen nach sich ziehen kann. Die Schlafzeiten sollten sich auch am Wochenende und an Feiertagen oder im Urlaub nicht stark von denen der normalen (Arbeits-)Woche unterscheiden. Regelmäßige Zeiten (max. Abweichung 30 min) für das Zubettgehen und das morgendliche Aufstehen stabilisieren den Schlaf-Wach-Rhythmus. Die Einhaltung einer regelmäßigen Aufstehzeit ist dabei am wichtigsten, denn die Aufstehzeit ist für unsere biologischen Rhythmen der »Ankerpunkt«.

Allerdings spielen auch unsere Alltagsaktivitäten bei der Stabilisierung unserer inneren Uhr eine Rolle, sodass darauf geachtet werden sollte, einen stabilen Tagesablauf zu etablieren. Studien zeigen, dass ein stabiler sozialer Rhythmus zu einer ausgeglichenen Stimmung beiträgt. In verschiedenen Experimenten wurde nachgewiesen, dass Mahlzeiten, Kontakt mit anderen Personen und Arbeitszeiten ebenfalls einen Einfluss auf den biologischen Rhythmus (Ausschüttung von Hormonen und Botenstoffen im Gehirn) eines Menschen haben. Eine Stabilisierung der alltäglichen Tätigkeiten und des Schlafs kann somit vorbeugend gegen Krankheitsepisoden wirken.

Reisen durch Zeitzonen (Jetlag) bringen den Schlaf-Wach-Rhythmus sehr durcheinander! Sprechen Sie vorher mit Ihrem Arzt, um Strategien einzusetzen. Man könnte eventuell vorübergehend ein Schlafmittel einsetzen, um für ausreichend Schlaf zu sorgen. Bei Reisen in den Westen ist ein längeres Aufbleiben empfehlenswert, um sich schnell an den neuen Rhythmus zu gewöhnen. Hier sollten Sie darauf achten, sich trotzdem zunächst in einer ruhigen Umgebung aufzuhalten, um eine Reizüberflutung durch viele neue Eindrücke zu vermeiden.

INFO 15/ P

Tipps zum Schlafverhalten

Bestimmte Gewohnheiten und Umgebungsbedingungen sind für einen gesunden und erholsamen Schlaf förderlich. Probieren Sie mindestens für einen Monat konsequent neue Schlafverhaltensweisen aus dieser Aufstellung aus, um zu überprüfen, ob es Ihnen zu einer Verbesserung der Schlafqualität verhilft.

- **Entspannen Sie sich!** Alle Maßnahmen, die für Sie entspannend und beruhigend sind, können Sie abends anwenden. Das Erlernen und Üben einer Entspannungstechnik (Autogenes Training, Progressive Muskelrelaxation, Körperreise, Phantasiereise) ist sehr empfehlenswert. Eine Atemtechnik kann hilfreich sein, um zu entspannen und den Puls zu entschleunigen. Atmen Sie dazu in Ihrem Rhythmus ganz normal ein und zählen dabei 1–2, atmen die Luft dann aber sehr bewusst langsam aus und zählen dabei von 1 bis 4. Sie können aber auch andere Dinge tun, damit Sie besser abschalten können (Lesen, Teetrinken, eine warmes Bad, eine Wärmflasche, ein Glas warme Milch, beruhigende Musik, ein Hörspiel).
- **Abschalten!** Zwei Stunden vor dem Zubettgehen sollte der normale Alltag (z. B. Planung für den kommenden Tag, Arbeit, anstrengende Gespräche) nach Möglichkeit abgeschlossen sein. Versuchen Sie zur Ruhe zu kommen. Wenn Sie Aufgaben des nächsten Tages, Sorgen und Grübeleien nicht loslassen, ist es oft hilfreich, diese rechtzeitig am Abend z. B. in einem Tagebuch aufzuschreiben und so »abzulegen«.
- Nicht nur Kindern hilft ein bewusstes **Ritual am Abend,** um zur Ruhe zu kommen. Gönnen Sie sich ein Zubettgeh-Ritual, mit dem Sie Ihren Körper auf Schlaf einstimmen. Eine Reihe regelmäßiger, stets in der gleichen Abfolge durchgeführter Handlungen (z. B. Kontrolle, ob Haustür verschlossen ist, Licht in anderen Räumen löschen, Umziehen für die Nacht, Zähne putzen) kann helfen, den Körper bereits im Vorfeld auf die Schlafenszeit zu programmieren.
- **Bewegen Sie sich tagsüber!** Regelmäßige Spaziergänge und Sport machen müde und fördern einen gesunden Schlafrhythmus. Jedoch sollten Sie nicht zu spät am Abend trainieren, da Sport den Körper stark aktiviert (mindestens drei Stunden Ruhezeit vorm Schlafengehen einhalten!).
- Ein **Mittagschlaf** ist möglich und für viele Menschen hilfreich, aber das Nickerchen sollte zeitlich auf ca. 30 Minuten begrenzt sein (Wecker stellen!). Längere Schlafzeiten am Tag verhindern, dass man abends ausreichend müde ist. Der Nachtschlaf wird beeinträchtigt.
- Kaffee, Cola und Tee und alle anderen »**Aufputschmittel**« sollten Sie ab nachmittags meiden. Auch auf schweres Essen am Abend sollten Sie verzichten. Es liegt schwer im Magen und kann vom Schlaf abhalten, nehmen Sie daher spät abends nur noch leichte Mahlzeiten zu sich.
- **Kein Schlummertrunk!** Verzichten sie auf Alkohol mindestens drei Stunden, bevor Sie ins Bett gehen, auch wenn Sie dadurch leichter einschlafen können. Durch Alkohol wird die Schlafqualität massiv beeinträchtigt und man ist entsprechend weniger erholt. Im Gegensatz dazu kann ein »Betthupferl« vor dem Zubettgehen sehr hilfreich sein: zum Beispiel Milch mit Honig, eine Banane oder ein Stück Schokolade. Diese enthalten das sogenannte »L-Tryptophan«, das eine wichtige Rolle bei der Schlafregulation spielt.
- Sorgen Sie für **optimale Schlafbedingungen**! Die Raumtemperatur sollte bei 16 bis 18 Grad liegen (Lüften vor dem Schlafengehen!), möglichst den Raum abdunkeln, Lärm vermeiden (evtl. Ohrstöpsel verwenden). Dinge, die an den Beruf oder Arbeit erinnern (z. B. Schreibtisch, Bügelbrett), sollten keinen Platz im Schlafzimmer haben.
- Achten Sie auf ein qualitativ gutes Bett (Matratze), damit der Schlaf erholsam ist. Zudem sollten Sie **im Bett NUR schlafen!** Damit signalisieren wir unserem Körper beim Zubettgehen direkt, dass nun Schlafzeit ist und man kommt leichter zu Ruhe. Legen Sie sich also nur ins Bett, wenn Sie wirklich schlafen – kein Fernsehen, Lernen oder Essen im Bett! Sex und Kuscheln ist natürlich erlaubt und ist übrigens schlafförderlich! Vermeiden Sie hingegen Aktivitäten, die wach halten. Das Lesen am Laptop, Handy oder Tablet hält aufgrund des künstlichen blauen Lichts wach. Durch das Licht der Leuchtdioden im LED-Bildschirm wird die natürliche Bildung des Schlafhormons verzögert. Greifen Sie lieber zu einem Buch mit Leselampe!

- **Schauen Sie nachts nicht auf die Uhr!** Eine Uhr sollte im Schlafzimmer nicht sichtbar oder zu hören sein (evtl. den Wecker unters Bett stellen). Der Blick zur Uhr führt häufig zu massivem Stress durch Gedanken wie: »Oh je, schon 2 Uhr – morgen werde ich hundemüde sein, ich muss endlich schlafen!!!« Diese Stressreaktion zieht körperliche Reaktionen (Anspannung, Erregung) nach sich, die aktivieren statt müde zu machen. Zudem verliert sich jede Unbefangenheit gegenüber dem Schlaf. Machen Sie sich bewusst, dass Zeiten des Wachliegens im Bett ebenfalls Erholung für den Körper sind. Sie führen nicht zwangsläufig zu massiven Leistungseinschränkungen am Folgetag. Deshalb bleiben Sie gelassen und versuchen Sie sich zu entspannen.
- Wenn Sie **wach liegen und nicht einschlafen können**, sollten Sie ausprobieren, nach 30 Minuten wieder aufzustehen und sich mit etwas Ruhigem, Entspannendem zu beschäftigen (Lesen, Fernsehen, einen Tee trinken). Das Licht sollte dabei eher gedämpft sein, um den Biorhythmus nicht zu verschieben. Wenn sich dann wieder starke Müdigkeit einstellt, legen Sie sich wieder ins Bett.
- **Keine Schonhaltung!** Nach einer schlechten Nacht, in der Sie wenig geschlafen haben, sollten Sie trotzdem zur gleichen Uhrzeit aufstehen und Ihren Tag möglichst normal verbringen, versuchen Sie keine Extra-Nickerchen einzulegen, um in der kommenden Nacht ausreichend müde zu sein. Gehen Sie ans Tageslicht und bleiben Sie in Bewegung.
- **Geben Sie sich am Morgen Zeit zum Aufstehen.** Die wenigsten Menschen fühlen sich direkt nach dem Aufwachen topfit. Machen Sie zunächst das Licht an (bestenfalls Tageslicht), geben Sie sich Zeit, um zu sich zu kommen. Richten Sie sich langsam auf, bleiben Sie ggf. am Bettrand sitzen, räkeln, strecken Sie sich und gähnen, bücken Sie sich nicht zu schnell (Kreislauf!), keine Hektik. Anschließend kaltes Wasser ins Gesicht, Wechselduschen oder am offenen Fenster tief durchatmen. Licht regelt unseren Wach-Schlaf-Rhythmus und regt Hormone an, die den Körper wach bleiben lassen. Deshalb am besten direkt morgens ans Tageslicht gehen!
- **Erwartungsangst reduzieren**: Schlafstörungen werden dann zermürbend, wenn sich am nächsten Tag die Angst einstellt, in der kommenden Nacht wieder nicht schlafen zu können. Diese Erwartungsangst führt zur Ausschüttung von Stresshormonen und löst damit eine physiologische Aufregung und Anspannung aus, die Einschlafen wiederum behindert. Wenn Sie abends ins Bett gehen und schon Angst vor einer erneuten schlaflosen Nacht haben, sollten Sie sich zunächst versuchen zu entspannen und Ihre Gedanken auf etwas anderes richten (z. B. Phantasiereise). Machen Sie sich bewusst, dass auch Ruhezeit im Bett für den Körper Entspannung bedeutet und grübeln Sie nicht über die Folgen der Schlaflosigkeit am nächsten Tag nach.

AB 75 /

P

Die innere Uhr – wie ist Ihr Biorhythmus?

Sammeln Sie zunächst alle regelmäßigen Aktivitäten, die Sie an einem gewöhnlichen Tag durchführen. Beispiele: Aufstehen, Mahlzeiten, Zubettgehen, Arbeiten, Hobby, Freunde/Familie treffen, Hausarbeit, Sport, Ausruhen usw.

Stellen Sie sich nun vor, Sie könnten ohne äußere Vorgaben die Tätigkeiten völlig frei einplanen, so wie Sie sich wohlfühlen. Stellen Sie sich dabei folgende Fragen:
Bin ich ein Morgen- oder Abendtyp? Wann würde ich aufstehen und zu Bett gehen, wenn ich meinen Tag völlig frei einteilen könnte? Wann bin ich besonders leistungsfähig für anstrengende Tätigkeiten (geistig und körperlich)? Wie würde ich mir meine Arbeitszeiten einteilen?

Sortieren Sie die Aktivitäten entsprechend um die Uhr herum.

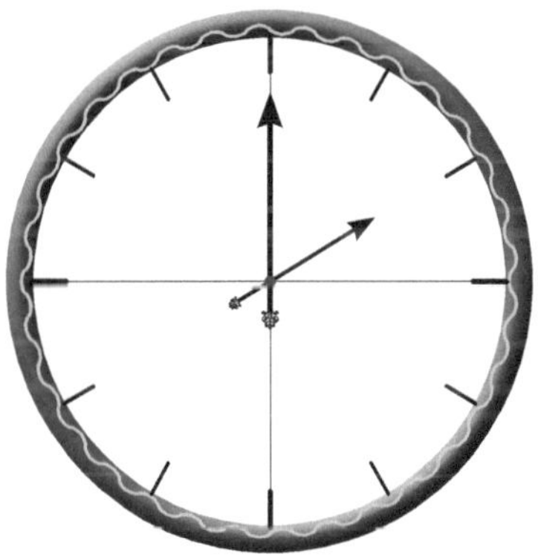

Betrachten Sie nun Ihre persönliche »innere Uhr« und besprechen Sie Ihre Erkenntnisse mit Ihrem Therapeuten. Diese Uhr ist möglicherweise eine gute Abbildung Ihres persönlichen Biorhythmus. Leider können wir nicht immer nach dieser inneren Uhr leben, da diese mit äußeren Faktoren (z. B. Arbeitszeiten, Kinder) nicht vereinbar ist. Aber vielleicht könnten Sie versuchen, Ihre Aktivitäten am Tag ein wenig mehr nach Ihrem inneren Rhythmus auszurichten, um Phasen der Leistungsfähigkeit gut zu nutzen. Versuchen Sie mit Ihrem Therapeuten zu überlegen, ob es Möglichkeiten gibt, diese Anpassungen Ihres Alltags vorzunehmen.

AB 76 / Mein bisheriger Tagesrhythmus

P

1/2

In diese Übersicht tragen Sie bitte in der nächsten Woche die Zeiten ein, an denen Sie mit den aufgeführten Aktivitäten beginnen.

	MO	DI	MI	DO	FR	SA	SO
Aufstehen							
Erster Kontakt mit Menschen							
Körperpflege am Morgen							
Frühstück							
Wohnung verlassen							
Beginnen der Arbeit, Studium, Hausarbeit							
Mittagessen							
Ruhepause am Mittag							
Abendessen							
Sport							
Fernsehen							
Sonstige Aktivitäten							
Hobby							
Nach Hause kommen							
Ins Bett gehen							

AB 76 /

P

Mein bisheriger Tagesrhythmus

Betrachten Sie im Anschluss Ihr Protokoll und versuchen Sie festzustellen, wo es starke Abweichungen gibt. Dies könnte ein Hinweis für einen sehr unregelmäßigen Tagesrhythmus sein.
Haben Sie genug Pausen und positive Aktivitäten eingeplant? Sind alle Pflichten enthalten? Haben Sie ein gutes Maß an sozialen Kontakten? Sowohl Inaktivität (depressionsfördernd) als auch Überstimulation (maniefördernd) sollen vermieden werden.

Überlegen Sie im Anschluss, ob es noch Verbesserungsmöglichkeiten gibt, um mehr Struktur im Alltag und damit eine Stabilität der Stimmung zu erreichen.

Wollen Sie etwas an Ihrer Tagesstruktur optimieren? Wenn ja, welche konkreten Veränderungen möchten Sie umsetzen?

Beachten Sie, dass Sie nicht sofort alle Veränderungen auf einmal umsetzen können. Planen Sie einzelne konkrete Schritte und lassen sich entsprechend Tage bis Wochen Zeit, damit die neuen Veränderungen in Ihrer Tagesstruktur zur Routine werden können. Hierfür sollten Sie bestenfalls für eine gewisse Zeit ein Protokoll über Ihre Tagesstruktur führen (s. AB 77 »Stabilisierung meiner Tagesstruktur»), um die neuen Regelmäßigkeit in Ihrem Alltag zur Gewohnheit werden zu lassen.

AB 77 / Stabilisierung meiner Tagesstruktur

Wenn es Ihnen im Alltag Schwierigkeiten bereitet, einen regelmäßigen Tagesrhythmus einzuhalten, können Sie dieses Aktivitätenprotokoll nutzen. Hier tragen Sie ein, ob Sie Ihre Routinetätigkeiten zur gewünschten Zeit durchgeführt haben und ob Sie soziale Kontakte hatten. Führen Sie dieses Protokoll über mehrere Wochen und optimieren Sie anhand der Auswertung (s. Punktwert pro Tag) Ihren Tagesrhythmus.

Berechnen Sie für jeden Tag Ihren persönlichen Rhythmus-Punktwert und tragen Sie diesen auf die Linie unter der Spalte ein. Bewertung: 1 Punkt für jede Aktivität, die nicht durchgeführt wurde bzw. nicht zur gewohnten Zeit (ab einer Abweichung > 45 min). 1 Punkt, wenn Sie an diesem Tag nur mit einer Person aktiven Kontakt hatten, 2 Punkte, falls Sie keinerlei soziale Kontakte hatten. Ein niedriger Punktwert an einem Tag zeigt Ihnen, dass Sie sich gut an Ihren sozialen Rhythmus gehalten haben. Je höher der Punktwert, umso weniger Regelmäßigkeit am entsprechenden Tag. Dann achten Sie am nächsten Tag wieder besonders gut auf eine Einhaltung Ihrer Struktur.

P

Stabilisierung meiner Tagesstruktur

Woche von .... **bis** ....

	MO			DI			MI			DO			FR			SA			SO		
	Markieren, wenn nicht gemacht	Uhrzeit	Anwesende Personen*	Markieren, wenn nicht gemacht	Uhrzeit	Anwesende Personen*	Markieren, wenn nicht gemacht	Uhrzeit	Anwesende Personen*	Markieren, wenn nicht gemacht	Uhrzeit	Anwesende Personen*	Markieren, wenn nicht gemacht	Uhrzeit	Anwesende Personen*	Markieren, wenn nicht gemacht	Uhrzeit	Anwesende Personen*	Markieren, wenn nicht gemacht	Uhrzeit	Anwesende Personen*
Aufstehen																					
Erster Kontakt mit Menschen																					
Körperpflege am Morgen																					
Frühstück																					
Wohnung verlassen																					
Beginnen der Arbeit, Studium, Hausarbeit																					
Mittagessen																					
Ruhepause am Mittag																					
Abendessen																					
Sport																					
Fernsehen																					
Sonstige Aktivitäten																					
Nach Hause kommen																					
Ins Bett gehen																					

Punktwert: ....

*** Anwesende Personen:** 0 = alleine, 1 = Partner, 2 = Familie, 3 = Freunden, 4 = sonstige Personen

KAPITEL 11 /

Verbesserung zwischenmenschlicher Fertigkeiten und Problemlösetrategien

Julia Veeh

Zwischenmenschliche Probleme bei der Bipolaren Störung

Bipolare Patienten sind aufgrund ihrer Erkrankung häufig mit schwierigen sozialen Situationen konfrontiert. Dies liegt zum einen an der sozialen Stigmatisierung psychischer Erkrankungen, aber auch an der Symptomatik, die häufiger zu Konflikten im sozialen Umfeld führen. Bipolare Patienten mit sozialen Kompetenzdefiziten haben es dabei schwer, ihre Ziele und Bedürfnisse durchzusetzen, was zu Unzufriedenheit und Frustration führt. Andererseits hat die Bipolare Erkrankung negative und zum Teil sehr destruktive Auswirkungen auf das direkte soziale Umfeld und die Beziehungen des Patienten. Es entstehen vermehrt Konflikte, da auch die Angehörigen durch die depressive und manische Symptomatik massiv belastet sind. (Einen Überblick über die Problematik für das soziale Umfeld finden Sie in Kap. 14.). Dies kann sich als emotionaler Stressfaktor negativ auf den Erkrankungsverlauf auswirken bzw. einen Auslöser für eine affektive Symptomatik darstellen. Aus diesen Gründen ist die Verbesserung zwischenmenschlicher Fertigkeiten bei der Bipolaren Störung ein sehr wichtiges Therapieziel. Mögliche negative »soziale Konsequenzen« durch die bipolare Symptomatik sollen verhindert werden, wodurch indirekt der Krankheitsverlauf positiv beeinflusst werden kann. Die Vermeidung von emotionalem Stress durch interpersonelle Konflikte kann zudem das Risiko für eine erneute Krankheitsphase reduzieren. Außerdem sollen die Patienten besser in der Lage sein, für sich einzustehen und ihre Ziele zu verfolgen, was zu mehr Lebensqualität und Zufriedenheit führt und damit langfristig zu einer Stimmungsstabilisierung beitragen kann. Es ist daher empfehlenswert, die sozialen Fertigkeiten der Patienten zu verbessern, damit diese in unterschiedlichen Situationen mit Familie, Bekannten und Freunden ihre Ziele adäquat verfolgen und erreichen können. Dabei sollten die Interventionen bestenfalls auf die individuellen Problembereiche des Patienten angepasst werden.

11.1 Soziales Spannungsfeld bei der Bipolaren Störung

Die Bipolare Störung bringt einige zwischenmenschliche Herausforderungen mit sich. Diese störungsspezifischen Problemsituationen sollten im Rahmen der Therapie exploriert und ein adäquater zielführender Umgang gefördert bzw. für die Zukunft vorwegnehmend besprochen werden.

Einige typische Problemstellungen, die die Bipolare Erkrankung mit sich bringt, sind im Folgenden aufgelistet. Die Liste kann als Ideensammlung für den Therapeuten dienen, um Themen für Rollenspiele, Problemlöseschemata und dem Einüben von Kommunikationsregeln auszuarbeiten. Außerdem ist es empfehlenswert, die Problemstellungen proaktiv zu explorieren. Falls die Patienten mit den jeweiligen Situationen Schwierigkeiten haben, könne diese gezielt bearbeitet werden. Zudem kann es hilfreich sein, die Angehörigen einzuladen, um Techniken gemeinsam einzuüben, schwierige Themen zu besprechen und Absprachen zu treffen.

Typische zwischenmenschliche Problemstellungen bei der Bipolaren Störung:

- Manche Patienten wissen nicht, wie sie Außenstehende über ihre Erkrankung informieren sollen. Sie sind unsicher, was und wieviel sie erzählen können. Dabei spielt der Personenkreis eine Rolle, bei dem Patienten möglicherweise mehr oder weniger offen sein können (Differenzierung zwischen Familie, Freunden, Nachbarn, Arbeitskollegen, Chef etc.).
- Bipolare Patienten lernen in der Therapie bestimmte Strategien zur Rückfallprophylaxe, die nicht immer für andere nachvollziehbar sind bzw. nicht bekannt oder abgesprochen sind. Sie müssen sich z. B. häufig abgrenzen und Nein sagen, öfter eine Pause einfordern, Alkohol ablehnen oder sich früher von einer Party verabschieden, um sich nicht zu überfordern und einen stabilen Rhythmus einzuhalten.
- Manche Patienten haben sich während manischer Phasen sozial inadäquat verhalten (peinlich, distanzlos oder aggressiv) und treten danach mit massiven Schamgefühlen in den sozialen Kontakt. Möglicherweise muss besprochen werden, wie sie diese Schamgefühle überwinden können und wie sie wieder in einen adäquaten Kontakt mit ihrem sozialen Umfeld finden können.
- Viele bipolare Patienten sind zwar einerseits auf die Unterstützung durch Angehörige angewiesen, auf der anderen Seite fühlen sie sich schnell von ihnen kontrolliert und in die Schublade »*krank*« gesteckt. Sie haben oft das Gefühl,

dass Angehörige unberechtigt Verhaltensweisen als krankhaft zurückmelden und fühlen sich angegriffen, was die Kommunikation destruktiv beeinflussen kann. Beispielsweise führt die Aussage des Partners »du bist doch schon wieder manisch!« zu massiver Wut beim Patienten, der sich eigentlich »nur« gut fühlt. Andere Patienten haben das Gefühl, dass sie von ihrer Familie ständig beäugt und auf depressive Symptome »gescannt« werden. Diese oder ähnliche Konfliktsituationen benötigen gute Kommunikationsstrategien.

- Das zeitnahe Reagieren bei Frühwarnzeichen benötigt ebenfalls sozial kompetente Verhaltensweisen, da Patienten das Feedback ihres Umfeld auf erste Symptome annehmen müssen (Kritik annehmen) und das geht nur mit einem beidseitigen Interaktionsverhalten, bei dem sich die Patienten wertgeschätzt fühlen. Diese Wertschätzung können sie zwar nur zum Teil selbst beeinflussen, aber sie können dazu beitragen, dass die Kommunikation in der Familie trotz der Erkrankung nicht nur in Anklagen und Vorwürfen abläuft und automatisch zu Widerstand auf beiden Seiten führt.
- Im beruflichen Bereich werden im Vergleich zu Gleichaltrigen möglicherweise nicht dieselben Fortschritte gemacht bzw. es gibt Lücken im Lebenslauf, die das berufliche Selbstvertrauen der bipolaren Patienten einschränken kann und daher gute zwischenmenschliche Fertigkeiten im Beruf erfordern.
- Fast immer verändern sich Beziehungen durch die Erkrankung und es fällt manchen Familien schwer, mit dem bipolar Erkrankten eine Kommunikation auf Augenhöhe zu führen. Manche Patienten haben auch gelernt, die Erkrankung »zu nutzen« bzw. vorzuschieben, um interpersonelle Ziele zu erreichen. Die Familie fühlt sich womöglich erpresst und ausgenutzt. Derartige Prozesse sollte gemeinsam mit dem Patienten hinterfragt und geändert werden.
- Patienten haben in der Depression und Manie ein stark verändertes Kommunikationsverhalten, wofür man sie sensibilisieren kann, damit sie bei einer leichten (beginnenden) depressiven oder hypomanischen Symptomatik diese Veränderung in ihrem Sozialverhalten reflektieren und entsprechend gegensteuern können.

11.2 Verbesserung der Kommunikationsfähigkeit bipolarer Patienten

Kommunikationsfähigkeit ist eine zentrale Komponente zufriedenstellender Beziehungen in Familien, Freundschaften und Partnerschaften. Ein Kommunikationstraining soll Gespräche attraktiver (bzw. weniger aversiv) machen, dabei helfen, Kommunikationsfehler und Missverständnisse zu vermeiden, Konflikteskalationen verhindern und gegenseitiges Verständnis fördern.

Beide Interaktionspartner spielen dabei eine Rolle, da beide als Sender von Botschaften wie auch als Empfänger von Botschaften involviert sind (s. INFO 18 zum 4-Ohren-Modell nach Schultz von Thun). Diese Reziprozität bietet vielfältige Möglichkeiten der Störung und des fehlerhaften Verhaltens, was sich in Beziehungsschwierigkeiten und Konflikten niederschlägt, was wiederum Stresspotenzial bedeutet und sich negativ auf die Bipolare Störung auswirken kann.

Beim Kommunikationstraining werden spezifische Sprecher- und Zuhörerfertigkeiten vermittelt. Denn die Art und Weise, in der jemand etwas vermittelt, bestimmt, ob der Zuhörer den intendierten Inhalt erfassen kann. Vorwürfe führen mit hoher Wahrscheinlichkeit zu Gegenvorwürfen und Rechtfertigungen. Ebenso wichtig ist die Reaktion des Zuhörers: direkte Äußerungen, Feedback und positives Eingehen verstärken den Sprecher in einem positiven Kommunikationsstil. Die innere Haltung des Sprechers ist »SICH ÖFFNEN«, die des Zuhörers »VERSTEHEN WOLLEN« (Schindler et al., 2013). Die Kommunikationsregeln sollten bestenfalls anhand von Rollenspielen geübt werden. Zudem kann es sehr hilfreich sein, die Bezugsperson mit einzubeziehen.

Den Patienten sollte außerdem vermittelt werden, dass es in Interaktionen mit engen Bezugspersonen nicht immer darum geht, eine Lösung zu finden, manchmal geht es auch um Akzeptanz, dass das Gegenüber so fühlt und empfindet. Außerdem sollten Patienten dafür sensibilisiert werden, dass sie kein Gedankenlesen erwarten dürfen und es auch nicht versuchen sollten, da Missverständnisse in diesen Fällen sehr wahrscheinlich sind.

Im Kommunikationstraining sollte das Ausdrücken positiver Gefühle (Loben, Kompliment machen), negativer Gefühle (kritisiere, problematische Themen) und das Äußern und Aushandeln von Wünschen (Tabuthemen) in Verhaltensübungen ausprobiert werden. Bei Rollenspielen sollte darauf geachtet werden, dass eine Kommunikation nicht nur rein sachlich stattfindet, sondern tatsächlich auf der Beziehungsebene (Ausdrücken von Gefühlen und Bedürfnissen).

Gefühle und Bedürfnisse äußern

Viele bipolare Patienten tun sich schwer damit, über ihre Gefühle offen zu sprechen. Häufig liegen Befürchtungen oder Annahmen vor, die verhindern, dass Gefühle bewusst wahrgenommen und ausgedrückt werden. Manchmal ist es anerzogen (»Jungen weinen nicht!«) oder es wurde die Erfahrung gemacht, dass Emotionen heruntergespielt werden (»Reiß dich zusammen«). Manche haben Bedenken, es könnte ihnen als Schwäche ausgelegt werden, sie würden sich dadurch verletzbar, angreifbar oder unattraktiv machen. In manchen Situationen (v. a. beruflich, gegenüber Fremden) sind Gefühlsäußerungen tatsächlich wenig hilfreich und unangebracht. Patienten sollten jedoch ermutigt werden, in engen Beziehungen (Partnerschaft und Familie) mehr über Gefühle zu sprechen. Dies kann auch sinnvoll sein, wenn der Interaktionspartner des Patienten nicht in die Therapie einbezogen werden kann. Untersuchungen zur Reziprozität unter Interaktionspartnern zeigt, dass Offenheit dazu führt, dass sich der andere auch mehr öffnet, selbst wenn dieser nicht explizit die Kommunikationsregeln kennt (Schindler et al., 1998).

Wenn Gefühle und Bedürfnisse nicht oder nur indirekt geäußert werden, ergeben sich zwangsläufig Unsicherheiten und Missverständnisse. Hier einige Beispiele, wie sich Gefühle indirekt auswirken können (Schindler et al., 2013):

- Das Gespräch wird auf eine sachliche Ebene verschoben (»Intellektualisieren«). Dabei wird etwas als objektive Tatsache dargestellt und versucht, dies durch logische Argumente zu belegen: »In einer guten Ehe darf so etwas nicht vorkommen« statt »Das hat mich richtig getroffen«.
- Negative Gefühlen werden häufig als Vorwürfe verpackt. Es wird vom anderen gesprochen, anstatt die eigenen Gefühle darzulegen: »Du bist unmöglich, man kann mit dir einfach nichts ausmachen« statt »Es hat mich sehr geärgert, dass du gestern unsere Verabredung nicht eingehalten hast«.
- Gefühle werden häufig indirekt ausgedrückt, ohne sie zu äußern. Ärger, Traurigkeit oder eine Kränkung wird durch Mimik und Rückzugsverhalten gezeigt, aber nicht verbalisiert. Somit kann der Interaktionspartner nur erraten, wie es der Person geht (Gedankenlesen der Gefühle und der Auslöser).

Mit den Patienten sollten deshalb die Vorteile eines direkten Gefühlsausdrucks erarbeitet werden:

- Der Interaktionspartner erfährt eindeutig, was im Patienten vorgeht und kann daher viel besser auf ihn reagieren.
- Unterdrückte negative Gefühle beeinflussen das Verhalten und die Kommunikation destruktiv und bleiben länger bestehen, da keine Verarbeitung und Lösung zustande kommt.
- Das gegenseitige Verständnis wird mit der Zeit größer, die Interaktionspartner lernen sich immer besser kennen, was zukünftigen Missverständnissen vorbeugen kann.
- Man kann die Beziehung verbessern (steuern), da das Äußern von Gefühlen die Wahrscheinlichkeit erhöht, dass der Interaktionspartner positiv auf die Äußerungen eingehen wird (neue Erfahrungen) und damit ein zunehmend positiv verlaufendes Gespräch angestoßen werden kann.

Um dies zu erreichen, müssen die Patienten und bestenfalls ihre Bezugspersonen angeleitet werden, ihre Gefühle zu benennen und wenn möglich den Auslöser oder Grund. Außerdem sollte geübt werden, dass das nonverbale Verhalten (Körperhaltung, Mimik, Tonfall etc.) mit dem Gesagten übereinstimmt. Dafür kann auch Videofeedback genutzt werden.

Vermittlung von Strategien zum Umgang mit interpersonellen Konflikten

Ein Konflikt bedeutet, dass unterschiedliche Gewohnheiten, Bedürfnisse oder Ziele aufeinandertreffen. D. h., es gibt immer mindestens zwei Seiten (z. B. der Patient und sein Partner), die beteiligt sind. Leider ist nicht immer ein Einbezug der nahestehenden Personen in die Therapie erwünscht oder möglich. Nichtsdestotrotz sollte der Patient für die Kommunikationsregeln und den Umgang mit Konflikten sensibilisiert werden. Er sollte jedoch darauf vorbereitet werden, dass sein verändertes Kommunikationsverhalten beim Gegenüber nicht unbedingt sofort zu Erfolgen führt und auch erst mal frustrierend sein kann, da der Partner die Kommunikationsregeln nicht kennt.

Vermitteln Sie Ihrem Patienten die Kommunikationsregeln möglichst anhand seiner individuellen Beispiele, die er mit in die Therapiesitzung bringt. Du-Sätze bewirken häufig, dass sich der andere angegriffen und bevormundet fühlt

und dann in den Widerstand geht. Es sind meist Vorwürfe oder Anklagen, die Auslöser für Gegenangriffe oder Rechtfertigungen wirken. Verallgemeinerungen wie »nie, immer« führen meist zu einer entschiedenen Rückweisung durch den anderen. Zudem hat er dann keine konkreten Möglichkeiten zur Verhaltensänderung. Man sollte den Patienten verdeutlichen, dass man einen anderen Menschen nicht vollständig kennen und erst recht nicht ändern kann, daher lieber von sich und den eigenen Gefühlen sprechen und kein Gedankenlesen erwarten. Mit dem Patienten kann z. B. im Rollenspiel die Wirkung von Ich- vs. Du-Sätzen ausprobiert werden und die Auswirkungen von verallgemeinernden Aussagen verdeutlicht werden
Beispiel: »Wie ging es dir dabei? Hast du dich unsicher gefühlt?« statt »Das liegt an deiner Unsicherheit«.

Konfliktgespräche führen (angelehnt an Schindler et al., 2013)

Bei vielen Konflikten geht es stundenlang nur um das Problem und wer sich wann wie falsch verhalten hat. Das führt letztlich nur zu Frustration und einem unbefriedigenden Ergebnis. Konflikte sind enormer zwischenmenschlicher Stress, der abgemildert oder sogar komplett vermieden werden kann, wenn einige Punkte beachtet werden, die auf dem Informationsblatt (s. INFO 80: Konflikte lösen) für die Patienten zusammengefasst werden. Die Patienten sollen lernen, Konflikte einzugehen und diese konstruktiv zu lösen. Dabei kann es therapeutisch sinnvoll sein, Konfliktgespräche im Rollenspiel zu üben. Zudem könnte die Bezugsperson eingeladen werden, um den Patienten dabei zu unterschieden schwierige Themen anzusprechen. Ziel ist dabei stets, dass die Patienten weniger emotionalem Stress ausgesetzt sind.

Ausgleich durch Etablierung positiver Kommunikation

Der Patient und sein Angehöriger sollten auch für die Relevanz positiver Kommunikation sensibilisiert werden. Studien zeigen, dass sich die Kommunikation in glücklichen Partnerschaften durch ein durchschnittliches Verhältnis von 7:1 auszeichnet. Das heißt, einer negativen Interaktion (Kritik, Probleme diskutieren) stehen sieben positive Äußerungen (Lob, Lachen, positive Themen) gegenüber. In diesem Fall fällt es der einzelnen Person auch leichter, Kritik anzunehmen, wenn sie sich insgesamt angenommen und wertgeschätzt fühlt. Kritik darf also sein, wenn sie konkret erfolgt und nicht die Person als Ganzes kritisiert wird.

Grenzen bei der Konfliktlösung

Im Rahmen einer Einzeltherapie ist es leider nicht immer möglich, den Angehörigen miteinzubeziehen. Es kann bei massiven Partnerschaftsproblemen angezeigt sein, dem Patienten zusätzlich eine Paartherapie zu empfehlen. Der bipolare Patient sollte sich dafür allerdings in einer stabilen Phase befinden und ausreichend remittiert sein.
Interpersonelle Dauerprobleme sollten vertagt werden, wenn der Betroffene akut krank ist. Ist der Streitpunkt dauerhaft vorhanden und beinhaltet womöglich weitreichende Entscheidungen, sollte der Konflikt möglichst vertagt werden und nur eine vorübergehende Notlösung gefunden werden. Zudem sollte bewusst hinterfragt werden, ob das aktuelle Probleme auch unabhängig von der aktuellen Erkrankungsphase da ist oder vollständig verfliegt, wenn der Patient gesund ist.

Problemlösetraining

Mit Hilfe des Problemlösetrainings nach D'Zurilla und Goldfried (1971) soll die allgemeine Fähigkeit der Patienten trainiert werden, mit schwierigen Situationen und Entscheidungsproblemen besser umzugehen. Es ist wichtig, dass der Patient diese gelernten Fertigkeiten in den Alltag überträgt und dort die an ihn gestellten Anforderungen besser bewältigen kann. Er soll in Zukunft besser in der Lage sein, auf stressauslösende und allgemein symptomauslösende Faktoren zu reagieren und diese zu lösen. Da Stress in jeglicher Form eine affektive Symptomatik auslösen kann, ist dies eine elementare Strategie zur Rückfallprophylaxe. Haben Patienten das Prinzip verstanden und mehrfach selbst angewendet, beherrschen sie eine Fertigkeit, die auch in Zukunft helfen wird, mit (neuen) Problemen fertig zu werden. Bestenfalls übt der Patient diese Technik anhand seiner individuellen Alltagsprobleme, um die Technik zu lernen und später zur Verfügung zu haben. Typische Themen können sein: Probleme am Arbeitsplatz mit Kollegen, Bewältigung der Arbeitsaufgaben oder Meinungsverschiedenheiten mit dem Partner.

Falls der Patient kein eigenes Beispiel zum Üben hat, kann man typische Problemstellungen bipolarer Patienten vorgeben: Viele bipolare Patienten fühlen sich nach einer akuten Krise in Erklärungsnot und wissen nicht, wem sie was bzw. wie viel sie über ihre Erkrankung erzählen möchten. (typische Frage nach einem Klinikaufenthalt: »Wo warst du denn so lange?«). Darauf kann man die Patienten proaktiv vorbereiten, indem man das Problemlöseschema anwendet und herausarbeitet, wie der Patient auf diese oder ähnliche Fragen antworten könnte.
Bei der Problemlösetechnik gilt zu beachten, dass Dauerprobleme (z. B. in der Partnerschaft, am Arbeitsplatz) möglichst vertagt werden sollten, wenn der Betroffene akut krank ist. Ein depressiver Patient hat aufgrund seiner Symptomatik eine pessimistische Einstellung und Entscheidungsprobleme, wohingegen ein (hypo-)manischer Patient in seiner Realitätseinschätzung eingeschränkt ist. Als Therapeut sollte man daher Patient dazu anleiten, keine größeren Entscheidungen im Rahmen einer akuten Krankheitsphase zu treffen.
Die Problemlösetechnik von D'Zurilla und Goldfried dient der Erarbeitung adäquater Strategien und Handlungsmöglichkeiten zur schnelleren und effektiveren Lösung eines Problems.

Der Problemlöseprozess besteht aus folgenden Stufen:

(1) Allgemeine Orientierung und Problembeschreibung
Das anstehende Problem sollte zunächst möglichst konkret, verhaltensnah und objektiv beschrieben werden. Bestenfalls erfolgt dies in einer detaillierten Situationsanalyse. Es sollten nicht mehrere Themen vermischt werden. Dabei sollten keine Bewertungen o. Ä. mit einfließen.

(2) Zielanalyse
Wiedmann und Fischer (2006) ergänzten das Modell von D'Zurilla und Goldfried um den Punkt »Zielanalyse«. Bei diesem Punkt ist es wichtig, Zeit darauf zu verwenden, das Ziel bzw. das Interesse des Patienten aus dem Problem abzuleiten und möglichst konkret und spezifisch zu formulieren. Hier ist darauf zu achten, dass Patienten sich nur Ziele setzen, die sie auch durch ihr eigenes Handeln erreichen können. Nur dann lässt sich eine realistische Problemlösung finden.

(3) Erstellen von Lösungsstrategien und Alternativen
Im Anschluss erfolgt ein Brainstorming mit allen potenziell möglichen (und unmöglichen) Lösungsmöglichkeiten. Dabei sollte der Patient möglichst kreativ (auch humorvoll) vorgehen, zunächst ohne zu bewerten, ob die Lösung brauchbar ist oder nicht. Alle Lösungen sind zulässig und sollten schriftlich festgehalten werden. Diese offene Herangehensweise verursacht meist eine Erweiterung des wahrgenommenen Handlungsspielraums, sodass als positiver Nebeneffekt der Patient sich weniger in die Enge gedrängt oder hilflos fühlt. Für die Brainstorming-Phase sollte man sich viel Zeit nehmen, der Patient kann z. B. auch Familie oder Freunde nach Ideen fragen.

(4) Auswahl einer Lösungsmöglichkeit
Erst im nächsten Schritt erfolgt die Bewertung der einzelnen Lösungen anhand objektiver Kriterien bzw. anhand der Präferenzen des Patienten. Die Optionen werden durchdacht, diskutiert und hinsichtlich ihrer Folgen, deren Auftrittswahrscheinlichkeit etc. analysiert. Die Bewertung kann abgestuft erfolgen (++, +, O, –, --). Unrealistische und unbrauchbare Lösungen können dann gestrichen werden. Die übrigen Lösungen sollten anhand ihrer kurz- und langfristigen Konsequenzen durchdacht werden und es kann z. B. eine Pro-/Contra-Liste erstellt werden (s. AB 82). Schließlich erfolgt eine Auswahl einer Lösungsmöglichkeit, welche mit hoher Wahrscheinlichkeit zum Erfolg führt. Diese wird im nächsten Schritt konkret geplant.

(5) Planung der konkreten Schritte für die Umsetzung
Nun wird überlegt, welche Schritte notwendig sind, sodass der Patient seine ausgewählte Strategie sinnvoll umsetzen kann.

(6) Anwendung und Ergebnisüberprüfung
Nachdem die Umsetzung möglichst konkret geplant wurde, soll der Patient die einzelnen Schritte durchführen. Hier kann es hilfreich sein, sich Belohnungen in Aussicht zu stellen. Im Anschluss sollte überprüft werden, ob die Lösungsstrategien zum Erfolg führen, was gut gelaufen ist oder wo es noch Verbesserungsmöglichkeiten gibt. Möglicherweise muss das Problem auch neu definiert werden und das Problemlöseschema nochmals durchgeführt werden.

Entscheidungen treffen

Insbesondere in einer depressiven Erkrankungsphase fällt es Patienten schwer, Entscheidungen zu treffen. In (Hypo-) Manien hingegen kommt es häufig zu sehr impulsiven Entscheidungen, die bezüglich ihrer Folgen wenig durchdacht sind. Vielen Patienten fehlen jedoch auch in der Remission die Kompetenzen zum Treffen selbstständiger Entscheidungen oder es bestehen Ängste oder Überforderungsgefühle, sodass Entscheidungen aufgeschoben oder gar vermieden werden.
Es kann deshalb von Relevanz sein, die Patienten beim Treffen von Entscheidungen zu unterstützen und ihnen eine Technik beizubringen, um auch in Zukunft mit ambivalenten Einstellungen zurechtzukommen. Dazu wird den Betroffenen ein Pro-Kontra-Schema vorgestellt, was helfen soll, die kurz- und langfristigen Konsequenzen von Entscheidungen zu reflektieren. Zudem ist es bei dieser Technik möglich, die einzelnen Argumente, die für oder gegen eine Handlungsoption sprechen, nach (subjektiven) Kriterien zu bewerten. Dadurch zählt nicht die Zahl der Argumente (Vor- und Nachteile), sondern ihre Bedeutsamkeit oder Relevanz, die individuell sehr verschieden sein kann. Jedem Argument sollte ein Punktwert zugeordnet werden (z. B. von 1 bis 100), der dann pro Kategorie aufsummiert wird.
Um Schwarz-weiß-Denken zu vermeiden, kann das Bild der Waage eingesetzt werden, die stets zwei Seiten hat und nur wenn eine Seite schwerer wird, eine Tendenz zu einer Seite zeigt. Dann darf eine durchdachte Entscheidung getroffen werden, auch wenn auf der anderen Seite ebenfalls Gewicht (Argumente) vorhanden sind. Jedoch wiegt die eine Seite schwerer. Falls die Waage im Gleichgewicht bleibt, müssen die Handlungsalternativen womöglich enger gefasst werden, um eindeutigere Argumente erarbeiten zu können.
Die Pro-Kontra-Liste hat den Nachteil, dass sie nicht bei allen ambivalenten Situationen optimal einsetzbar ist, vor allem wenn es um emotionale Entscheidungen und ambivalente Gefühle geht. Beispielsweise das Für oder Gegen eine Liebesbeziehung sollte nicht mit rationalen Argumenten getroffen werden. Hier kann das Treffen einer Entscheidung mit Hilfe einer eher emotionsfokussierten Methode unterstützt werden. Dies kann z. B. die Technik »Gefühle sortieren« (nach Fliegel & Kämmerer, 2007) sein.

11.3 Hinweise zu den Arbeitsmaterialien

INFO 16 / Zwischenmenschliche Schwierigkeiten – welche Interventionen einsetzen? richtet sich an den Therapeuten und enthält einen Leitfaden, der bei der Auswahl der entsprechenden Interventionen zur Verbesserung zwischenmenschlicher Kompetenzen helfen soll.
INFO 17 / Kommunikation in Beziehungen richtet sich an Patienten und gibt einen Überblick über Kommunikationsstrategien (Zuhörer- und Sprecherfertigkeiten).
AB 78 / Übung Gefühle benennen ist eine Übung für Patienten zur Beobachtung, Identifikation und Reflexion von Gefühlen. Diese Übung kann eingesetzt werden, wenn deutlich wird, dass Patienten wenig Zugang zu den eigenen Emotionen aufweisen (was Voraussetzung für das Äußern der Gefühle in zwischenmenschlichen Gefühlen darstellt). Die protokollierten Beispiele des Patienten können außerdem für Rollenspiele herangezogen werden.
INFO 18 / Grundlagen der Kommunikation kann von Therapeut und Patient als Informationsmodell zum 4-Ohren-Modell nach Schulz von Thun genutzt werden.
AB 79 / Übung Kommunikation über vier Ebenen kann als Übung für Patienten genutzt werden, um Kommunikationsfehler und Missverständnisse im Alltag der Patienten zu verdeutlichen. Die Patienten reflektieren, welche Kommunikationsebenen bei sozialen Situationen eine Rolle spielen und werden zum Perspektivenwechsel angeregt.

AB 80 / Konflikte lösen – Streit minimieren richtet sich an Patienten und fasst Strategien zum Umgang mit interpersonellen Konflikten zusammen. Es werden konkrete Verhaltenstipps gegeben.
AB 81 / Probleme lösungsorientiert angehen ist ein Arbeitsblatt für Patienten zur Anwendung der systematischen Problemlösetechnik.
AB 82 / Probleme auf die Waage stellen ist ein Pro-Kontra-Schema zum Abwägen und Gewichten von kurz- und langfristigen Argumenten. Dies soll die Entscheidungsfindung und Problemlösung unterstützen.
AB 83 / Mit Ambivalenzen umgehen richtet sich an Therapeuten und erläutert das Vorgehen bei einer Übung zum Klären ambivalenter Gefühle.

INFO 16/

T

Zwischenmenschliche Schwierigkeiten – welche Interventionen einsetzen?

Wenn ein Patient eine Situation berichtet, in der er Schwierigkeiten hatte, seine Ziele sozial kompetent zu verfolgen, sollte zunächst eine Analyse erfolgen, welche Gründe für die Unsicherheit vorliegen. Entsprechend kann die jeweilige Intervention erfolgen. Dabei ist oft eine Kombination notwendig. Die folgende Übersicht soll therapeutische Ansatzpunkte geben, um anhand einer zuvor erstellten Verhaltensanalyse die entsprechenden Interventionen sinnvoll einzusetzen.

Liegt ein Verhaltensdefizit vor (Mangel an Fertigkeiten)? Weiß der Patient nicht, wie er sich in einer Situation verhalten kann?

- Erläuterung und Training sozial kompetenten Verhaltens
- Rollenspiele anhand von Standardsituationen oder individuellen Beispielen des Patienten
- Edukation zu Kommunikationsebenen
- Kommunikationsregeln einüben

Liegen dysfunktionale Kognitionen, negativen Antizipationen und Affekte (Angst) vor, die den Patienten verunsichern und davon abhalten, sich zielführend zu verhalten?

- Kognitive Umstrukturierung und Hinterfragen der negativen Erwartungen (Realitätsüberprüfung)
- Selbstverbalisationen definieren und einüben
- Anschließende Verhaltensexperimente

Ist der Patient unentschlossen? Kann er sich nicht entscheiden, wie er sich verhalten soll, obwohl er über die Kompetenzen verfügt?

- Problemlösetraining
- Gefühle sortieren
- Pro-Kontra-Liste

Ist es in der Situation aufgrund des Umfelds überhaupt möglich, dass der Patient seine Forderungen effektiv durchsetzt? Gibt es realistisch gesehen überhaupt Erfolgschancen?

- Akzeptanzhaltung fördern
- Überlegen, wie Person die Situation für sich trotzdem zufriedenstellend gestalten kann

INFO 17/

P

Kommunikation in Beziehungen

Basisregeln:

- Gegenseitige Wertschätzung statt Abwertung. Achten Sie im Kontakt mit ihrem Gegenüber darauf, dass nicht nur Probleme und Schwierigkeiten besprochen werden. Drücken Sie aus, was Sie gut finden und bemühen Sie sich um positive Kommunikation.
- Kein Gedankenlesen vom Gegenüber erwarten.
- Die Balance zwischen den eigenen Bedürfnissen und die des anderen halten. Signalisieren Sie bei Konflikten Kompromissbereitschaft.
- Schuldzuweisungen vermeiden. Orientierung auf Lösung und nicht auf einen Schuldigen.

Kommunikationstechniken für den Sprecher

- in der Ich-Form reden (»Ich bin enttäuscht, besorgt, verärgert, weil …«)
- bei konkretem Verhalten oder der Situation bleiben, keine globalen Beschuldigungen (vermeiden von »immer«, »nie«, »ständig«, »mal wieder«, »typisch«)
- beim aktuellen Thema bleiben (im Hier und Jetzt), keine Vorwürfe aus der Vergangenheit aufwärmen
- Gefühle, Bedürfnisse, Wünsche auf Veränderung, Verbesserungsvorschlag äußern

Kommunikationstechniken für den Zuhörer

- Aktives Zuhören (Blickkontakt, Rückmeldung [»Aha«; »Verstehe«], Nachfragen)
- Zusammenfassen, was verstanden wurde
- versuchen, die Perspektive des Gegenübers einzunehmen
- offene Fragen stellen
- Rückmeldung des ausgelösten Gefühls (positive als auch negativ)
- den Gegenüber für offene Äußerungen loben
- Gefühle ausdrücken

AB 78

P

Übung Gefühle benennen

Voraussetzung für selbstsicheres Verhalten in Beziehungen ist es, sich in entsprechenden Alltagssituationen ausreichend Klarheit über die eigenen Gefühle und Bedürfnisse zu verschaffen und dieses deutlich zu äußern. Als Vorübung dient die folgende Aufgabe.

Schreiben Sie bitte an jedem Abend der folgenden Woche **ein Gefühl** auf, das Sie an dem betreffenden Tag gehabt haben. Notieren Sie zusätzlich das **konkrete zwischenmenschliche Ereignis** und Ihre **Gedanken (Selbstverbalisationen) und Bedürfnisse/Impulse**, durch die Ihr Gefühl ausgelöst wurde.

Beachten Sie, dass angenehme oder unangenehme Gefühle genannt werden können. Berücksichtigen Sie gerade auch »kleine« Gefühle, wie sie jeden Tag vorkommen.

Tag	Ereignis	Gefühl	Gedanken	Bedürfnis

Grundlagen der Kommunikation

Kommunikationsebenen/4-Ohren Modell (nach Schulz von Thun, 2011)

Die Kommunikation zwischen zwei Menschen ist nicht nur reiner Informationsaustausch. Der Sprecher (Sender) übermittelt eine Botschaft an den Zuhörer (Empfänger). Dabei haben beide Interaktionspartner z. T. unterschiedliche Gedanken, Gefühle, Annahmen und Bedürfnisse. Während dieses Prozesses kann es schnell zu Missverständnissen kommen. Informationsübermittlung läuft nicht nur über das Gesagte (Verbale), sondern auch über Gestik, Mimik, Tonfall, Körperhaltung, Stimmlage, Betonung usw. Deshalb ist ein Gespräch nie ganz objektiv möglich, beispielsweise entwickelt man Annahmen darüber, wie die innere Haltung des Gegenübers ist, wie es ihm geht.
Man kann verschiedene Informationsebenen unterscheiden, die eine Botschaft enthält. Der Empfänger hat dann entsprechend vier metaphorische Ohren und kann eine »gesendete Botschaft« nach vier Seiten hin verstehen.

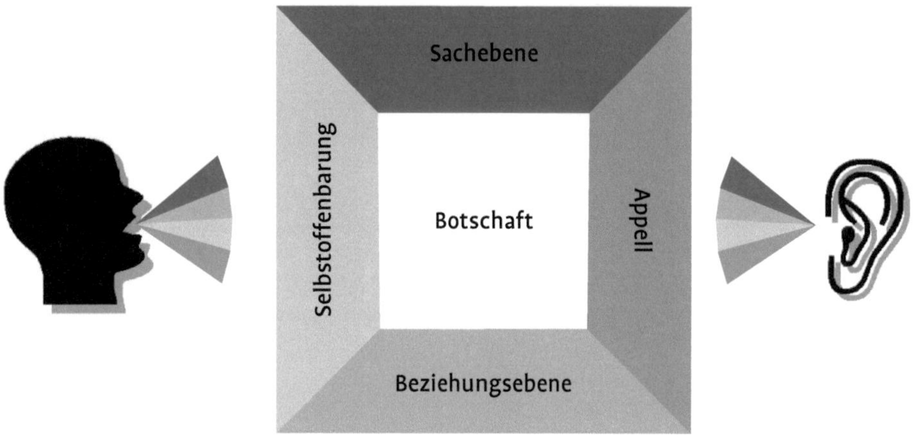

Sachebene

Der Sprecher informiert und gibt Daten, Fakten und Sachverhalte weiter. Aufgabe des Senders ist es, diese Informationen klar und verständlich zu senden.
Auf dem **Sachohr** prüft der Empfänger die Sachbotschaft auf Richtigkeit und Relevanz. Außerdem überprüft er, ob er genug Informationen hat oder noch weitere Fakten benötigt (z. B. um eine Entscheidung zu treffen). Eventuell muss er noch eine Frage stellen.

Die Selbstoffenbarung

Hinter jeder Nachricht verbergen sich auch Informationen über die Person des Senders. Diese Botschaft besteht aus einer bewussten Selbstdarstellung, kann aber auch eine unfreiwillige, nicht bewusste Selbstenthüllung darstellen. Jede Nachricht wird somit zu einer Information über die Persönlichkeit, die Stimmung und Gefühle des Senders. Er gibt etwas über seine Einstellungen, Persönlichkeit, seine Ziele oder Bedürfnisse preis.
Der Empfänger lauscht auf dem **Selbstoffenbarungs-Ohr**, welche Informationen über den Sender in der Nachricht enthalten sind (sogenannte Ich-Botschaften).

Die Beziehungsebene

Neben dem Sachinhalt stecken häufig im Gesagten Informationen über die Beziehung zwischen Sprecher und Zuhörer. Je nachdem wie man mit dem anderen spricht, kann man Wertschätzung, Respekt, Wohlwollen, Gleichgültigkeit oder Verachtung ausdrücken. Dies geschieht über den Sachinhalt, den Tonfall, die Art der Formulierung oder Körpersprache. Man unterscheidet hier »Du-Botschaften« (wie ich zu dir stehe) »Wir-Botschaften« (wie wir zueinander stehen).

Abhängig davon, welche Botschaft im **Beziehungs-Ohr** des Empfängers ankommt, fühlt er sich entweder akzeptiert oder herabgesetzt, respektiert oder bevormundet. Eine gute Beziehung ist gekennzeichnet durch Kommunikation »von gleich zu gleich in gegenseitiger Wertschätzung«.

Der Appell
Häufig bleibt es nicht nur bei einem sachlichen Informationsaustausch, sondern der Sprecher will beim Zuhörer etwas bewirken. Eine Botschaft enthält Wünsche, Ratschläge oder Befehle: der Empfänger soll bestimmte Dinge tun oder unterlassen. Der Versuch, Einfluss zu nehmen, kann mehr oder weniger offen (Bitte) bzw. verdeckt (Manipulation) sein. Der Empfänger hört auf dem **Appell-Ohr** entsprechend eine Aufforderung, was er jetzt denken, machen oder fühlen soll.

Beispiel:
Ein Ehepaar sitzt beim Abendessen. Die Ehefrau fragt ihren Mann: »Denk daran, deine Medikamente zu nehmen!« Was drückt die Ehefrau damit aus? Was könnte man auf den verschiedenen Ohren hören?
(1) Sachebene: Ehefrau möchte an die Medikamenteneinnahme erinnern.
(2) Selbstoffenbarung: Ich mache mir Sorgen, dass du die Medikamente vergessen könntest.
(3) Beziehungshinweis: Immer muss ich mich um dich kümmern. Immer benötigst du meine Hilfe, und ich muss es ausbaden, wenn du wieder krank wirst.
(4) Appell: Nimm deine Medikamente!

Es gibt viele andere Möglichkeiten der Interpretation, diese ist sehr von der jeweiligen Persönlichkeit des Sprechers und Zuhörers abhängig.

Probleme bei einseitigem Hören bzw. einseitigen Empfangsgewohnheiten
Missverständnisse in der Kommunikation können entstehen, wenn beide Partner die Ebenen unterschiedlich gewichten oder sie mit unterschiedlichen Informationen befüllen. Möchte ein Sender beispielsweise einen Appell äußern und hört der Empfänger auf seinem Beziehungsohr, kann ein Konflikt entstehen. Es kann daher wichtig sein, Äußerungen möglichst klar zu formulieren und sich bewusst zu machen, dass Kommunikation über das rein *Gesagte* hinausgeht.

Empfänger, die einseitig auf dem ...
... **Sachohr** hören, verstehen möglicherweise die eigentlichen Probleme nicht.
... **Beziehungsohr** hören, fühlen sie sich sofort persönlich angegriffen.
... **Selbstoffenbarungsohr** hören, stellen sie den Fokus auf die andere Person und nehmen Kritik nicht wahr.
... **Appellohr** hören, nehmen anderen alles ab, auch ohne dass diese es geäußert haben, verleiten diese zur Unselbstständigkeit und vernachlässigen eigene Bedürfnisse.

! Einseitiges Hören ist umso problematischer, wenn der Sender die Nachricht anders gemeint hat.

Überlegen Sie einmal, welches Ohr Sie im Alltag (unbewusst) bevorzugt einsetzen. Vor dem Hintergrund unserer Erfahrungen hören wir Nachrichten häufig verstärkt auf einem der vier Ohren. Mütter hören bei ihren Kindern typischerweise verstärkt auf dem Appellohr.

Es hängt zum Teil auch vom Gegenüber und der Beziehung zum Gesprächspartner ab, auf welchem Ohr wir besonders sensibel hören. Wenn wir uns von jemandem nicht wertgeschätzt fühlen, werden wir besonders aufmerksam auf dem Beziehungsohr hören und jegliche Informationen aus dem Gesagten in die Richtung interpretieren, nicht gemocht zu werden.
Ein weiterer Faktor, der dazu beiträgt, wie man das Gesagte eines Gesprächspartners interpretiert (auf welchem Ohr man also hört), ist die eigene Befindlichkeit, Stimmung und Gefühlslage. Wer wütend ist, fühlt sich gereizt und aggressiv und hört womöglich im Gesagten eher einen Angriff, als jemand, der sehr ausgeglichen ist. Jemand der depressiv ist, hört womöglich eher Hoffnungslosigkeit und interpretiert ein Gespräch eher negativ.
Deshalb kann es hilfreich sein, sich bewusst zu machen, auf welchen Ohren man selbst hört bzw. der Gesprächspartner besonders stark hört, um im Gespräch auf die ausgesandte Botschaft zu achten. Einseitige Empfangsgewohnheiten können nur verändert werden, wenn diese im Vorfeld erkannt werden. Im Anschluss kann man sich oder seinen Gesprächspartner bei jeder (unklaren) Aussage fragen, wie die Aussage gemeint war. So lassen sich viele Missverständnisse vermeiden!

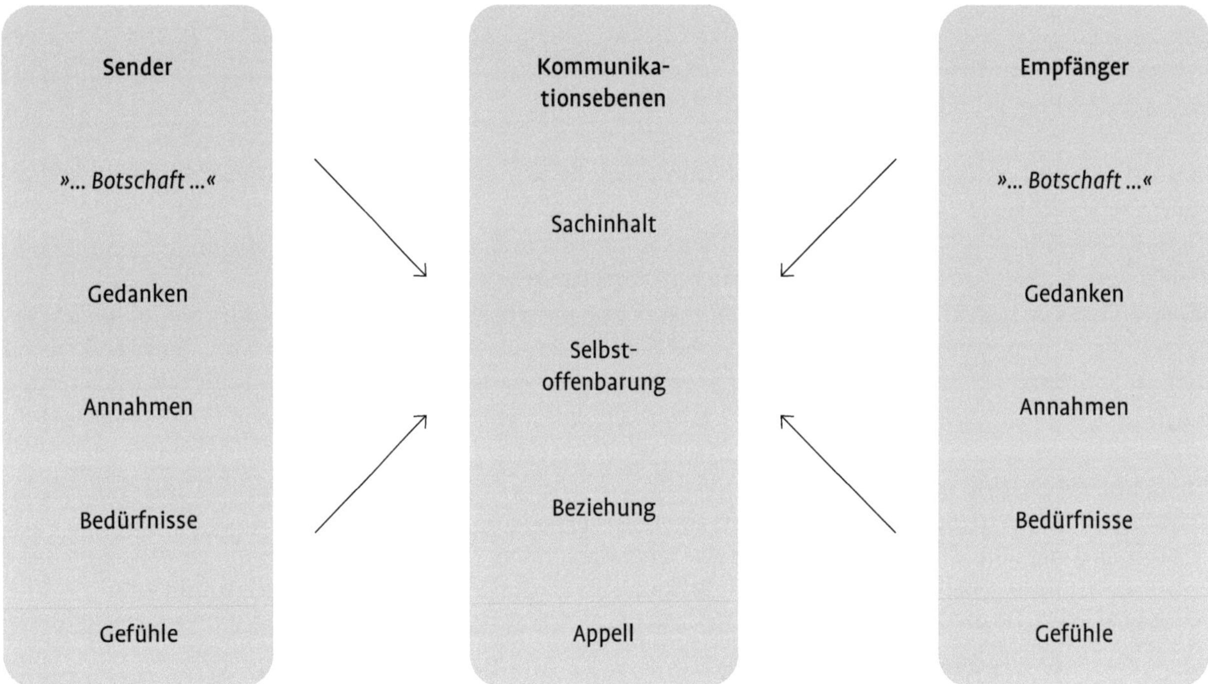

AB 79/

P

Übung Kommunikation über vier Ebenen

Bitte notieren Sie hier eine schwierige Situation, die während der letzten Woche aufgetreten ist. Beschreiben Sie die Situation bzw. die Aussage, die das Missverständnis ausgelöst hat und überlegen Sie, ob das Missverständnis aufgrund von »Falschhören« entstanden sein könnte. Versuchen Sie, die empfangene Botschaft den vier Kommunikationsebenen zuzuordnen. Im Anschluss daran überlegen Sie, wie Sie sich hätten alternativ verhalten können (oder: die Situation/Aussage alternativ hätten interpretieren können), um das Missverständnis zu klären oder zu vermeiden.

Was höre ich?	**Beispiel:** *Ich fühle mich nach der Arbeit erschöpft und ziehe mich sofort wortlos in mein Zimmer zurück. Meine Mutter klopft und sagt »Kommst du mit ins Kino, das würde dir vielleicht gut tun«- ich reagiere sehr gereizt: »Kann man nie seine Ruhe haben???«*	**Situation:**	**Situation:**	**Situation:**
Sachinhalt	Sie fragt mich, ob ich mit ins Kino kommen möchte. Sie vermutet, dass mir das gefallen würde.			
Selbstoffenbarung	Sie ist interessiert, besorgt, macht sich Gedanken. Möchte mich dabei haben.			
Beziehung	Meine Mutter kümmert sich (manchmal zu viel).			
Appell	Ich höre einen versteckten Vorwurf bzw. Appell: »Tu was gegen deine Depression, du bist selbst schuld, wenn du dich in deinem Zimmer verkriechst.«			
Alternative Interpretation/ Verhaltensweise	Ich hätte ihr sagen können, dass ich sehr müde bin und gleich auf mein Zimmer gehe, statt wortlos zu verschwinden.			

AB 80/

P

Konflikte lösen – Streit minimieren

Wenn Menschen zusammenleben, gibt es immer wieder Konflikte, die sehr belasten können. Personen haben verschiedene Ansichten und Meinungen, da jeder ein Individuum mit einer eigenen Persönlichkeit ist. Deshalb lassen sich Konflikte kaum vermeiden, man kann jedoch darauf achten, dass diese nicht eskalieren. Ein lösungsorientiertes Vorgehen zur Konfliktlösung wird auf diesem Informationsblatt beschrieben und soll Ihnen Wege aufzeigen, Streitpunkte mit nahestehenden Personen zu lösen, ohne starkem emotionalen Stress ausgesetzt zu sein.

Zunächst sollten sie bewusst abwägen:
Ist der Vorfall so wichtig, dass ich es jetzt anspreche? Wann ist der richtige Zeitpunkt?

Breakthrough-Strategie:
Wenn die Emotionen bei einem Konflikt hochkochen, sollten sie zunächst das Gespräch unterbrechen und die Situation verlassen, damit sich alle Beteiligten beruhigen können. Dabei empfiehlt es sich rauszugehen, Luft zu holen und die eigenen Emotionen zu sortieren. Nur mit einem klaren Kopf können Konflikte sinnvoll gelöst werden.
Ein Streitgespräch sollte jedoch nicht wortlos unterbrochen und fluchtartig verlassen werden. Am besten wird eine gemeinsame Absprache getroffen, wann das Gespräch fortgesetzt wird! Dieses Vorgehen sollten Sie bestenfalls mit Ihren Bezugspersonen als feste Regel für Konflikte vereinbaren.

Konfliktgespräch führen:

- Zunächst sollten Sie sich darüber klar werden, was Ihr Anliegen/Ziel ist und wie es Ihnen geht (eigene Gefühle, Wünsche, Bedürfnisse). Im Anschluss sollten Sie dies möglichst konkret äußern und auch ihr Gegenüber nach seinen Gefühle, Wünsche, Bedürfnisse fragen. Hier lohnt sich die Frage: »Warum möchtest du das?«.
- Denken Sie im Gespräch daran, die Kommunikationsregeln anzuwenden (s. INFO 17 »Kommunikation in Beziehungen«)
- Versuchen Sie immer bei dem konkreten Thema zu bleiben, es sollte nicht Altes und Neues vermischt werden!
- Problem definieren: Es ist wichtig bei einem Konflikt zu klären, um was es ganz konkret geht. Um sich nicht in gegenseitigen Vorwürfen zu verlieren, sollte der Fokus auf das aktuelle Problem gerichtet werden.
- Im Anschluss können gemeinsam Lösungsmöglichkeiten gesammelt werden (s. AB »Problemlöseschema«) und eine Lösung vereinbart werden. Dabei ist es immer notwendig, einen guten Kompromiss zu finden. Bestenfalls eine »Win-Win-Lösung«, bei der beide Parteien Zugeständnisse machen, aber auch Vorteile haben.
- Treffen Sie schließlich gemeinsam konkrete Absprachen, welche Schritte vom wem, wann durchgeführt werden.

AB 81

Probleme lösungsorientiert angehen

P

1/2

(1) Beschreibung der Belastungssituation (Ist-Zustand)

(2) Zielanalyse (Soll-Zustand, Was möchte ich erreichen?)

(3) Brainstorming: Sammlung der grundsätzlichen Lösungsmöglichkeiten mit anschließender Bewertung der Lösungsmöglichkeiten und Konsequenzen:

++ sehr gut geeignete Lösung
\+ gute Lösung
o neutral
\- eher schlechte Lösung
-- schlechte Lösung

	geeignet	ungeeignet

Probleme lösungsorientiert angehen

(4) Ausgewählte Lösungsstrategie:

---

(5) Schritte und Maßnahmen, um das ausgewählte Ziel zu erreichen: Handlungsplan

---

(6) Erfahrungen mit der Lösungsstrategie?

AB 82/

Probleme auf die Waage stellen

Sammeln Sie möglichst viele Argumente, die für oder gegen eine Handlungsoption sprechen. Im Anschluss können Sie diese bewerten (Punktzahl 0–100), dadurch können Sie ausdrücken, wie bedeutsam oder relevant Sie jedes einzelnes Argument einschätzen. Anschließend können Sie die Pro- und Kontra-Punktwerte aufsummieren.

Problemstellung, die Klärung benötigt:

	Was spricht dafür?	**W (0–100)**	**Was spricht dagegen?**	**W (0–100)**
kurzfristig				
langfristig				
Summe	Σ		Σ	

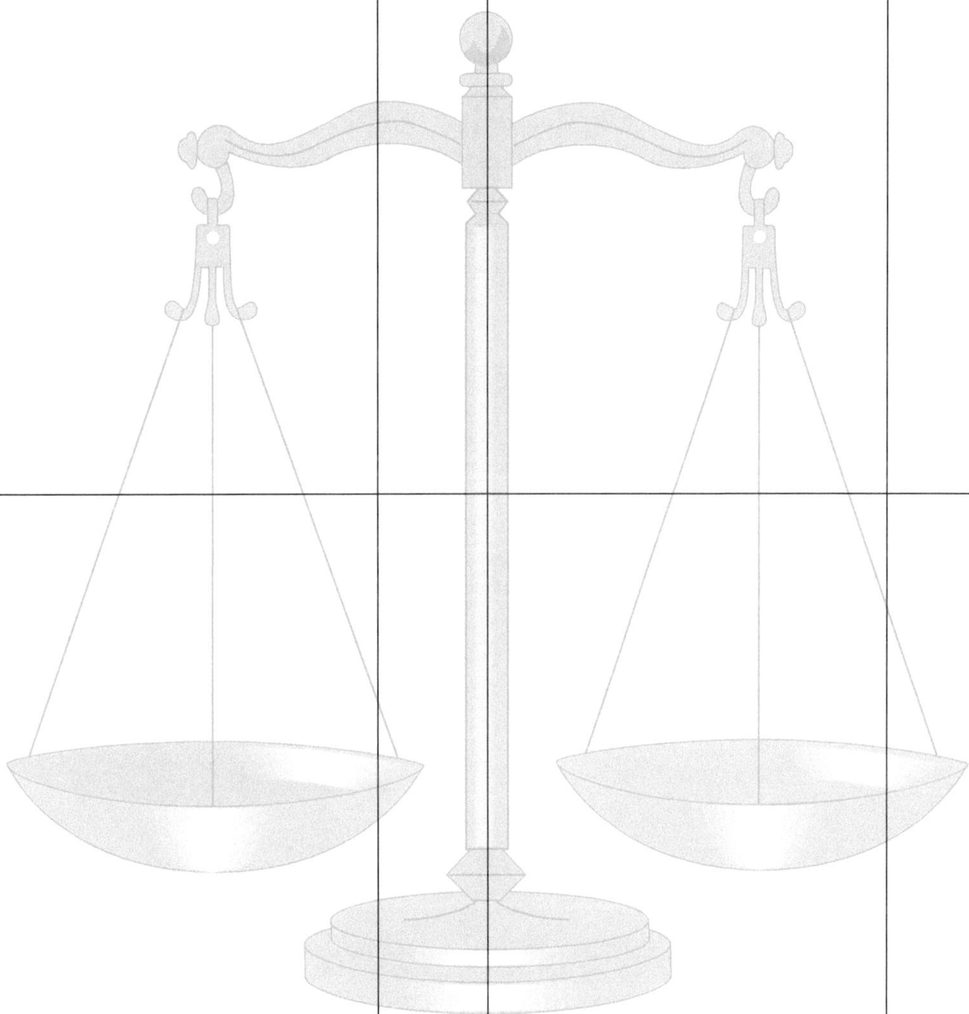

AB 83 / Mit Ambivalenzen umgehen

Die Pro-Kontra-Liste hat den Nachteil, dass sie nicht bei allen ambivalenten Situationen optimal einsetzbar ist, vor allem wenn es um emotionale Entscheidungen und ambivalente Gefühle geht. Beispielsweise das Für oder Gegen eine Liebesbeziehung sollte nicht mit rationalen Argumenten getroffen werden. Hier kann das Treffen einer Entscheidung mit Hilfe der emotionsfokussierten Technik »Gefühle sortieren« unterstützt werden (angelehnt an Fliegel & Kämmerer, 2007).

Übung zum Sortieren von Gefühlen

Mit Hilfe von Stühlen soll eine gefühlsmäßige Klarheit erreicht werden. Dazu wird ein Stuhl in den Raum gestellt, auf den die Problemstellung oder eine Person platziert wird. Der Patient steht mit dem Therapeuten im Raum mit Blick auf den Stuhl. Nun soll sich der Patient Gedanken machen, welche Gefühle mit dem Thema oder der Person auf dem Stuhl verbunden sind. Wenn der Patient ein Gefühl benennt, wird dies auf einen Zettel notiert und auf einen weiteren Stuhl gelegt. Ansonsten kann der Zettel auch auf den Boden in die Nähe des Stuhls gelegt werden. Dabei wird der gefühlsbesetzte Stuhl (oder Zettel) so nah am Hauptstuhl platziert, wie das Gefühl zum Thema/Person auf dem Stuhl assoziiert ist (davor, dahinter, abgewandt oder zugewandt, nah dran oder weit weg etc.).
So wird mit allen Gefühlen vorgegangen, die vom Patienten genannt werden. Am Schluss wird die Anordnung betrachtet und auf Stimmigkeit überprüft und gegebenenfalls korrigiert.
Es sollte bei der Übung darauf geachtet werden, dass der Patient sich tatsächlich auf das Spüren der Emotionen einlässt und nicht zu sehr in einer rationalen Betrachtungsweise verhaftet. Der Therapeut ist die ganze Zeit aktiv bei dem Prozess der Platzierung von Gefühlen dabei, fragt nach und verbalisiert, was er sieht, um es dem Patienten zurückzumelden. Danach kann der Patient nochmals zu jedem Gefühl etwas berichten und die Position dieses Gefühls aktiv einnehmen. Im Anschluss erfolgt die Nachbesprechung, wobei gegebenenfalls besprochen werden kann, wie sich der Patient die Gefühle »eigentlich« wünscht/vorstellt, sodass es zu einer positiven Veränderung der Gefühle (aber auch der Situation) kommen kann und wie er dies erreichen kann.

KAPITEL 12 /

Metakognitives Training für Menschen mit Bipolaren Störungen

Lene-Marie Sondergeld • Esther Quinlivan • Paula Haffner • Jana Fiebig • Lena Jelinek • Steffen Moritz • Thomas Stamm

Einleitung

Psychotherapie gilt als wirksamer Bestandteil bei der Behandlung von Bipolaren Störungen (Scott et al., 2007). Dennoch gibt es bisher nur wenige, spezifische Psychotherapieprogramme für diese Erkrankung. Das hier erstmals vorgestellte Metakognitive Training für Menschen mit Bipolaren Störungen (MKT-Bipolar) soll

- bipolar Betroffenen helfen, Rückfälle zu verhindern,
- ein interaktives und spielerisch ausgerichtetes Gruppentraining sein,
- einfach anwendbar und leicht verständlich sein,
- Patienten auch in späteren Krankheitsstadien ansprechen,
- den Fokus auf Achtsamkeit als Technik zur Früherkennung von beginnenden Rückfällen legen.

12.1 Grundlagen des MKT-Bipolar

Im Wesentlichen ist das MKT-Bipolar eine Modifikation des MKT für Psychosen (MKT+, Moritz et al., 2014) sowie des MKT bei Depression (D-MKT, Jelinek et al., 2015), die von der Arbeitsgruppe um Steffen Moritz am Universitätsklinikum Hamburg Eppendorf (UKE) entwickelt wurden. Im Rahmen von acht Trainingseinheiten (Modulen) werden im MKT den teilnehmenden Patienten kognitive Fehler und einseitige Problemlösestile spielerisch vor Augen geführt, die einzeln oder in der Gesamtheit die Entwicklung von falschen Überzeugungen bis hin zur akuten Episode begünstigen. Inhaltlich wurden die bestehenden Module um bipolarspezifische, kognitive Verzerrungen ergänzt. Daneben sind aber auch Einflüsse der Achtsamkeitsbasierten Kognitiven Therapie der Depression (Segal et al., 2010) sowie der Metakognitiven Therapie (MCT, Wells, 2011) integriert.

> **!** In mehreren Durchläufen wurde das MKT-Bipolar an einer Stichprobe von bipolar Betroffenen mit eingeschränktem sozialen Funktionsniveau in einer Pilotstudie als effektives Verfahren getestet (Haffner et al., eingereicht). Die empirischen Grundlagen des MKT-Bipolar werden in dieser Arbeit dargestellt. Die Wirksamkeit wird zudem in weiteren Projekten validiert, für die Kooperationspartner jederzeit willkommen sind. Alle für das MKT-Bipolar notwendigen Materialien (neben den in diesem Kapitel eingesetzten Nachbereitungsbögen), speziell auch die im Text erwähnten PowerPoint-Folien und Anleitungen zu den Achtsamkeitsübungen, sind auf der Homepage der Abteilung für Klinische Neuropsychologie des UKE Hamburg (http://clinical-neuropsychology.de/metakognitives_training.html) verfügbar.

Struktur und Inhalte der einzelnen Module

Achtsamkeitsübungen leiten alle Module ein, um die darauffolgenden, kognitiven Inhalte besser bearbeiten zu können. Darauf folgt eine theoretische Einführung zu typischen Denkfallen und das Durchspielen der Denkfallen anhand von Alltagsbeispielen (Cartoons/Geschichten). Schließlich wird gemeinsam mit den Patienten nach Beispielen aus Depression und Manie für die jeweiligen Denkfallen gesucht, bevor der Inhalt des Moduls in einer Schlussrunde zusammengefasst wird. Zu jedem Modul gibt es Nachbereitungsbögen für die Zeit zwischen den Trainingssitzungen.
Inhaltlich werden die folgenden Themen in acht Modulen behandelt:

- Achtsamkeit/Grübeln/Gedankenrasen: Welchen Sinn macht es, über das Denken nachzudenken?
- Zuschreibungsstil: Wer ist verantwortlich dafür, dass etwas gelingt/misslingt?
- Denken und Schlussfolgern: Geistiger Filter, Verallgemeinerung, Perfektionismus, Abwehr von Positivem. Welche Gedankenmuster sind bestimmend? (2 Module)
- Soziale Kognition: Wie nehmen wir die Gefühle/Gedanken/Absichten anderer wahr? (2 Module)
- Korrigierbarkeit/Voreiliges Schlussfolgern: Wie flexibel sind wir, einmal getroffene Einschätzungen zu verändern?
- Selbstwert: Was (welche Gedanken) bestimmt unser Selbstwertgefühl?

12.2 MKT-Bipolar – das Manual

Das MKT Bipolar umfasst acht Module. Bewährt haben sich wöchentliche Sitzungen und Teilnehmerzahlen zwischen drei und zehn Personen. In Abhängigkeit der Länge der Achtsamkeitsübungen sollten 60 bis 90 Minuten pro Modul eingeplant werden. Das Gruppentraining ist für geschlossene Gruppen konzipiert, da Modulinhalte teilweise aufeinander aufbauen und die Gruppenkohäsion genutzt wird. Ein flexibler Umgang mit den Modulen kann im Rahmen beispielsweise einer stationären Behandlung durchaus sinnvoll sein.
Das erste Modul beginnt mit einer offenen Runde, in der die Teilnehmer sich vorstellen und idealerweise die Erwartungen an das Training formulieren können. Anschließend werden Gruppenregeln definiert. Wir haben positive Erfahrungen mit der Gruppenregel »Jeder darf etwas sagen, keiner muss etwas sagen!« gemacht. Jedes weitere Modul beginnt mit einer Achtsamkeitsübung (15–25 Minuten).
Die einzelnen Module beinhalten oft mehr Folien mit Übungsaufgaben, als in der zur Verfügung stehenden Zeit abgearbeitet werden können. Dies ermöglicht einen flexiblen Umgang mit Schwierigkeitsgraden und Tempi, die sich je nach Gruppenzusammensetzung unterscheiden können. Sind bei fortschreitender Zeit nicht alle Folien bearbeitet worden, geht die Trainingsleitung zur letzten Folie mit den Lernzielen über. Im Anschluss werden die Nachbereitungsbögen mit den Übungen verteilt.

> **!** Die Trainingsleitung sollte darauf achten, alle Antworten gleichermaßen wertzuschätzen. Jedes Modul ist durch Folien vorstrukturiert. Wichtig erscheint uns, die Folien nicht abzulesen, sondern im freien Gespräch zu erarbeiten und zu vertiefen. Dies wird ermöglicht, indem nach persönlichen Erfahrungen gefragt und immer wieder Raum zu eigenen Beispielen gegeben wird. Am wichtigsten ist eine entspannte, humorvolle Trainingsatmosphäre, in der sich die Teilnehmer öffnen und (stellvertretende) Erfahrungen sammeln können.

12.2.1 Modul 1: Einführung in Achtsamkeit; Grübeln und Gedankenrasen

- Zieldomänen: Rumination, Gedankenflucht, -abreißen als formale Denkstörungen in (sub-)depressiven oder manischen Episoden
- Empfohlene Achtsamkeitsübung im Verlauf: Rosinenübung

Aufgabenstellung

Das erste Modul beginnt mit einem psychoedukativen Abschnitt, in dem Stimmungsschwankungen und das Vulnerabilitäts-Stress-Modell als Erklärungsansatz vorgestellt werden (Folien 4–6). Der Zusammenhang von Gedanken, Verhalten, Gefühlen wird mit einem Wirkungsdreieck verdeutlicht und darauf hingewiesen, dass das MKT bei den Gedanken ansetzt (Folien 7–8). Da dieser Abschnitt für viele Teilnehmer eine Wiederholung darstellt, darf er kurz und überblicksartig gehalten werden. Die Teilnehmer sollen dadurch dafür sensibilisiert werden, dass eine depressive oder manische Episode zumeist nicht plötzlich eintritt. Stattdessen kündigt sie sich über einen gewissen Zeitraum an, in dem Veränderungen in Verhalten, Gedanken und Empfindung beobachtet werden können. Das Training konzentriert sich vor allem auf jene Denkprozesse, welche nach heutigem Kenntnisstand bei der Entstehung von typisch depressiven oder manischen Denkverzerrungen beteiligt sind, wobei gravierende Abweichungen nicht notwendigerweise bei allen Teilnehmern in allen Domänen vorhanden sein müssen. Es ist wichtig, regelmäßig einen Bezug zwischen den Lerninhalten, dem Alltag sowie der Erkrankung der Patienten herzustellen. Jedes Modul enthält zu diesem Zweck mehrere Folien, welche die Alltags- und Störungsrelevanz der jeweiligen Trainingseinheit verdeutlichen (überschrieben mit »Was hat das mit Bipolarer Störung zu tun?«). Die Übertragung der Lerninhalte auf den Alltag stellt das Ziel des Trainings dar. Zur besseren Verdeutlichung dieser Meta-Ebene wird mit den Teilnehmern die Rosinenübung als Achtsamkeitsübung durchgeführt (15–25 Minuten). Im Anschluss werden die Teilnehmer nach ihren Erfahrungen während der Übung gefragt. Die Trainingsleitung erklärt, dass es das Ziel des Metakognitiven Trainings ist, die eigenen Gedanken – ähnlich der Rosine – neu wahrzunehmen, sie von verschiedenen Perspektiven zu betrachten, ihre Veränderungen zu beobachten.

Zu Beginn des zweiten Sitzungsabschnitts (ab Folie 16) wird mit den Teilnehmern erarbeitet, was Grübeln bzw. Gedankenrasen ist. Es werden die bereits auf den Folien notierten Erklärungen um die der Teilnehmer ergänzt und ein Bezug zu den jeweiligen affektiven Intervallen hergestellt (Grübeln = vorrangig in depressiven Phasen; Gedankenrasen = vorrangig in hypomanen/manischen Phasen). An dieser Stelle kann eine erste Frage zu den persönlichen Erfahrungen mit beiden formalen Denkstörungen gestellt und sich evtl. auch über die damit verbundenen Belastungen (z. B. daraus resultierende Schlafstörungen) ausgetauscht werden. Meistens entsteht dann schon in dem auf diese Weise initiierten Gespräch ein Hinweis auf die schwierige Unterscheidung zwischen Grübeln und Nachdenken, was in Folie 21 aufgegriffen wird. Im weiteren Verlauf werden Vor- und Nachteile von Grübeln und Gedankenrasen erarbeitet, dabei werden immer erst die Teilnehmer motiviert, über mögliche Vor- und Nachteile nachzudenken. Ergänzend werden die Folieninhalte (Folien 22–28) gezeigt.
Darauf aufbauend wird mit Folie 29 ein Bezug zu den Bipolaren Störungen hergestellt. Um einen unmittelbaren Anwendungsbezug herzustellen, wird anschließend ein Experiment durchgeführt (Folie 30): Die Teilnehmer werden aufgefordert, laut zu grübeln bzw. die Gedanken rasen zu lassen. Dabei ist es wichtig, dass die Gedankeninhalte tatsächlich als Gedanken formuliert werden (z. B. beim Grübeln: »Ich bin eben ein alter Pechvogel«, »Nicht mal einen Platten kann ich richtig flicken« bzw. beim Gedankenrasen: »Ach, dann kaufe ich mir eben ein neues Rad«, »Ich müsste mal wirklich unkaputtbare Reifen entwickeln« oder »Da meint es doch jemand schlecht mit mir, das war bestimmt xy, der mir wieder einen Loch in den Reifen gebohrt hat«) und nicht im Konjunktiv formuliert werden (»Ich würde bestimmt denken, dass …«). Wenn dies nicht gelingt, kann die Trainingsleitung die Aufgabenstellung anpassen und vorschlagen, dass sie die Gedanken in Parenthesen formulieren sollen. In den folgenden Beispielen (Folien 31–35) wird das Experiment vertieft.
Das Gedankenexperiment (Folie 36) soll abschließend die Schwierigkeit verdeutlichen, Gedanken zu unterdrücken. Stattdessen werden mögliche Strategien vorgestellt, einen adäquaten Umgang mit Grübeln oder Gedankenrasen zu finden (Folie 37). Mit Lernzielen und Nachbereitungsbögen werden die Teilnehmer schließlich verabschiedet.

Ziel des Moduls

Die Teilnehmer sind in diesem Modul aufgefordert, die für hypomane/manische bzw. depressive Intervalle typischen Denkstörungen zu erkennen, den Unterschied zum gesunden Nachdenken nachzuvollziehen und mittels Übungen auf Alltagsbeispiele zu übertragen.

Allgemeine Empfehlungen. Da der erste Abschnitt mit seinen psychoedukativen und theoretischen Elementen frontal gestaltet ist, ist es umso wichtiger, die Teilnehmer mit Abschluss der Rosinenübung dazu anzuregen, miteinander ins Gespräch zu kommen. Die inhaltliche Auseinandersetzung mit Grübeln und Gedankenrasen lädt ein, sich aktiv an den Trainingsinhalten zu beteiligen. Die Trainingsleitung sollte zudem ausreichend Hilfestellung bei der Unterscheidung von Gedanken, Verhalten und Gefühlen geben, da die Teilnehmer diese häufig vermischen.

12.2.2 Modul 2: Zuschreibungsstil

- Zieldomäne: Verzerrungen des Zuschreibungsstils. Hierunter fallen insbesondere die Auseinandersetzung mit monokausalen Zuschreibungen und die übermäßige Attribuierung von Ereignissen sowie dem Verhalten anderer auf die eigene Person.
- Empfohlene Achtsamkeitsübung zu Modulbeginn: Achtsames Spüren von Anspannung und Entspannung

Aufgabenstellung

Das Modul *Zuschreibungsstil* ist der Auftakt für mehrere Einheiten zu Denkverzerrungen. Für eine Übersicht über das zu Erwartende wird Folie 7 gezeigt und kurz erläutert, inwieweit Denken ein Informationsverarbeitungsprozess ist, der an unterschiedlichen Stellen gestört/verzerrt sein kann (Folie 8). Die folgenden Module werden die unterschiedlichen Denkverzerrungen theoretisch und praktisch behandeln.
Für einen Einstieg in das aktuelle Thema werden die Teilnehmer zunächst nach ihrem Verständnis von Zuschreibung gefragt (Folie 9). Sie werden anhand des Beispiels »Ein Freund kommt nicht zu einer Verabredung. Weshalb lässt Ihr

Freund Sie warten?« (Folien 11–12) an unterschiedliche Attribuierungsvarianten herangeführt. Mit den von den Teilnehmern genannten Gründen werden die Zuschreibungsmöglichkeiten »sich selbst/andere/Situation oder Zufall« erklärt und damit die auf den Folien 13 und 14 dargestellten Varianten ergänzt. Das Beispiel »Meine Nachbarn heiraten und ich bin nicht zur Hochzeit eingeladen« dient der Generierung weiterer Zuschreibungsmöglichkeiten entsprechend der Vorgaben »sich selbst/andere/Situation oder Zufall« (Folien 16–20). Anschließend soll gemeinsam erarbeitet werden, dass Erklärungen häufig einseitig sind, wodurch die Komplexität von Beweggründen nicht abgebildet wird. Die Teilnehmer werden für das genannte Beispiel darum gebeten, eine ausgewogene Erklärung zu generieren (Folie 21).
Im weiteren Verlauf werden die Konsequenzen von unterschiedlichen Zuschreibungsstilen erarbeitet und dabei die Vor-/Nachteile diskutiert (Folien 23–34). Hierdurch soll betont werden, was die emotionalen und zwischenmenschlichen Folgen einer einseitigen Attribuierung sind. Die Folien 35 bis 37 stellen den Bezug zu Bipolaren Störungen dar und können bei Interesse weiter ausgeführt werden. Mit den folgenden Beispielen (»Wie einseitiges Zuschreiben Fehleinschätzungen bipolar Erkrankter begünstigt«; Folien 38–43) werden die Teilnehmer aufgefordert, explizit einseitige Erklärungen in manischen bzw. depressiven Krankheitsphasen zu nennen, um so einerseits für die eigenen Denkstile sensibilisiert zu werden, andererseits aber auch alternative Erklärungen zu üben.
Im weiteren Modulverlauf werden den Teilnehmern unterschiedliche Situationen präsentiert, in denen zuerst die unterschiedlichen Zuschreibungsstile benannt werden sollen, um darauf aufbauend manische und depressive Attribuierungen zu erarbeiten (Folien 47–63). Zur Aktivierung eigenen Erlebens wird die Gruppe nach persönlichen Beispielen gefragt (Folie 53). Die Trainingsleitung kann je nach individuell vorgestellten Situationen durch die Gruppe entscheiden, wie viele der vorgegebenen Beispielsituationen erarbeitet werden sollen. Mit Lernzielen und Nachbereitungsbögen werden die Teilnehmer verabschiedet.

Ziel des Moduls

Die Teilnehmer sind bei den Übungen aufgefordert, die Entstehungsmöglichkeiten von Ereignissen durchzuspielen, wobei drei mögliche Ursachenquellen in Betracht zu ziehen sind: die eigene Person, andere Personen oder situative Faktoren. Verschiedene Entstehungsursachen sind zu erwägen, um auf diese Weise automatisierte Denkmuster zu brechen (z. B. »Es ist immer mein Fehler« vs. »Es ist immer der Fehler der anderen«). Primäres Ziel ist es, die Vielfalt möglicher Entstehungsmechanismen von Ereignissen zu verdeutlichen, selbst in Situationen, die auf den ersten Blick scheinbar nur eine Interpretation zulassen.

Allgemeine Empfehlungen. Die auf den Folien vermerkten Antworten sind als Möglichkeiten zu verstehen, keinesfalls als richtige Lösungen. Die Erklärungen der Teilnehmer können und dürfen abweichen. Es ist hilfreich, den Teilnehmern zu vermitteln, dass es sich um eine allgemeine menschliche Tendenz handelt, Zuschreibungsfehler zu begehen. Bei Zurückhaltung der Teilnehmer im Übungsteil des Moduls kann es hilfreich sein, durch das Anbringen eigener Erfahrungen Vertrauen zu generieren und die Hemmschwelle für Wortbeiträge zu senken. Zu jedem Übungsszenario sollten möglichst verschiedene Sichtweisen angesprochen werden, die von der Gruppe in ihrer Plausibilität durchdacht werden sollten. Es hat sich als hilfreich erwiesen, die einzelnen Szenarien zügig zu bearbeiten, um die Übung möglichst dynamisch zu gestalten.

12.2.3 Modul 3: Denkverzerrungen I

- Zieldomäne: Verzerrungen des Denkens. In diesem Modul werden geistiger Filter und Generalisierung als relevante Denkfehler behandelt.
- Empfohlene Achtsamkeitsübung zu Modulbeginn: Achtsamkeit gegenüber Geräuschen und Gedanken

Aufgabenstellung

Das dritte Modul beginnt mit einem Experiment, in welchem die Teilnehmer aufgefordert werden, über den bisherigen Tag nachzudenken und sich dabei an zwei Ereignisse zu erinnern, die ihnen misslungen bzw. gut gelungen sind (Folien 7–8). Sie sollen sich auf einer Karteikarte jeweils zwei Beispiele notieren. Die Trainingsleitung kann an dieser Stelle betonen, dass der erstbeste Einfall aufgeschrieben werden soll. Den Teilnehmern werden im Anschluss zwei Fragen gestellt: Sie sollen benennen, welche Aufgabe ihnen leichter gefallen ist und was ihnen mehr gedankliche Auseinandersetzung abverlangt (Folie 9). Oft wird die Erinnerung an die misslungenen Aktivität als diejenige benannt, die ihnen schneller ins Gedächtnis kam bzw. über die sie länger nachgedacht haben. Das Experiment soll darüber hinaus als Anstoß dienen, um sich miteinander darüber auszutauschen, wie gute und schlechte Erinnerungen die Stimmung des Tages beeinflussen (Folie 10). Die Teilnehmer beschreiben in diesem Zusammenhang zumeist ihre jeweiligen Erfahrungen in depressiver oder hypomaner/manischer Stimmung. Anschließend führt die Trainingsleitung bezugnehmend auf das vorangegangene Experiment aus, warum sich in dem Training mit Denkverzerrungen beschäftigt wird: Sind es nur misslungene Ereignisse, die einem in den Sinn kommen, kann dies einen demotivierenden und negativen Effekt auf Antrieb und Stimmung haben; sind es jedoch nur Erfolge, die einem einfallen, kann dies zu (übersteigerter) Freude und (überhöhtem) Tatendrang führen.

Auf Folie 11 werden die unterschiedlichen Denkverzerrungen aufgezeigt, die bei Bipolaren Störungen auftreten können und die im aktuellen Modul bearbeitet werden. Die Teilnehmer kennen die Folie bereits aus Modul 1. Es kann an dieser Stelle darauf verwiesen werden, dass es noch mehr Denkverzerrungen gibt, die im folgenden Modul bearbeitet werden. Es gilt hier ebenfalls zu betonen, dass nicht alle bipolaren Menschen alle Denkverzerrungen kennen müssen und dass auch Menschen ohne psychische Erkrankung in die ein oder andere »Denkfalle« tappen können (Folien 12–14).

Die erste Denkverzerrung, auf die sich nun fokussiert wird, ist der geistige Filter. Dazu werden auf Folie 16 zwei Beispiele (Haar in der Suppe, Basketball) vorgestellt, die verdeutlichen sollen, wie bestimmte Details oder Ereignisse eingeengt wahrgenommen werden können. Mit dem im Anschluss folgenden Beispiel (»Während Sie in einer Teamsitzung Ihre Ideen vorstellen, hören viele Personen zu, während eine Person mit dem Handy spielt«) sind die Teilnehmer aufgefordert, zunächst selbst einen Gedanken zu benennen, der dem geistigen Filter entspricht, und daraus die emotionalen bzw. motivationalen Konsequenzen abzuleiten (Folien 17–22). Auf Folie 24 geht es wiederum darum, alternative Gedanken zu generieren und die möglichen Konsequenzen zu antizipieren. Analog zu dem bisherigen Trainingspart dient das gleiche Beispiel dazu, einen geistigen Filter in der Manie zu formulieren, daraus Konsequenzen abzuleiten und ebenfalls alternative Gedanken zu entwickeln (Folien 27–35). Die folgenden Beispiele werden in diesem Prinzip fortgeführt.

Als zweite Denkverzerrung wird in diesem Modul Verallgemeinerung behandelt (ab Folie 46). Auch hier wird einführend ein Beispiel genannt (ausgelaufene Sahne in Einkaufstüte) und bereits auf die Hinweiswörter »immer«, »niemals« oder »alles« verwiesen, die bei der Entlarvung dieser Denkverzerrung helfen können. Auf den Folien 48 bis 57 werden dann unterschiedliche Situationen dargestellt, anhand derer zunächst Gedanken mit Verallgemeinerungscharakter in der Depression sowie alternative bzw. hilfreiche Gedanken mit den jeweiligen Konsequenzen erarbeitet werden sollen. Die Teilnehmer sollen motiviert werden, eigene Gedanken zu nennen, bevor der auf der folgenden Folie ausformulierte Gedanke gezeigt wird. Insgesamt wird immer die Reihenfolge eingehalten: erst Situation, dann Denkverzerrung benennen, deren Konsequenz formulieren, dann hilfreiche Gedanken entwickeln, deren Folge benennen. Analog hierzu soll mit Hilfe der Folien 59 bis 66 Verallgemeinerung in der Manie thematisiert werden.

Ab Folie 67 werden die beiden bislang eingeführten und trainierten Denkverzerrungen wieder zusammengeführt und vorgestellt, was insgesamt zu einer hilfreichen Bewertung beitragen kann. Dabei sind die einzelnen Möglichkeiten (z. B. »Machen Sie konkrete, situationsgebundene Aussagen«) wiederum mit einem Beispiel verknüpft (»Ich bin immer unzuverlässig«), in denen der konkrete Vorschlag von den Teilnehmern umgesetzt werden soll. Dabei wird auf vorangegangene Inhalte zurückgegriffen, diese werden verfestigt.

Mit Lernzielen und Nachbereitungsbögen werden die Teilnehmer verabschiedet.

Ziel des Moduls

Die Teilnehmer sollen in diesem Modul für automatisch ablaufende Denkmuster sensibilisiert werden und sich dabei insbesondere mit den Denkverzerrungen geistiger Filter und Verallgemeinerung auseinandersetzen. Prinzipiell geht es darum, Gedanken von einer Meta-Ebene wahrnehmen zu lernen, die emotionalen Konsequenzen zu antizipieren und sie zu hinterfragen bzw. Alternativen zu entwickeln.

Allgemeine Empfehlungen. Die Teilnehmer benötigen in diesem Modul Karteikarten und Stifte. Die auf den Folien vermerkten Antworten sind wie auch in vorangegangenen Modulen als Möglichkeiten zu verstehen, keinesfalls als »richtige Lösungen«.

12.2.4 Modul 4: Denkverzerrungen II

- Zieldomäne: Verzerrungen des Denkens. Es werden in diesem Modul Perfektionismus und die Abwehr von Positivem/Negativem als relevante Denkfehler behandelt.
- Empfohlene Achtsamkeitsübung zu Modulbeginn: Achtsamkeit des Atems und des Körpers

Aufgabenstellung

Da das vierte Modul inhaltlich direkt an das vorangegangene Modul anknüpft, wird empfohlen, eingangs die letzte Sitzung durch die Teilnehmer zusammenfassen bzw. wiederholen zu lassen. Dazu können Fragen wie »Was sind Denkverzerrungen?«, »Warum ist es wichtig, sich mit Denkverzerrungen zu befassen?« oder auch »Haben Sie nach der letzten Sitzung einmal auf mögliche Denkverzerrungen bei Ihnen selbst geachtet?« hilfreich sein.
Perfektionismus wird thematisch eingeleitet, indem die Teilnehmer erst einmal aufgefordert sind, ein eigenes Verständnis für den Begriff zu entwickeln: Was ist damit gemeint, wo begegnet ihnen Perfektionismus im Alltag, wie empfinden sie eine perfektionistische Haltung bei sich und anderen, wann ist es förderlich, wann möglicherweise störend (Folien 12–13)? Das Thema wird von den Teilnehmern zumeist sehr dankbar aufgegriffen. In der Diskussion mit ihnen kann der Begriff »innerer Antreiber/Kritiker« bereits eingeführt werden, da damit auf den folgenden Folien weitergearbeitet wird.
Auf den Folien 14 bis 25 werden nach dem bereits bekannten Schema beispielhafte innere Antreiber präsentiert. Die Teilnehmer werden aufgefordert, die dadurch ausgelösten Gefühle zu benennen. Bei jeder Situation soll im Anschluss wieder ein nachsichtigerer Umgang mit entsprechend emotionaler Konsequenz entwickelt werden. Bei der Formulierung des nachsichtigen Umgangs ist darauf zu achten, dass die Teilnehmer tatsächlich Gedanken (»wie in Anführungszeichen«) ausformulieren. Oft droht es sonst eine theoretische Diskussion ohne inhaltliche Verankerung zu werden. Uns erscheint die inhaltliche Verankerung jedoch ein essentieller Trainingseffekt. Die Teilnehmer werden anschließend aufgefordert, zunächst allgemeine typische innere Antreiber zu nennen (Folien 26–28), bevor sie darauf aufbauend individuelle innere Antreiber identifizieren sollen (Folie 29). Diese kann jeder in einer stillen Übung auf einem Blatt für sich notieren (5 Minuten) und – wenn gewollt – der Gruppe im Anschluss vorstellen. Die Auseinandersetzung mit Kosten und Nutzen innerer Antreiber erfolgt gemeinsam auf den Folien 30 bis 33. Anschließend werden Möglichkeiten formuliert, einen hilfreicheren Umgang mit Perfektionsansprüchen zu entwickeln (Folien 34–37).
Abwehr des Positiven bzw. Negativen wird als vierte Denkverzerrung ab Folie 39 behandelt. Nach einer Erklärung (Folie 40) erfolgt die inhaltliche Auseinandersetzung mit Hilfe einer Beispielsituation nach dem bereits bekannten Schema (Folien 41–45). Die Teilnehmer werden motiviert, emotionale Konsequenzen abzuleiten und alternative Möglichkeiten zu entwickeln. Mittels der Frage »Wann loben Sie andere Menschen?« (Folie 46) soll ein Perspektivwechsel angeregt werden, der dabei unterstützen kann, Positives in Zukunft mehr anzunehmen denn abzuwehren (Folien 48–51). Die Beispielsituation kann einen Transfer des bis hierin Erarbeiteten für den Umgang mit Lob ermöglichen (Folien 52–53). Das Thema *Abwehr des Negativen* wird analog erarbeitet: Einer Erklärung (Folie 54) folgt eine Beispielsituation, in der wiederum emotionale Konsequenzen sowie alternative Bewältigungsformen mit den Teilnehmern formuliert werden (Folien 55–59). Abschließend werden Möglichkeiten präsentiert, die eine hilfreiche Bewertung unterstützen können (Folien 60–63). Mit Lernzielen und Nachbereitungsbögen wird die Sitzung beendet.

Ziel des Moduls

Aufbauend auf das vorangegangene Modul sind die Teilnehmer in dieser Sitzung aufgefordert, sich mit den Denkverzerrungen *Perfektionismus* und *Abwehr des Positiven/Negativen* auseinanderzusetzen und sie wiederum bei sich selbst wahrnehmen zu lernen.

Allgemeine Empfehlungen. Die Teilnehmer benötigen in diesem Modul Karteikarten und Stifte. Die auf den Folien vermerkten Antworten sind wie auch in vorangegangenen Modulen als Möglichkeiten zu verstehen, keinesfalls als »richtige Lösungen«.

12.2.5 Modul 5: Einfühlung 1. Teil

- Zieldomäne: Mangelnde Fähigkeit zur Einfühlung in Bewusstseinsvorgänge des Gegenübers im Sinne des Konzeptes »Theory of Mind« (Premack & Woodruff, 1978).
- Empfohlene Achtsamkeitsübung zu Modulbeginn: Body Scan Teil 1 (untere Körperhälfte)

Aufgabenstellung

Das Modul beginnt mit einer freien Exploration der Gruppenteilnehmer an einem Bildbeispiel zur Frage: »Wie fühle ich mich in andere hinein?« Hierdurch werden die Teilnehmer aktiviert, einen Alltagsbezug herzustellen und angeregt, sich der Thematik zu nähern. Gleichzeitig werden verschiedene Bewertungskategorien eingeführt. Hierzu zählen Vorwissen, Situationswissen, das Lesen nonverbaler Signale sowie Rückschlüsse aus der Selbstbeobachtung (Folien 7–11). Bei der Diskussion werden sowohl die Bedeutsamkeit umfassender Informationen als auch die Grenzen des Einfühlungsvermögens herausgestellt. Anschließend wird der Zusammenhang zu Bipolaren Störungen hergestellt, indem auf Studienergebnisse zu Defiziten im gedanklichen und emotionalen Einfühlungsvermögen (Folie 12) sowie den Einfluss der eigenen Stimmungslage auf die Wahrnehmung und Bewertung einer Situation hingewiesen werden (Folie 13).

Es werden im Anschluss die Ziele der Trainingseinheit aufgeführt. Hierunter wird auf das bessere Verstehen der Beweggründe anderer sowie die Reduktion von Konflikten und zwischenmenschlichen Problemen hingewiesen (Folie 14). Die Darstellung der Ziele dient an dieser Stelle dem Motivationsaufbau der Teilnehmer bei den folgenden Übungen. Zunächst wird der Themenbereich in zwei Fähigkeiten unterteilt, das gedankliche und das emotionale Einfühlungsvermögen, die getrennt voneinander vertieft und geübt werden sollen (Folien 15–16). In diesem Modul folgen zunächst Übungen zum emotionalen Einfühlungsvermögen, im hinteren Modulabschnitt wird gedankliches Einfühlungsvermögen geübt.

Der Einstieg in die interaktive Arbeit wird über die Grundemotionen hergestellt. Die Teilnehmer werden gebeten, ihnen bekannte Grundemotionen (Gefühle) zusammenzutragen (Folien 17–18). Anhand von bildhaften Darstellungen werden die Teilnehmer anschließend angeleitet, diese zuzuordnen. Hierzu werden in einem ersten Schritt szenische Darstellungen (Folien 19–20), in einem zweiten isolierte Gesichtsausdrücke gezeigt (Folien 21–23). In einem Rückbezug auf den Beginn der Sitzung kann an dieser Stelle auf die Erschwernisse der Einschätzung durch fehlende Kontextfaktoren und Vorwissen hingewiesen werden (Folien 18–23). In einer Bildergeschichte (ein Mann liest mit ernstem Gesicht) werden erneut Beurteilungsgrenzen des emotionalen Erlebens eines anderen, insbesondere bei wenigen vorhandenen Informationen, verdeutlicht (Folien 24–27). Die Teilnehmer werden gebeten, über vier Lösungsmöglichkeiten (Liebesbrief, anregender Artikel, Ablehnungsbescheid oder Witze) indirekt den emotionalen Zustand des Mannes zu beurteilen und dadurch den Handlungsverlauf zu antizipieren (z. B.: »Wird der Mann im nächsten Bild erröten oder lachen?«). Nach abgegebener Einschätzung wird den Teilnehmern der Handlungsablauf verbildlicht dargestellt, sodass die gefasste Hypothese überprüft werden kann.

Es folgen ab Folie 28 Übungsaufgaben, in denen mehrdeutige Bildausschnitte gezeigt werden. Die Teilnehmer werden sowohl darum gebeten, aus einer von vier Lösungsmöglichkeiten auszuwählen, was die im Bildausschnitt gezeigte Person fühlt, als auch anzugeben, wie sicher sie sich in ihrer Beurteilung sind. Die Übungsaufgaben sind bewusst mit *Grenzen emotionaler Einfühlung* betitelt, um auf mögliche Fehlbeurteilungen des unverzüglich urteilenden emotionalen Systems hinzuweisen. Gleichzeitig sollen die Teilnehmer ermutigt werden, eine Entscheidung zu treffen und einen Umgang mit der inneren Ambivalenz zu erlernen, falls sie sich geirrt haben. Es kann hilfreich sein, einen Bezug zum Alltag herzustellen und auf Situationen hinzuweisen, in denen emotionale Einfühlung ohne Reflexion der Umstände und ohne Zeitverzögerung stattfindet (z. B.: Sie begegnen einer weinenden Person. Trauer, Ärger oder Rührung sind mögliche Erklärungen für das Weinen, die erste Reaktion des Gegenübers ist allerdings oft das Angebot von Trost). Den Übungen folgt eine Zusammenfassung zum emotionalen Einfühlungsvermögen (Folien 33–36).

Ab Folie 37 wird durch Übungsaufgaben das gedankliche Einfühlungsvermögen vertiefend trainiert. Dies geschieht anhand von Bildgeschichten, bei denen dem Betrachter zunächst kein Vorwissen zur Verfügung gestellt wird. Aufgabe ist es, die verfolgte Absicht der dargestellten Person zu benennen. Hierzu werden die Teilnehmer gebeten, aus drei Alternativen den Fortgang der dargestellten Situation auszuwählen. Anleitend soll hierbei die Frage gestellt werden: »Welche Absicht verfolgt der Mann/die Frau?«. Im Folgenden wird in drei Schritten Vorwissen durch vorangestellte

Bilddarstellungen hinzugefügt. Die Aufgabe besteht nun darin, die getroffene Entscheidung zu überprüfen oder gegebenenfalls zu revidieren. Die praktische Heranführung hat sich bewährt, da sie die Bedeutung von Situations- und Vorwissen für die Teilnehmer erlebbar macht. Durch schrittweise hinzugefügte Vorinformationen wird die positive Veränderung der Einschätzungssicherheit wahrgenommen. Gleichzeitig wird das gedankliche Einfühlungsvermögen durch Perspektivübernahme der dargestellten Bildcharaktere geübt. Mit Lernzielen und Nachbereitungsbögen werden die Teilnehmer verabschiedet.

Ziel des Moduls

Den Teilnehmern wird das Konzept der Theory of Mind (TOM) durch die Einführung der Begriffe *emotionales* und *gedankliches Einfühlungsvermögen* vermittelt und deren Bedeutung für das Erleben positiver sozialer Interaktionen verdeutlicht. Gleichzeitig kann ein Verständnis für mögliche Ursachen negativer sozialer Interaktionen aufgebaut werden. Getrennt voneinander werden emotionales und gedankliches Einfühlungsvermögen anhand von bildhaftem Material geübt, um einen Alltagsbezug herzustellen. Durch die Herausstellung der Potentiale und Grenzen dieser Fähigkeiten wird auf eine realistische Einschätzung des eigenen Einfühlungsvermögens in Abhängigkeit von Kontextfaktoren hingearbeitet.

Allgemeine Empfehlungen. Die freie Exploration zu Beginn der Sitzung (Folie 7), kann durch den Hinweis unterstützt werden, dass es keine richtigen oder falschen Antworten gibt und auch die Antworten in der Präsentation beispielhaft sind. Die Schwelle zur Mitarbeit im Übungsteil kann bei starker Zurückhaltung durch Handzeichen gesenkt werden. Auch kann es bei unsicheren, fehlervermeidenden Gruppenmitgliedern sinnvoll sein, als Trainingsleitung beispielhaft ein Sicherheitsurteil abzugeben und ggf. bei Mehrinformation zu revidieren (z.B: »Als ich diese Bildgeschichte das erste Mal sah, war ich mir recht sicher, dass … im Verlauf musste ich erkennen, dass ich mich aufgrund der wenigen zur Verfügung stehenden Informationen geirrt hatte und die Lösung … wahrscheinlicher ist.«).

12.2.6 Modul 6: Einfühlung 2. Teil

- Zieldomäne: Mangelnde Fähigkeit zur Einfühlung in Bewusstseinsvorgänge des Gegenübers im Sinne des Konzeptes »Theory of Mind«.
- Empfohlene Achtsamkeitsübung zu Modulbeginn: Body Scan Teil 2 (obere Körperhälfte)

Aufgabenstellung

Das Modul beginnt mit einer Aktivierung des bereits vorhandenen Wissens aus Modul 5 (Folien 5–6). Die Teilnehmer werden hierzu gefragt, weshalb es immer wieder zu Fehleinschätzungen von Situationen und Personen kommt (»Weshalb schätzen wir Situationen und Menschen immer wieder falsch ein?«). Mögliche Ursachen werden von den Teilnehmern zusammengetragen. Im Anschluss wird im Rahmen einer Wiederholung auf die Trennung von emotionaler und gedanklicher Einfühlung hingewiesen (Folien 7–8). Durch die Erörterung möglicher Informationsquellen für Einfühlungsentscheidungen aktivieren die Folien 9 bis 12 ebenfalls Vorwissen aus Modul 5. Zur Herstellung des Alltagsbezugs wird konkret nach Informationsquellen beim Kennenlernen neuer Personen gefragt (Folie 12). Die Frage bietet zusätzliche Trainingsmöglichkeiten in einem Gebiet, in dem viele Teilnehmer Verunsicherung und Fehleinschätzungen berichten. Die Trainingsleitung sollte sich offen für Vorschläge und persönliche Erfahrungsberichte der Teilnehmer zeigen und beschriebene Restunsicherheiten in der Einschätzung unbekannter anderer normalisieren.
Die Folien 13 bis 15 dienen der Strukturierung und Orientierung der Teilnehmer und leiten in die praktischen Übungen ein, die in diesem Modul im Vordergrund stehen. Es wird erneut auf die Trennung von emotionalem und gedanklichem Einfühlungsvermögen hingewiesen. Auch wird betont, dass das Training der Einfühlung zwischenmenschliche Konflikte verringern oder die Lösung eines Konflikts erleichtern kann. Es sollte den Teilnehmern verdeutlicht werden, dass die Trainingsmöglichkeiten des gedanklichen Einfühlungsvermögens groß sind und dieses daher im aktuellen Modul vertiefend trainiert wird.
Zur Verdeutlichung der Relevanz wird der Zusammenhang zu Bipolaren Störungen in den Übungsaufgaben verdeutlicht (Folien 16–27). Es werden den Teilnehmern Ereignisse geschildert, die aus dem Alltag bekannt sein könnten (z. B.: »Ich

werde in der U-Bahn von einer Person längere Zeit angeschaut«). In einem ersten Schritt werden einseitige Erklärungen für das Ereignis zusammengetragen, die typischerweise einer bipolaren Erkrankungsphase entspringen. Hierbei werden depressive und hypomane/manische Beurteilungen stets getrennt (z. B.: »Die Person sieht mir an, dass ich krank bin« (Depression) vs. »Die Person beneidet mich um meine Ausstrahlung« (Manie)). Erfahrungsberichte der Teilnehmer können in diesem Zusammenhang hilfreich sein. Im Anschluss wird eine andere Erklärung für das Ereignis gesucht. Hierbei werden die Teilnehmer motiviert, diverse Einschätzungen der Situation zuzulassen (z. B.: »Die Person fühlt sich an jemanden erinnert« (alternative Erklärung)).
In einem zweiten Übungsblock werden den Teilnehmern Szenen gezeigt, in denen zwei Personen miteinander in Interaktion stehen (Folien 28–37). Es soll durch die gezeigten Bildergeschichten das kognitive Einfühlungsvermögen im Sinne der TOM-Fertigkeiten trainiert werden. Die Teilnehmer werden gebeten, spezifische Fragen zum Wissen der Bildcharaktere zu beantworten. Die Fragen sind jeweils unterhalb der Bildgeschichte aufgeführt. Im Vorfeld wird darauf hingewiesen zu beachten, dass die abgebildeten Personen nicht über das gleiche Vorwissen verfügen. Mit Lernzielen und Nachbereitungsbögen werden die Teilnehmer schließlich verabschiedet.

Ziel des Moduls

Ziel des Moduls ist die Verbesserung des Einfühlungsvermögens. Den Teilnehmern sollen die Übungen dazu dienen, ihr gedankliches Einfühlungsvermögen zu schulen, wobei sowohl die Basisfunktionen der TOM-Fertigkeiten als auch die Einordnung häufiger Fehlerquellen durch die Bipolare Erkrankung im Zentrum des Trainings stehen. Hierbei soll stets die Brücke zu bestehenden Grenzen des Einfühlungsvermögens in Abhängigkeit der übermittelten Informationen geschlagen werden, um realistische Ansprüche zu ermöglichen.

Allgemeine Empfehlungen. Es ist wichtig, im zweiten Übungsblock zum kognitiven Einfühlungsvermögen (Folien 30–37) jedes Übungsbeispiel ausgiebig zu besprechen, da sich Teilnehmer mitunter beschämt zurückziehen können, wenn sie das Lösungsprinzip noch nicht erfasst haben. Es kann vorkommen, dass bei der ersten Betrachtung eines Szenarios Schwierigkeiten in der Perspektivübernahme bestehen. Diese lassen sich in der Regel durch kleinschrittiges Nachvollziehen des Szenarios und Normalisierung möglicher Fehlbeurteilung auflösen.

12.2.7 Modul 7: Korrigierbarkeit

- Zieldomäne: Ziel des Moduls ist es, Veränderungen der eigenen Sichtweise im Sinne der kognitiven Flexibilität zu erleichtern und mangelnde Korrigierbarkeit zu reduzieren.
- Empfohlene Achtsamkeitsübung zu Modulbeginn: Achtsames Gehen

Aufgabenstellung

Das Modul zur Korrigierbarkeit beginnt mit einer aktivierenden Übung. In einem Bildausschnitt wird das Gesicht eines Mannes gezeigt und die Teilnehmer werden gebeten zu beurteilen, was der Mann gerade macht. Hierzu können sie unter vier Möglichkeiten auswählen (Folien 5–7). Der Erfahrung nach sind sich die Teilnehmer im Hinblick auf die richtige Lösung häufig uneins, sodass die Auflösung für einige zu einem Überraschungsmoment führt. An das Beispiel anschließend wird die Frage nach der Selbsteinschätzung der eigenen Korrigierbarkeit gestellt und zum Erfahrungsaustausch angeregt (Folie 8). Ziel des Austauschs sollte sein, die Bedeutsamkeit der Fähigkeit zur Integration neuer Erkenntnisse für die eigene Meinungsbildung herauszustellen. Ab Folie 9 steht die Veränderbarkeit der eigenen Sichtweise in Abhängigkeit von situativen Faktoren im Mittelpunkt. Es wird erst einmal herausgestellt, dass interindividuelle Unterschiede in der Korrigierbarkeit bestehen. Auch werden Vor- und Nachteile einer schnellen versus einer fundierten Situationsbewertung in verschiedenen situativen Kontexten in die Betrachtung eingeschlossen. Kann eine schnelle Festlegung in einer Notsituation (z. B. ein Feuerausbruch) wichtig und lebensrettend sein, so steigt hierdurch dennoch die Wahrscheinlichkeit einer Fehlbeurteilung. Es sollte darauf hingewiesen werden, dass eine Festlegung in einer Situation die Handlungsfähigkeit bedingt. Gleichzeitig soll herausgestellt werden, dass eine getroffene Entscheidung sich mit zunehmenden Informationen als veränderungsbedürftig herausstellen kann (Folien 10–14).

Anschließend wird die allgemeine Tendenz des Menschen zur mangelnden Korrigierbarkeit in den Mittelpunkt gestellt (Folie 15). Gemeinsam werden Gründe zusammengetragen, die das Festhalten an einer einmal gefassten Meinung erklären könnten. Die aufgelisteten Gründe auf Folie 17 sind dabei als Möglichkeiten zu verstehen und nicht erschöpfend. Ebenfalls im offenen Diskurs werden Probleme dieses menschlichen Verhaltensmusters zusammengetragen (Folien 18–19).

Folie 20 weist auf die Studienlage hin, die eine Verminderung der Korrigierbarkeit bei bipolar Erkrankten sowohl in manischen/hypomanen, depressiven als auch in euthymen Phasen belegt und stellt somit die Relevanz des Trainings heraus. Zur Veranschaulichung werden anschließend Beispiele mangelnder Korrigierbarkeit aus verschiedenen gesellschaftlichen Bereichen vorgestellt (Folien 23–26).

Den nächsten Übungsaufgaben vorausgehend wird der Begriff der Bestätigungstendenz (*confirmation bias*) eingeführt. Zur Veranschaulichung der Bestätigungstendenz wird den Teilnehmern ein Bilderrätsel gestellt. Hierzu werden drei Abbildungen von Blumen gezeigt. Die Aufgabe besteht darin, den Oberbegriff (Lösung: Lebewesen) zu finden. Die Teilnehmer sollen durch die Benennung weiterer zugehöriger Begriffe (z. B. Narzisse, Kastanienbaum, Nilpferd) ihre Lösungshypothese überprüfen und erst nach der Aufforderung des Anleiters lösen. Der Anleiter der Übung darf auf die vorgeschlagenen Begriffe sowie die Lösungsvorschläge nur mit Ja und Nein antworten (Folien 27–31). Der Erfahrung nach erleben die Teilnehmer das Prinzip der Bestätigungstendenz in dieser Übung plastisch. Das Erstaunen über den weitgefassten Lösungsbegriff Lebewesen und das Benennen weiterer Beispiele (z. B. eine Zeitung zu lesen, die der eigenen Meinung entspricht) können genutzt werden, um die Teilnehmer für die Bedeutsamkeit der folgenden Übungsaufgaben zu sensibilisieren.

Das Prinzip der Bestätigungstendenz wird im Folgenden beispielhaft auf typische Kognitionen depressiver (Folien 32–33) und manischer Phasen (Folien 34–35) übertragen und erhält somit Krankheitsrelevanz für die Teilnehmer im Sinne eines aufrechterhaltenden Faktors.

Im Anschluss werden den Teilnehmern Bildergeschichten mit jeweils mehreren Antwortmöglichkeiten gezeigt (Folien 36–80). Jede Geschichte besteht aus drei Bildern, die in umgekehrter Reihenfolge hinzugefügt werden, sodass das Vorwissen des Betrachters schrittweise zunimmt. Die Teilnehmer werden gebeten, die Plausibilität und Wahrscheinlichkeit der Antwortmöglichkeiten eines jeden Bildes einzuschätzen und dabei die Sicherheit in der Entscheidung zu reflektieren. Nach ausführlicher Diskussion zu einer Bildergeschichte wird die richtige Lösung angezeigt. Die Erfahrung zeigt, dass es der Gruppe gelingen kann, die neuen Bildinformationen in die Bewertung der Situationen zu integrieren, sodass bei Darstellung aller drei Bilder eine korrekte Lösung möglich wird. Teilnehmer mit einer korrekten Lösung könnten an dieser Stelle bei Bedarf motiviert werden, ihre Lösungen begründet vorzustellen, um anderen Gruppenmitgliedern die Nachvollziehbarkeit zu erleichtern. Mit Lernzielen und Nachbereitungsbögen werden die Teilnehmer schließlich verabschiedet.

Ziel des Moduls

Mit den Teilnehmern soll die Bereitschaft zur Korrigierbarkeit vorgenommener Beurteilungen erarbeitet und durch gemeinsame Reflexion bei den Übungsaufgaben trainiert werden. Hierzu soll das Prinzip der Bestätigungstendenz vermittelt und seine aufrechterhaltende Wirkung auf krankheitsbegünstigende Kognitionen verdeutlicht werden.

Allgemeine Empfehlungen. In diesem Modul kann es im Übungsteil zwischen den Teilnehmern zu regen Diskussionen über die richtigen Lösungen kommen. Dies ist gewünscht und sollte vom Trainingsleiter behutsam moderiert werden, wobei darauf zu achten ist, dass Teilnehmern mit stärker ausgeprägter Bestätigungstendenz bzw. Korrigierbarkeitswiderständen durch die anderen Teilnehmer wertschätzend begegnet wird.

12.2.8 Modul 8: Selbstwert

- Zieldomäne: Ausgewogene Gestaltung des Selbstwertes
- Empfohlene Achtsamkeitsübung zu Modulbeginn: Wechselatmung/Atemübung oder Auswahl der Übung durch die Gruppe

Aufgabenstellung

Das Modul beginnt mit einer offen gestellten Frage zur Bedeutung des Begriffs *Selbstwert* (Folien 5–6). Angeschlossen wird die Frage nach einem gesunden Selbstwert (Folien 7–10). Durch diese vorangestellte Beschäftigung mit dem Selbstwertbegriff findet eine Aktivierung von Vorwissen und ein Abgleich mit eigenen selbstwertbezogenen Erlebnissen statt. Durch einen Hinweis auf den aktuellen Forschungsstand werden den Teilnehmern daraufhin der Zusammenhang zu Bipolaren Störungen und die Relevanz eines Selbstwerttrainings verdeutlicht (Folien 11–12). Hier weist die Trainingsleitung sowohl auf die in wissenschaftlichen Studien belegte, gehäufte Beobachtung eines niedrigen Selbstwerts sowie vermehrt beobachtete Selbstwertschwankungen bei bipolar Erkrankten hin. Im Anschluss wird die Bedeutung von Denkverzerrungen auf den Selbstwert herausgestellt und somit zu den Trainingsinhalten übergeleitet (Folien 13–14). Durch die Metapher eines aufsteigenden Ballons wird auf Folie 15 die Schwierigkeit der Selbstwertregulation für bipolar Erkrankte in einen ausgewogenen Bereich verdeutlicht.

Mit den Teilnehmern werden Quellen des Selbstwertes reflektiert. Die Darstellung auf Folie 16 ist dabei als beispielhaft zu betrachten. Es hat sich zudem als hilfreich erwiesen, den Teilnehmern Beispiele für die angegebenen Selbstwertdomänen zu geben, um die Vielschichtigkeit des Selbstwerts zu veranschaulichen (z. B.: »Stellen Sie sich einen Mann mittleren Alters vor, der eine Gelenkerkrankung hat, aber sehr gerne lange Spaziergänge durch den Wald macht (Gesundheitszustand), wobei er gerne vor sich hin singt (Talent). Da er sehr viel arbeitet (Beruf), hat er wenig private Kontakte (Nachbarn/Bekannte), aber mit seinem alten Schulfreund (Freund) spielt er jeden Sonntag Karten (Hobbys)...). Wichtig ist es, zu verdeutlichen, dass der Selbstwert keine fest messbare Größe, sondern veränderlich und blickwinkelabhängig ist, wobei sowohl Stärken als auch Schwächen in die eigene Bewertung mit eingehen. Es sollte durch die Trainingsleitung eine ressourcenorientierte Blickweise eingenommen werden, die modellhaft Stärken und Fähigkeiten herausstellt und Schwächen akzeptierend gegenübertritt. Die Folien 17 und 18 geben Beispiele einer defizitorientierten Selbstwertbetrachtung, wie sie typischerweise bei niedrigem Selbstwert vorkommt.

Es soll daraufhin mit den Teilnehmern trainiert werden, auch bei der eigenen Selbstwertbetrachtung nichts zu unterschlagen und das Gelernte auf sich selbst anzuwenden. In einem ersten Schritt wird eine ausgewogene Selbstwertbetrachtung beispielhaft vorgetragen (Folie 19). In einem zweiten Schritt werden Selbstwertbetrachtungen in einer Einzelarbeit von den Teilnehmern individuell angestellt (Folie 20), wobei hier ausschließlich stärkenfokussiert gearbeitet wird (Instruktion: »Was haben Sie für Stärken? Schreiben Sie auf, was Ihnen einfällt.«). Die Trainingsleitung kann hierbei unterstützend umhergehen. Es ist sinnvoll, ausreichend Zeit einzuplanen, mindestens aber fünf Minuten. In einem dritten Schritt findet eine Auswertung im Plenum statt, bei der die Teilnehmer einerseits von ihren Erfahrungen mit der Aufgabe berichten und andererseits einen Austausch über ihre Stärken beginnen können (Folie 21). Es zeigte sich eine gewisse Hemmschwelle im Bericht der eigenen Stärken, sodass eine validierende und wertschätzende Haltung seitens der Trainingsleitung an dieser Stelle besonders wichtig erscheint.

Der nächste Abschnitt widmet sich nun gänzlich der Vergegenwärtigung eigener Stärken, wobei nun der Schwerpunkt auf der Ausgewogenheit der Selbstbetrachtung liegt. Folien 22 und 23 weisen auf die Bedeutsamkeit des Eigenlobs und der Wahrnehmung der eigenen Talente und Fähigkeiten als Schutz vor depressiven Phasen hin. Gleichermaßen werden die Teilnehmer darauf hingewiesen, einen gesunden Mittelweg nicht aus den Augen zu verlieren, um sich vor manischen Episoden zu schützen. Es wird eine konkrete Strategie zur Wahrnehmung eigener Stärken vorgestellt (Folien 24–26). Durch gezielte Fragen (z. B.: Was gelingt mir gut? Wofür habe ich schon Komplimente bekommen?) werden konkrete Fähigkeiten erkennbar gemacht, situativ eingebettet (z. B.: Wer hat mich konkret gelobt?) und anschließend zur Erhaltung aufgeschrieben. Anhand des Beispiels handwerklicher Fähigkeiten wird das Vorgehen verdeutlicht (z. B.: Meine handwerkliche Begabung wurde erkennbar an Komplimenten meiner Bekannten und zeigte sich beim Renovieren einer Küche ...). Ein nächster Baustein dieses Abschnitts ist der Umgang mit den eigenen Stärken vor anderen. Hierbei wird auf eine ausbalancierte Selbstdarstellung hingearbeitet, die sowohl Stärken als auch Schwächen, Selbstkritik und Eigenlob beinhaltet (Folie 27).

Die Folien 28 bis 31 beschäftigen sich mit dem Einfluss der sozialen Vergleiche auf den Selbstwert. Es wird verdeutlicht, dass Vergleiche häufig mit einem nicht erreichbaren Ideal stattfinden, sodass der Selbstwert darunter leidet (z. B. der Vergleich mit einer Werbefigur). Den Teilnehmern werden anschließend berühmte, häufig idealisierte Personen vorgestellt, die bei genauerem Hinschauen starke Selbstwertprobleme zeigen (Folie 31).

Daraufhin wird dem Begriff des Perfektionismus als einem weiteren selbstwertassoziierten Begriff Raum gegeben (Folien 32–34). Der Abschnitt eröffnet interaktionell mit der Frage nach einer perfekten Person. Den Teilnehmern soll Raum für den Austausch gegeben werden. Ziel der Reflexion ist die Erkenntnis, dass es eine perfekte Person bei genauerer Betrachtung nicht geben könne und dies auch nicht wünschenswert sei. Es soll im Anschluss der Zusammenhang zwischen Perfektionsstreben und erlebtem inneren Druck verdeutlicht werden, der häufig Ursache negativer Selbstbewertung ist (Folie 34). Es folgen die Lernziele des Moduls, Nachbereitungsbögen werden ausgegeben (Folien 35–38).

Ziel des Moduls

Ziel des Moduls soll einerseits die Vermittlung des Selbstwertbegriffs als bewertungsabhängige, individuell beeinflussbare Größe sein. Andererseits soll durch Training und Austausch die Gestaltung eines ausgewogenen Selbstwerts gefördert werden. Zudem zielt das Modul darauf ab, durch eine aktive, ausbalancierte Selbstwertgestaltung präventiv auf die Entwicklung depressiver und manischer Krankheitsepisoden einzuwirken.

Material und Anwendung der Arbeitsblätter und Folien

Die nachfolgenden Arbeitsblätter fassen die Inhalte der jeweiligen Module zusammen und sind zudem geeignet, die Teilnehmer zwischen den Sitzungen mit Übungen zu den angesprochenen Themen zu aktivieren. Weitere Materialien wie Anleitungen zu den Achtsamkeitsübungen und die originalen Präsentationen findet sich wie bereits erwähnt unter http://clinical-neuropsychology.de/metakognitives_training.html.

AB 84/

P

Nachbereitung zur Trainingseinheit 1 – Grübeln und Gedankenrasen

Was ist Grübeln?

= Form des Nachdenkens, bei der die Gedanken häufig um ein Thema kreisen – ohne, dass man zu einer Lösung gelangt

- brüten, sich Sorgen machen
- Suche ins Leere
- häufige Inhalte: Selbstzweifel, Konflikte, vermutete Einschätzungen anderer, eigene Leistungen, Entscheidungen
- vor allem in depressiven Episoden vorhanden

Was ist der Unterschied zwischen Grübeln und Nachdenken?

Beim Grübeln …
… folgt selten eine Handlung (Unterschied zum Pläneschmieden)
… gibt es selten eine Lösung (Unterschied zum Problemlösen)
… ist das Denken oft allgemein und unkonkret
… fragt man sich eher »warum« und nicht »wie« oder »was«
→ Wir konzentrieren uns **nicht** auf das »Hier und Jetzt«

Was ist Gedankenrasen?

= Form des Nachdenkens, bei der die Gedanken häufig von einem Thema zum nächsten »springen«

- schnelle Themenwechsel, viele Einfälle, Gedanken werden nicht zu Ende gedacht
- häufige Inhalte: Ideen, Zukunftspläne, Veränderungen, Neuanfänge, Selbstwirksamkeit
- vor allem in hypomanen oder manischen Episoden vorhanden

Was hat das mit Bipolaren Störungen zu tun?

Bei vielen Menschen mit Bipolaren Störungen besteht eine Neigung zu vermehrtem Grübeln und Gedankenrasen.

- durch Grübeln und Gedankenfliegen kann sich das Befinden weiter verschlechtern
- beides kann zu zwischenmenschlichen Problemen führen
- der Alltag ist schwerer zu bewältigen

Was hilft gegen Grübeln bzw. Gedankenrasen?

Das Unterdrücken von Gedanken ist nicht hilfreich! Etwas bewusst nicht denken zu wollen, kann den Gedanken noch verstärken.

Sowohl für Grübeln als auch für Gedankenfliegen gilt: Es ist besser, einen inneren Abstand zu dem Gedanken zu suchen. Wir können einen Gedanken wahrnehmen, müssen ihn aber nicht bewerten.

Lernziele

- Grübeln ist im Gegensatz zum sinnvollen Nachdenken nicht hilfreich und kann das eigene Befinden verschlechtern.
- Es ist nicht möglich, einen Gedanken nicht zu denken.
- Wir können Gedanken wahrnehmen und sie vorüberziehen lassen, ohne sie zu bewerten.
- Dabei können Achtsamkeitsübungen helfen.
- Auch positive Ablenkungen können hilfreich sein.

AB 85/

P

Nachbereitung zur Trainingseinheit 2 – Zuschreibungsstil

Zuschreibung = eigene Erklärungen für das Zustandekommen einer Situation
Oft übersehen wir, dass ein und dasselbe Ereignis ganz unterschiedliche Ursachen haben kann.

Beispiel: Weshalb lässt Ihr Freund Sie warten?

Mögliche Gründe …	
… man selbst	»Ich bin ihm nicht wichtig genug.«
… der andere	»Er ist vergesslich.«
… Umstände oder Zufall	»Sein Auto hat eine Panne.«

Was hat das mit Bipolaren Störungen zu tun?
Studien zeigen, dass viele Menschen mit Bipolaren Störungen in der **Depression**
- Fehler meist bei sich selbst suchen,
- Erfolg eher günstigen Umständen/Glück zuschreiben als sich selbst.

Dieser Zuschreibungsstil verstärkt geringes Selbstvertrauen!

Studien zeigen, dass viele Menschen mit bipolaren Störungen in der **Manie**
- Erfolg sich selbst und
- negative Ereignisse äußeren Umständen zuschreiben.

Dieser Zuschreibungsstil kann zu zwischenmenschlichen Problemen führen!

Studien zeigen, dass einseitige Zuschreibung auf die Entstehung einer Depression oder Manie hinweisen kann:
- der Übergang von ausgewogener zu einseitiger Zuschreibung ist fließend
- nimmt einseitige Zuschreibung über die Zeit zu, kann dies ein Frühwarnzeichen für eine Krankheitsphase sein

Durch einseitige Zuschreibung kann eine Krankheitsphase ausgelöst werden! Ausgewogene Zuschreibungen sind oft hilfreicher.

Lernziele
Durchdenken Sie immer mehrere Möglichkeiten, die am Zustandekommen einer Situation beteiligt sein könnten (ich/andere/Umstände)!
Wir sollten im Alltag bemüht sein, Situationen realistisch zu bewerten:
- Andere sind nicht *immer* Schuld bei Misserfolg – genauso wenig wie wir *immer* Schuld sind, wenn etwas nicht klappt!
- Übermäßiger Erfolg *muss nicht immer* mein Verdienst, sondern kann Glück oder ein Zeichen meiner Krankheit sein (Hypomanie) und damit ein Frühwarnzeichen einer Manie

Meist tragen mehrere Faktoren dazu bei, dass ein Ereignis entsteht.

Übung
Notieren Sie in der nächsten Woche erlebte Situationen und verschiedene Zuschreibungsmöglichkeiten:

Beispiel	**Selbst**	**Andere**	**Umstände**
Ich bin durch eine Prüfung gefallen.	*Ich war schlecht vorbereitet.*	*Der Prüfer war sehr streng.*	*Der Baustellenlärm war störend.*

AB 86 / P

Nachbereitung zur Trainingseinheit 3 – Denkverzerrungen I

Denkverzerrungen = ungünstige Stile der Informationsaufnahme und -bewertung, z. B.

Geistiger Filter
Einzelne negative Details werden herausgesucht und ausschließlich beachtet.
Beispiel: Der ganze Suppentopf schmeckt nicht mehr, nachdem ein Haar auf dem Teller entdeckt wurde.

Verallgemeinerung
Eine einzelne unerfreuliche Begebenheit wird als Teil einer endlosen Serie angesehen.
Beispiel: Der Gedanke »Alles läuft schief!«, nachdem die Sahne in der Einkaufstüte ausgelaufen ist.
→ Hinweise für eine Verallgemeinerung ist die Verwendung von Wörtern wie »immer« oder »niemals«.

Was hat das mit Bipolaren Störungen zu tun?
Denkmuster bei bipolaren Störungen sind häufig (aber nicht immer!) nicht an der Realität orientiert und/oder sehr einseitig.

Lernziele

- Machen Sie konkrete, situationsgebundene Aussagen
  (z.B:. statt »Ich bin immer unzuverlässig!« besser »In diesem Jahr habe ich den Geburtstag meiner Freundin vergessen, kann ihr aber auch verspätet herzlich gratulieren.«)
- Bleiben Sie im Hier und Heute, statt die Zukunft vorauszusagen
  (z. B. statt »Ich bin eine schlechte Köchin!« besser »Heute ist mir die Suppe zu salzig geraten.«)
- Nutzen Sie Perspektivwechsel – Was würden Sie einem Freund sagen, dem das Gleiche oder Ähnliches passiert ist?
  (z. B.: Es gelingt Ihnen nicht, ein Regal aufzubauen. Einen Freund würden Sie in dieser Situation aufmuntern und unterstützen.)
- Überprüfen Sie Ihre Denkmuster, indem Sie vertraute Personen befragen, wie diese gemeinsame Situationen erlebt haben.
  (z. B. Was denkt Ihre Kollegin, weshalb die andere Kollegin im Teammeeting mit dem Handy gespielt hat?)

Übung: Notieren Sie bis zur nächsten Woche Gedanken, die Sie als einseitig identifiziert haben, und schreiben Sie hilfreichere Bewertungen der Situation auf.

Beschreibung der Situation	Gedanke	Hilfreicherer Umgang: ► konkrete, situationsgebundene Aussage ► im Hier und Heute bleiben ► Perspektivwechsel
Beim Abräumen ist mir in der Hektik ein Glas kaputt gegangen.	*»Immer mache ich alles kaputt.«*	*»Heute war ich besonders in Eile, daher ist mir das Glas aus der Hand gerutscht.«* *»Zu einer Freundin würde ich in der Situation sagen, dass jedem mal ein Glas zerbricht.«*

AB 87/ P

Nachbereitung zur Trainingseinheit 4 – Denkverzerrungen II 1/2

Denkverzerrungen = ungünstige Stile der Informationsaufnahme und -bewertung

Perfektionismus

- Formulierungen wie »Ich muss …«, »Ich sollte …«, »Ich darf nicht …« werden zu inneren Antreibern.
- Rigide Regeln und Normen erlauben keine Abweichung.
- Das Nichterfüllen dieser Regeln löst häufig depressive Gefühle aus, wie Traurigkeit, Schuld oder Ärger.

→ *Innere Antreiber* sind also überhöhte Ansprüche, die wir an uns selbst stellen.

Abwehr des Positiven

- Leugnen oder Herabspielen positiver Erfahrungen
- eine positive Erfahrung wird als Glücksfall und Ausnahme betrachtet
- Ablehnung positiver Rückmeldung

→ Lob anzunehmen fällt oft schwer! Das gilt auch für Lob, das wir uns selbst aussprechen!

Wie gelangen Sie zu einer hilfreichen Bewertung?

- Geben Sie sich durch Ihre Sprache mehr innere Freiheit *(sagen Sie statt »Ich muss …« oder »Ich sollte …« lieber »Ich kann …« oder »Ich möchte …«)*
- Finden Sie das richtige Maß für eigene Ansprüche. Seien Sie fair zu sich, sodass Sie eine Chance haben, Ihren Ansprüchen zu genügen.
- Machen Sie sich die kurz- und langfristigen Konsequenzen des Alles-oder-nichts-Denkens bewusst. Auch kleine Schritte können Sie einem Ziel näher bringen.
- Beachten und hinterfragen Sie Sätze des inneren Kritikers.
  (z. B. »Wird meine Zukunft aufgrund einer Prüfung für immer ruiniert sein?«)
- Fragen Sie Vertraute, wenn Ihr innerer Kritiker stark ist.
- Schicken Sie Ihren inneren Kritiker weg.
  (z. B. »Hau ab!« oder »Es ist mir egal, was du dazu meinst, ich vertrete eine andere Sicht auf mein Leben.«)
- Üben Sie es, sich selbst zu loben, wenn Sie etwas gut gemacht haben
- Nehmen Sie Lob von anderen an, indem Sie es als Geschenk betrachten und nicht abwerten.
- Vermeiden Sie es eigene Fehler zu übertreiben und eigene Fähigkeiten dabei zu untertreiben.

Übung 1: Identifizieren Sie bis zur nächsten Woche Beispiele für Ihre persönlichen inneren Antreiber (rigide Regeln, überhöhte Ansprüche). Wie könnte jeweils ein nachsichtigerer Umgang aussehen?

Überhöhter Anspruch	Ausgelöste Gefühle	Hilfreicherer Umgang	Ausgelöste Gefühle
»Briefe an den Vermieter dürfen nicht *handschriftlich erstellt werden, die muss ich immer tippen.«*	*Anspannung, Angst, Selbstzweifel, …*	*»Solange meine Schrift leserlich ist, reicht es handschriftlich. Es geht um den Inhalt, nicht um die Form!«*	*Erleichterung, Zuversicht, Zufriedenheit, …*

Nachbereitung zur Trainingseinheit 4 – Denkverzerrungen II

Übung 2: Notieren Sie Situationen, in denen Sie eine positive Rückmeldung bekommen haben.

Lob/positive Rückmeldung	**Was haben Sie dann gedacht?**	**Was haben Sie gefühlt?**	**Wie haben Sie reagiert?**
Mein Nachbar hat zu mir gesagt: »Ihre Blumen auf dem Balkon sehen toll aus.«	*Meine Bemühungen werden geschätzt.*	*Freude, Stolz, …*	*Ich habe mich bedankt.*

Lernziele

- Unser Denken hat großen Einfluss darauf, wie wir uns fühlen.
- Bestimmte Denkmuster können zur Entstehung und Aufrechterhaltung von Bipolaren Störungen beitragen.
- Achten Sie im Alltag auf Ihre persönlichen Denkmuster und versuchen Sie diesen hilfreiche Gedanken entgegenzusetzen.
- Gehen Sie nicht zu hart mit sich und anderen ins Gericht, denn jeder kann mal einen Fehler machen oder sich irren.
- Vergessen Sie nicht, dass die Erklärungen in der Realität meist viel komplexer sind als es ein Denkmuster erlaubt.

AB 88

Nachbereitung zur Trainingseinheit 5 – Einfühlung I

P

Einfühlung beruht auf zwei wichtigen Fähigkeiten:

- emotionales Einfühlungsvermögen: Gefühle anderer erkennen
- gedankliches Einfühlungsvermögen: Gedanken, Absichten und Beweggründe anderer erkennen

Wie fühle ich mich in einen anderen hinein?

Beispiel: Eine Person verschränkt die Arme. Weshalb? Ist die Person unsicher, arrogant oder ist ihr kalt?

- **Vorwissen über die Person:** Ist die Person bekannterweise unsicher oder arrogant?
- **Umgebung/Situation:** Wenn jemand im Winter die Arme verschränkt ist ihm/ihr wahrscheinlich kalt.
- **Selbstbeobachtung:** Wann verschränke ich selbst die Arme? (Vorsicht: Man kann nicht immer von sich auf andere schließen!)
- **Mimik:** Blickt die Person grimmig, freundlich etc.?

Lernziele

- Um Schlüsse über andere Menschen zu ziehen, sollten wir diese gut kennen bzw. genau beobachtet haben.
- Gesichtsausdruck oder Gestik eines Menschen stellen wichtige Anhaltspunkte für dessen Gefühle dar. Man kann sich aber auch täuschen!
- Um komplexe Situationen zu bewerten, ist es wichtig, die gesamte vorhandene Information (Situation, Vorwissen über die Person, direkte Nachfrage) auszuschöpfen.
- Je mehr Informationen berücksichtigt werden, desto wahrscheinlicher ist die richtige Beurteilung eines Menschen.

Übung: Notieren Sie in der nächsten Woche Situationen/Körpersprache, die Sie (möglicherweise) falsch gedeutet haben.

Beispiel 1: *Auf der Straße hat ein Mann laut aufgelacht, als er an mir vorbeilief. Erst dachte ich, er lache über mich. Dann ist mir eingefallen, dass er wahrscheinlich telefoniert und über etwas ganz anderes gelacht hat.*
Beispiel 2: *XY wirkt immer sehr selbstbewusst. Nun habe ich aber erfahren, dass es ihr richtig schlecht geht, sie sich das aber nicht anmerken lassen will.*

AB 89/

P

Nachbereitung zur Trainingseinheit 6 – Einfühlung II

Einfühlung beruht auf zwei wichtigen Fähigkeiten:

- Emotionales Einfühlungsvermögen: Gefühle anderer erkennen
- Gedankliches Einfühlungsvermögen: Gedanken, Absichten und Beweggründe anderer erkennen

Welche Informationsquellen können Sie nutzen, wenn Sie jemanden kennen lernen?

- Bauchgefühl
- Vorwissen über die Person *(z. B. über gemeinsamen Freund)*
- Vorwissen über Personen aus ähnlichen Kreisen
- schriftliche Äußerungen *(z. B. E-Mail-Verkehr vorab)*
- Kontext *(z. B. Ort der Begegnung)*

Lassen wir uns von unserem ersten Gefühl leiten, kann uns das in die Irre führen. Das Bauchgefühl ist zwar sehr wichtig, sollte aber in einem zweiten Schritt durch Überlegungen überprüft werden.

Achtung! Ironie und Sarkasmus sind häufig schwierig herauszuhören, vor allem wenn wir jemanden wenig kennen. Dies kann zu Fehlbeurteilungen führen.

Lernziele

- Um Schlüsse über andere Menschen zu ziehen, sollten wir diese gut kennen bzw. genau beobachtet haben.
- Um komplexe Situationen zu bewerten, ist es wichtig, die gesamte vorhandene Information auszuschöpfen.
- Je mehr Informationen berücksichtigt werden, desto wahrscheinlicher ist eine richtige Beurteilung.
- Viele Missverständnisse und sogar Konflikte entstehen, weil nicht alle über dasselbe Wissen verfügen.
  (z. B.: Wenn ich meinen Freunden nicht mitteile, dass es mir schlecht geht, kann ich auch keine besondere Rücksichtnahme erwarten!)
- Um komplexe Situationen richtig zu bewerten, ist es wichtig, verschiedene Blickwinkel einzunehmen und möglichst die gesamte vorhandene Information zu berücksichtigen.
  (z. B.: Hat der andere wirklich das gleiche Hintergrundwissen wie ich?)

Übung: Notieren Sie in der nächsten Woche Situationen/Körpersprache, die Sie (möglicherweise) falsch gedeutet haben.

Beispiel 1: *Auf der Straße hat ein Mann laut aufgelacht, als er an mir vorbeilief. Erst dachte ich, er lache über mich, dann ist mir eingefallen, dass er wahrscheinlich telefoniert hat und über etwas ganz anderes gelacht hat.*
Beispiel 2: *XY wirkt immer sehr selbstbewusst; nun habe ich aber erfahren, dass es ihr richtig schlecht geht, sie sich das aber nicht anmerken lassen will.*

AB 90/

P

Nachbereitung zur Trainingseinheit 7 – Korrigierbarkeit

Korrigierbarkeit = Veränderung der eigenen Sichtweise
Es gibt eine menschliche Neigung, an der ursprünglich gefassten Meinung festzuhalten.

Gründe: Erleichterung im Alltag, Orientierung, Bequemlichkeit, Gedankenlosigkeit, Stolz, Bestätigungstendenz (→ man sieht nur das, was man sehen möchte)

Probleme: Falsche Urteile (→ Vorurteile) werden beibehalten, von einem wird auf alle geschlossen (→ unangemessene Generalisierung), dem anderen wird keine 2. Chance eingeräumt

- Informationen, die nicht der eigenen Meinung entsprechen, werden häufig nicht eingeholt (Bestätigungstendenz).
- Je mehr Informationen berücksichtigt werden, desto wahrscheinlicher ist eine richtige Beurteilung einer Situation oder einer Person.

Was hat das mit Bipolaren Störungen zu tun?
Studien zeigen, dass viele Menschen mit Bipolaren Störungen
- einmal bezogene Positionen wenig verändern,
- gelegentlich unbeeinflussbar vom Beweis des Gegenteils oder stichhaltiger Gegenargumente sind (vor allem in Depression und Manie).

Dies führt zu zwischenmenschlichen Problemen und verhindert eine realistische Einschätzung der Umwelt. Diese Schwierigkeit besteht nicht nur in depressiven und manischen Phasen, sondern kann auch in stabilen Phasen bestehen bleiben.

Lernziele:
- Situationen enden oftmals anders als erwartet, sodass frühe Festlegungen häufig zu Fehlern führen.
- Berücksichtigen Sie daher anderslautende Interpretationen/Meinungen immer mit und seien Sie offen, Überzeugungen zu korrigieren, wenn diese sich als nicht haltbar erweisen.
- Holen Sie möglichst viele Informationen ein, bevor Sie sich mit einer Meinung festlegen.
- Nutzen Sie die Rückmeldung anderer, indem Sie diese ernst nehmen.

Übung: Bitte finden Sie einige Beispiele, bei denen Sie zunächst »falsch lagen« und sich später korrigieren durften.

Beispiel 1: *Ich mochte Person XY am Anfang nicht, da sie mir sehr arrogant schien, dann entpuppte sie sich jedoch als sehr nett.*
Beispiel 2: *Nach meinem letzten Rückfall habe ich befürchtet, dass sich alle von mir abwenden, aber meine Freundin XY hat doch zu mir gehalten.*

AB 91/

Nachbereitung zur Trainingseinheit 8 – Selbstwert

Selbstwert

- Wert, den sich eine Person beimisst
- subjektive Bewertung
- muss nichts damit zu tun haben, wie andere die Person erleben

Was kann dabei helfen die Stimmung und das Selbstwertgefühl zu steigern?

- Eigene Stärken überlegen *(z. B.: Ich bin handwerklich begabt!)*
  - *Was gelingt mir gut?*
  - *Für was habe ich schon häufiger Komplimente bekommen?*
  - *Was gefällt mir bei anderen? Wo ist mir das auch schon gelungen?*
- Konkrete Situationen vorstellen *(z. B.: Ich war einer Freundin letzte Woche beim Renovieren eine große Hilfe)*
  - *Wann und wo war das?*
  - *Was habe ich konkret gemacht und wer hat mich gelobt?*
- Aufschreiben:
  - *Stärken regelmäßig durchlesen und erweitern*
  - *im Notfall darauf zurückgreifen*

Was hat das mit Bipolaren Störungen zu tun?

Studien zeigen, dass viele [aber nicht alle!] Menschen mit Bipolarer Störung unter einem niedrigen Selbstwert oder starken Schwankungen des Selbstwertes leiden.

Niedriger Selbstwert und Selbstwertschwankungen

- können sowohl depressive als auch manische Phasen begünstigen,
- führen zu Leid und zwischenmenschlichen Problemen,
- entstehen durch Denkverzerrungen, die durch ein konsequentes Training verändert werden kann.

Die meisten Menschen berichten über Selbstwertprobleme. Menschen mit Bipolarer Störung versuchen häufig ihre Selbstwertprobleme zu regulieren, wobei sie gelegentlich über das Ziel hinausschießen, sodass Manien entstehen können.

Denkverzerrungen führen:

- in manischen Phasen zu erhöhtem Selbstwert
- in depressiven Phasen zu niedrigem Selbstwert
- in stabilen Phasen meist zu niedrigem Selbstwert

Lernziele

- Versuchen Sie, Ihren Selbstwert in den unterschiedlichen Lebensbereichen zu berücksichtigen (Beruf, Freizeit, Beziehungen etc.), wenn Sie sich beurteilen.
- Machen Sie sich auf die Suche nach vergessenen Stärken und trainieren Sie eine ausgewogene Selbstwahrnehmung, indem Sie z. B. ein Freude-Tagebuch führen.
- Wenn Sie sich mit anderen vergleichen, versuchen Sie fair zu bleiben! Treten Sie nicht gegen Menschen an, die für diesen Bereich Spezialisten sind oder ein besonderes Talent haben.
- Nutzen Sie Lob, um Ihren Selbstwert zu stärken und Kritik, um etwas dazuzulernen und sich zu entwickeln, wenn diese gerechtfertigt ist.

Nachbereitung zur Trainingseinheit 8 – Selbstwert

Übung

Was haben Sie für Stärken? Wo haben Sie lange nicht mehr hingeschaut?

Talente?	**Interessen?**	**Nachbarn/ Bekannte?**	**Kollegen?**
Freizeit?	**Beruf?**	**Sport?**	**Hobby?**
Ehrenamt?	**Eigenschaften?**	**Aussehen?**	**Arbeitsstatus?**
Gesundheitszustand?	**Paarbeziehung?**	**Freunde?**	**…**

KAPITEL 13 /

Rezidivprophylaxe und Notfallmaßnahmen

Julia Veeh

13.1 Einführung Rückfallprophylaxe

Im Anschluss an die *Akuttherapie* nach einer Depression oder Manie erfolgt die *Erhaltungstherapie*. Deren Ziel ist die Aufrechterhaltung der Remission und die Verhinderung eines Rückfalls in die gerade überwundene Episode. Nach der Remission sollte die medikamentöse Behandlung bestenfalls unverändert weitergeführt werden (mindestens 6–12 Monate). Je nach Risikofaktoren (z. B. lange vorangegangene Episode, vorangehende psychotische Symptome) wird empfohlen, die Erhaltungstherapie auszudehnen (Pfennig et al., 2012). Ein Absetzen der stimmungsstabilisierenden und antidepressiven bzw. antimanischen Medikation während der Remissionszeit hat in bis zu 75 Prozent der Fälle einen Rückfall zur Folge (Hautzinger & Meyer, 2010).
Schließlich folgt die *Rezidivprophylaxe*, die eine neue Episode (Rezidiv) nach kompletter Remission der vorangegangenen Episode verhindern soll. Der Patient soll möglichst lange frei von Symptomen sein. Des Weiteren soll einer Chronifizierung der Erkrankung vorgebeugt werden, da mit zunehmender Anzahl an Erkrankungsphasen die Wahrscheinlichkeit für erneute Erkrankungsphasen steigt. Klassische stimmungsstabilisierende Medikamente sind Lithium, Valproat, Lamotrigin und Carbamazepin. Weiterhin können Antipsychotika wie z. B. Quetiapin zur Phasenprophylaxe eingesetzt werden (Pfennig et al., 2012).

Residualsymptome bei der Bipolaren Störung

Die Bipolare Störung wurde ursprünglich als episodische Erkrankung beschrieben. Man ging davon aus, dass bipolare Patienten im Gegensatz zur Schizophrenie keine Residualsymptome aufweisen. Die aktuelle Forschung zeigt jedoch, dass nicht alle Patienten eine Vollremission erreichen. Bei ca. 25 Prozent der bipolaren Patienten persistieren chronische subdepressive oder hypomanische Syndrome (Marangell, 2004). Meist bleiben eine dysthyme Stimmungslage, eine leichte Ermüdbarkeit sowie Konzentrationsschwäche, Leistungsminderung und verringerte Belastbarkeit bestehen (Huber, 2005). Außerdem zeigen zahlreiche Studien, dass ca. die Hälfte der bipolaren Patienten trotz Remission kognitive Beeinträchtigungen aufweisen, die sich in Aufmerksamkeitsproblemen, Gedächtnisdefiziten und Beeinträchtigungen der exekutiven Funktionen äußern (Mann-Wrobel et al., 2011). Diese Restsymptome hängen zudem häufig mit chronischen Schlafstörungen zusammen. Bei dieser Patientengruppemit subsyndromalen Symptomen sollte zunächst an eine Optimierung der antidepressiven Therapie und eine Schlafregulation gedacht werden. Zudem sollten im Rahmen einer Rückfallprophylaxe komorbide Störungen beachtet werden, die den Krankheitsverlauf der Bipolaren Störung erschweren können. Häufige komorbide psychische Erkrankungen sind Alkoholmissbrauch oder -abhängigkeit (29 %, Cerullo & Strakowski, 2007), Angststörungen (21 %, Chen & Dilsaver, 1995b), Zwangsstörungen (21 %, Chen & Dilsaver, 1995a) und Aufmerksamkeits-Defizit-Hyperaktivitätsstörung (ADHS; 9.5 %, Nierenberg et al., 2005).

Zusätzlicher Nutzen von Psychotherapie zur medikamentösen Rückfallprophylaxe

Bei vielen Patienten kommt es trotz medikamentöser Rückfallprophylaxe zum Auftreten erneuter Episoden. Psychotherapeutische Interventionen können dabei helfen, Rezidiven vorzubeugen, da sie Denk- und Verhaltensmuster gezielt ändern können, die eine emotionale Destabilisierung nach sich ziehen. Gezielte Interventionen zur Rückfallprophylaxe sollten nach der Remission erfolgen, da der Patient erst dann die eigenen Kognitionen und Verhaltensweisen mit einer gewissen Distanz betrachten kann. Es werden mit dem Patienten individuelle Strategien erarbeitet, die zukünftige Rückfälle verhindern oder zumindest abmildern können. Zum Teil geht es auch schlichtweg um Schadensbegrenzung für die Zukunft.

13.2 Therapiemotivation

Eine Hürde für eine effektive Rückfallprophylaxe bei der Bipolaren Störung ist eine mangelnde Therapiemotivation. Viele Patienten suchen therapeutische Hilfe während einer akuten depressiven Episode. Da sich die Patienten in der Remission ausgeglichen und gesund fühlen und kein akuter Leidensdruck vorhanden ist, lässt bei manchen Patienten die Veränderungsmotivation nach. Viele verdrängen den Gedanken, nochmal einen Rückfall erleiden zu können. Oder sie sind nach einer langen depressiven Episode, in der intensive Psychotherapie erfolgte, »therapiemüde« und wollen endlich wieder normal leben, ohne an die Erkrankung erinnert zu werden. Je nach subjektiver Einschätzung der Gefährdung (Wahrnehmung der eigenen Vulnerabilität) für eine erneute Episode, kann ein Patient mehr oder weniger motiviert sein. Es spielen jedoch noch weitere Punkte eine Rolle, ob ein Patient auch in der Remission Therapiemaßnahmen annimmt. Das Health-Belief-Modell (Becker, 1974) beschreibt, von welchen Faktoren es abhängt, dass Personen motiviert sind, Angebote des Gesundheitswesens anzunehmen und gesundheitsbezogenes Verhalten zu zeigen. Dazu gehört eine Kosten-Nutzen-Analyse (Bilanzierung: Wie viel Einschränkung bringt mir präventives Verhalten?), der Glaube an die Effektivität einer Intervention (Handlungswirksamkeit) und der Schweregrad der Erkrankung (Leidensdruck). Die in diesem Kapitel vorgestellten Interventionen zielen auf diese Punkte ab und versuchen durch Reflexion der Symptome und des Krankheitsverlaufs die Motivation zur aktiven Rückfallprophylaxe zu stärken.

Inhalte des Kapitels

Das vorliegende Kapitel enthält verschieden Maßnahmen, die je nach Bedarf mit bipolaren Patienten erarbeitet werden können. Eine wichtige Säule zur Vorbeugung von Rezidiven ist die Informationsvermittlung zur Bipolaren Erkrankung und die Stärkung der Compliance zur Medikamenteneinnahme. Die weiteren Interventionen zur Rückfallprophylaxe lassen sich in retrospektive und prospektive Maßnahmen einteilen: Zum einen geht es darum, den bisherigen Krankheitsverlauf zu analysieren und daraus für die Zukunft zu lernen. Es werden die Diagnosestellung und die bisherigen Erfahrungen mit Depressionen und Manie nachbesprochen, um die Krankheitsverarbeitung und -akzeptanz zu fördern. Zum anderen sollen mit Hilfe prospektiver Interventionen die Selbstbeobachtung und der Umgang mit zukünftigen Frühwarnsymptomen und Krisen erarbeitet werden. Bisherige dysfunktionale Bewältigungsstrategien werden dabei hinterfragt und möglichst abgebaut.

13.3 Psychotherapeutische Maßnahmen zur Rückfallprophylaxe

(1) Psychoedukation

Die Priorität der medikamentösen Erhaltungstherapie und Rückfallprophylaxe sollte den Patienten und deren Angehörigen anhand eines verständlichen Krankheitsmodells vermittelt werden. Es empfiehlt sich, Informationen zu den Ursachen und den Verlauf der Erkrankung, die Wirkung der pharmakologischen Behandlung sowie deren Nebenwirkungen zu besprechen. Den Patienten sollte außerdem erläutert werden, dass die stimmungsstabilisierende Medikation die biologischen Ursachen der Erkrankung behandelt und daher auch nach dem Abklingen der akuten Symptome langfristig notwendig sein kann. Die Patienten müssen wissen, dass es sich um eine chronische Erkrankung mit einem hohen Risiko für einen Rückfall handelt. Auch die ausführliche Beratung der Angehörigen zahlt sich aus: Je besser der Patient und sein Umfeld über die Erkrankung Bescheid wissen, desto positiver ist die Einstellung zur pharmakologischen und psychologischen Therapie.

(2) Stärkung der Compliance

Compliance meint die Bereitschaft des Patienten, die Anweisungen des Therapeuten zu befolgen und wird vor allem in Bezug auf die Einnahme von Medikamenten verwendet. Zu den Prädiktoren einer mangelnden Compliance zählen neben Non-Compliance in der Vorgeschichte und Substanzabhängigkeit vor allem eine mangelnde Krankheitseinsicht, eine schlechte Arzt-Patienten-Beziehung und eine fehlende Unterstützung durch die Angehörigen (Olfson et al., 2000). Eine gute therapeutische Beziehung schafft ein solides Fundament für eine regelmäßige Medikamenteneinnahme und die Umsetzung der therapeutischen Interventionen. Empfohlen wird deshalb, die Patienten ausführlich über die Bipolare Erkrankung aufzuklären und ein Krankheitsbewusstsein zu schaffen.

Außerdem zeigt die medizinische Forschung zu Arzt-Patienten-Kommunikation, dass das Konzept des »Shared Decision Making« die Compliance deutlich stärken kann. Dabei wird jedoch der Begriff der Compliance immer mehr durch das Konzept der »Adhärenz« ersetzt. Damit ist gemeint, dass der Patient eine sehr aktive Rolle bei Therapieentscheidungen und der Umsetzung einnimmt. Therapeut/Arzt und Patient gehen eine therapeutische Allianz ein, bei der immer wieder das Selbstmanagement des Patienten betont und gefördert wird (Bengesser et al., 2013). Um die Adhärenz zu stärken, sollte der Patient über seine Medikation und deren Wirkweise informiert werden. Mögliche Risiken der Nicht-Einnahme müssen mitgeteilt werden, wobei jedoch nicht moralisierend vorgegangen werden sollte. Stattdessen werden Bedenken ernst genommen, Ängste validiert und Optionen mit dem Patienten diskutiert. Weiterhin hilfreich sind eine Schulung der Angehörigen und konkrete Hilfestellungen für den Alltag (z. B. Erinnerung per Handy usw.). Es ist wichtig, dem Patienten dabei Verantwortung zu übergeben und Handlungsspielraum zu geben, um Widerstand zu vermeiden. Außerdem sollte unbedingt eine gemeinsame Analyse der Gründe für Non-Compliance erfolgen, wenn der Patient Medikamente eigenständig absetzt oder Interventionen (z. B. zum Ausbremsen bei hypomanen Symptomen) nicht anwendet.

RETROSPEKTIVE VERFAHREN

(3) Life-Chart und Analyse bisheriger Auslöser für Krankheitsphasen

Mit Hilfe eines Life-Charts wird der Krankheits- und Therapieverlauf gemeinsam mit dem Patienten rückblickend dokumentiert. Ziel ist die Identifizierung bisheriger Auslöser für Erkrankungsphasen, sodass in Zukunft Risikofaktoren vorgebeugt werden kann. Zudem kann ein Life-Chart verdeutlichen, welche medikamentösen Therapieversuche etwas genutzt haben (oder nicht). Diese Erkenntnisse können mit dem aktuell behandelnden Psychiater besprochen werden. Die Life-Chart-Methode wurde ursprünglich in den USA am National Institute of Mental Health (NIMH) für Forschungszwecke entwickelt. Sie fand schnell Verbreitung in der klinischen Anwendung (Leverich & Post, 1998). Die Intervention bedeutet zwar zunächst einen recht hohen Zeitaufwand, kann jedoch von den meisten Patienten problemlos eigenständig durchgeführt werden. Da der oftmals jahrzehntelange Krankheits- und Behandlungsverlauf im Rückblick erfasst wird und dem Erinnerungsvermögen natürliche Grenzen gesetzt sind, erfolgt die Rekonstruktion vom aktuellen Datum aus gesehen monateweise, wobei ein Arbeitsblatt einen Zeitraum von fünf Jahren erfasst.
Im Anschluss kann mit dem Patienten herausgearbeitet werden, welche Faktoren sich bisher positiv oder negativ auf den Krankheitsverlauf ausgewirkt haben. Dies können neben herausragenden Lebensereignissen auch weniger offensichtliche Problemstellungen oder dauerhafter Stress sein. Die Analyse der bisherigen Krankheitsauslöser kann wichtige Hinweise geben, welche weiteren Interventionen für den Patienten hilfreich sind.

(4) Krankheitseinsicht und Krankheitsverarbeitung fördern: Sensibilisierung für Symptome und deren Auswirkungen

Differenzierung zwischen »normalen« und »bipolaren« Stimmungsschwankungen. Die Differenzierung zwischen normalen/alltäglichen Stimmungsschwankungen und krankhaften Veränderungen der Stimmung ist eine Technik zur Verbesserung des Krankheitsverständnisses. Es wird versucht, mit den Patienten Merkmale der »inneren Mitte« und »normaler« Schwankungen im Befinden zu erarbeiten. Im Anschluss können Patienten angeleitet werden, sich im Alltag zu beobachten (bestenfalls mit Hilfe des Stimmungsprotokolls), um die Unterschiede zwischen normalem Befinden und Symptomen tatsächlich zu erleben.
Die Reflexion der individuellen Krankheitssymptome in depressiven und (hypo-)manischen Phasen und die Abgrenzung zu gesunden Zeiten (euthyme Stimmung) stellt eine wichtige Maßnahme dar, um das Krankheitsverständnis beim Patienten zu stärken. Während es bei der allgemeinen Psychoedukation zur Bipolaren Störung darum geht, dass die Patienten »Experten für die Bipolare Störung« werden, geht es hier darum, dass sie »Experten für ihre eigene Bipolare Erkrankung« werden. Keine bipolar-affektive Störung ist wie die andere, weshalb individuelles Störungswissen erarbeitet werden sollte.

Krankheitseinsicht stärken: positive und negative Seiten der Krankheitsphasen und Kosten-Nutzen-Analyse. Die fehlende Krankheitseinsicht in einer Manie stellt eine besondere Herausforderung bei der Bipolaren Störung dar. Es ist eines der Merkmale der Manie, dass sich die Betroffenen so gesund wie noch nie fühlen und keinen Grund sehen, diesen oft mit Euphorie verbundenen Zustand zu verändern. Für das Umfeld ist der Betroffene kaum noch zu erreichen. Versuche, den Maniker zu einer Behandlung zu überreden, scheitern oder führen zu heftigen Auseinandersetzungen. Selbst »erfahrene« bipolar Erkrankte, die schon mehrmals Episoden mit unangenehmen Konsequenzen durchlebt haben, lassen sich immer wieder vom Sog der Manie verführen und werfen alle geplanten Vorsichtsmaßnahmen über Bord. Viele beenden aufgrund der mangelnden Krankheitseinsicht während einer Manie die Medikamenteneinnahme. Eine Zwangseinweisung in eine psychiatrische Einrichtung ist nur dann möglich, wenn eine eindeutige Selbst- oder Fremdgefährdung vorliegt. So lange sich der Betroffene noch einigermaßen in einem gesellschaftlich akzeptablen Rahmen bewegt, haben Therapeuten und Angehörige keine Möglichkeiten, zu handeln. Viele manische Personen entwickeln zudem ein erstaunliches Schauspieltalent und es gelingt ihnen damit, »offizielle« Personen wie die Polizei und auch Ärzte von ihrer Gesundheit zu überzeugen. Auch Therapeuten können sich dabei blenden lassen, insbesondere wenn nur eine Hypomanie vorliegt und der Patient rational nachvollziehbare Gründe für seine Pläne und Aktivitäten vorträgt. Wenn eine Hypomanie erkannt wird, kann versucht werden, den Patienten zu einer Einsicht zu bewegen, da eine gewisse Selbstkontrolle noch möglich ist. Bei dem Vollbild einer Manie besteht oft keinerlei Krankheitseinsicht. Das Umfeld muss zwangsläufig »zuschauen« und kann nur versuchen, sich zu distanzieren und das Ende der Episode abzuwarten. Erst danach wird der Betroffene wieder zu einer Einsicht fähig sein. Ein Großteil der Patienten wechselt nach einer Manie in eine depressive Episode, die schließlich so quälend erlebt wird, dass aufgrund des Leidensdrucks ein Behandlungsangebot angenommen wird.

Eine dauerhafte Krankheitseinsicht kann gestärkt werden, indem die positiven und negativen Seiten der (Hypo-)Manie gemeinsam mit dem Patienten reflektiert werden. Als Therapeut darf man Verständnis für die Anziehungskraft einer Manie ausdrücken, um die Empfindungen des Patienten zu validieren. Dann wird er sich mit höherer Wahrscheinlichkeit auf eine kritische Reflexion einlassen können. Daher empfiehlt es sich, zunächst die angenehmen Seiten der Symptomatik zu besprechen und sich dafür ausdrücklich Zeit zu nehmen. Im Anschluss werden die negativen Seiten, die unangenehmen Symptome und die Folgeprobleme besprochen. Um eine Veränderung der Denkweise zu bewirken und Widerstand zu umgehen, sollte der Patient durch geleitetes Entdecken selbst auf die Punkte kommen und nichts vorgegeben bekommen. Durch gezielte Fragen können dem Patienten jedoch Denkanstöße gegeben werden.

Die positiven Seiten einer Depression sind im Vergleich zu hypomanen Phasen zwar deutlich weniger ausgeprägt und für den Patienten oft weniger bewusst zugänglich. Aber auch hier kann sich der therapeutisch unterstützte Blick auf einen möglichen sekundären Krankheitsgewinn lohnen.

Um die Compliance zu stärken, können zudem die positiven und negativen Seiten der gesunden stabilen Phasen erarbeitet werden. Damit können die Patienten besser ihren persönlichen Zielzustand definieren.

> **!** Da die »Mitte« im Vergleich zu einer Hypomanie oft nicht reizvoll erscheint, müssen unbedingt die Nachteile und Konsequenzen der scheinbar »harmlosen« Hypomanie mit dem Patienten über geleitetes Entdecken verdeutlicht und die Vorteile der gesunden Phasen möglichst konkret herausgearbeitet werden.

Schließlich empfiehlt es sich, das bisherige Verhalten des Patienten in der Depression und Manie mit ihm gemeinsam zu hinterfragen. Im Rahmen einer Kosten-Nutzen-Analyse (s. AB 99) wird erarbeitet, welche Verhaltensweisen beim Vorliegen von depressiver oder hypomaner Stimmungslage bisher hilfreich waren und welche nicht. Dabei wird zwischen kurz- und langfristigen Konsequenzen des Verhaltens unterschieden, um festzustellen, dass manche Verhaltensweisen zwar kurzfristig angenehm oder erleichternd sind, langfristig jedoch schaden. Bei dieser Intervention kann es besonders hilfreich sein, die Patienten bisher dysfunktionale Bewältigungsmuster hinterfragen zu lassen.

> **Beispiel** Rückzugsverhalten in der Depression ist zunächst erleichternd, langfristig kommt es jedoch zu einem Verlust positiver (sozialer) Verstärker.

Auswirkungen der Bipolaren Störung auf die Lebensführung. Eine psychische Erkrankung geht nicht nur mit Einbußen an Wohlbefinden und Lebensqualität einher. Eine psychiatrische Diagnose stellt auch enorme Herausforderung für das Selbstwertgefühl einer Person dar. Gefühle der Ohnmacht und Bedürftigkeit können so stark sein, dass das Nicht-wahrhaben-Wollen eine zunächst »gesunde« bzw. nachvollziehbare Reaktion ist. Auf lange Sicht kann sie jedoch verhindern, dass die Person sich Unterstützung holt und eine hilfreiche Therapie in Anspruch nimmt. Erst mit einer gewissen Akzeptanz gegenüber der Bipolaren Erkrankung ist ein verbesserter Umgang mit Symptomen möglich. Krankheitsakzeptanz setzt voraus, dass eine Person sich mit ihrer Erkrankung und den damit einhergehenden negativen und möglicherweise auch positiven Veränderungen auseinandersetzt. Hierfür befinden sich in diesem Kapitel einige Denkanstöße für die Patienten. Sie können als Gesprächsgrundlage für die therapeutischen Sitzungen genutzt werden. Es geht um die Auswirkungen der Diagnose der Bipolaren Störung auf die alltägliche Lebensführung und die sozialen Beziehungen der Patienten. Es kann weiterhin ressourcenorientiert reflektiert werden, welche Erkenntnisse, Lern- und Lebenserfahrungen durch die Krankheit erst ermöglicht wurden.
Weiterhin förderlich für die Krankheitsverarbeitung und -akzeptanz ist der Austausch mit Mitpatienten und anderen Betroffenen. Patienten sollten ermutigt werden, sich mit anderen Betroffenen austauschen, z. B. über Selbsthilfegruppen, Bipolar-Foren im Internet (DGBS) und Literatur mit Erfahrungsberichten.

PROSPEKTIVE VERFAHREN

(5) Stimmungstagebuch

Die Verbesserung der Selbstbeobachtung mit Hilfe eines Stimmungstagebuchs ist eine der wichtigsten Strategien im Rahmen der Rückfallprophylaxe. Ziel ist eine differenzierte Selbstwahrnehmung, die im Nachgang erst Selbstkontrolle und Selbstmanagement ermöglicht. Die Protokollierung kann in Papierform (s. AB 104) oder auf elektronischem Wege (z. B. App auf dem Smartphone) erfolgen.
Vorteile einer differenzierten Selbstbeobachtung:

- Schulung der Selbstbeobachtung; »sich besser kennenlernen«, was wiederum zu einem verbesserten Selbstmanagement führt.
- Patienten lernen mit der Zeit, »normale« Stimmungsschwankungen von affektiven Symptomen zu differenzieren.
- Das Stimmungsprotokoll ermöglicht das Erkennen von Frühwarnsignalen, um Krankheitsphasen schneller abfangen zu können.
- Es können anhand der Aufzeichnungen Zusammenhänge zwischen Aktivitäten bzw. Ereignissen im Alltag und Stimmung erarbeitet werden.
- Es können Umstände identifiziert werden, die zum Auftreten von Symptomen führen oder die mit einer unregelmäßigen Medikamenteneinnahme zusammenhängen.
- Das Besprechen der Symptomatik mit dem Arzt wird erleichtert: Da Termine beim Psychiater meist nur einmal im Quartal stattfinden, kann ein Stimmungstagebuch helfen, die letzten drei Monate valide im Rückblick zu betrachten. Patienten vergessen verständlicherweise schnell den Verlauf des eigenen Befindens, insbesondere über so eine lange Zeitspanne. Mit Hilfe eines Stimmungstagebuchs ist somit auch eine bessere Behandlung möglich, da der Psychiater auf Schwierigkeiten oder Stimmungsschwankungen reagieren kann.
- Auch in der Psychotherapie kann ein Stimmungstagebuch helfen, sich schnell zu Beginn der Sitzung einen Überblick über aktuellen Zustand und die letzte Woche zu verschaffen.

(6) Identifikation von Frühwarnsymptomen

Eine weitere Möglichkeit zur Rückfallprophylaxe besteht in der Sensibilisierung für depressive und manische Frühwarnsymptome und der frühzeitigen Anwendung von Bewältigungsstrategien. Damit soll es den Patienten ermöglicht werden, schon bei den ersten Warnsignalen gegensteuern zu können. Das Ziel ist ein Abwenden der Krise oder zumindest ein Abmildern der Symptome durch erhöhte Aufmerksamkeit und gezielte Interventionen in der Prodromalphase. Voraussetzung hierfür ist eine regelmäßige Selbstbeobachtung (s. Stimmungstagebuch) und Selbstaufmerksamkeit bezüglich der persönlichen Frühwarnsymptome.

Anhand der individuellen Erfahrungen des Patienten werden **Frühwarnsymptome** erarbeitet, da zukünftige Phasen mit hoher Wahrscheinlichkeit ein ähnliches Muster an Veränderungen im Erleben zeigen. Hilfreich können auch die Beobachtungen der Angehörigen sein, die meist schon vor den Patienten selbst Veränderungen registrieren. Um den Patienten zu erläutern, warum ein solches Warnsystem wichtig ist, kann zunächst der Teufelskreis der Depression und Manie eingeführt und anhand der individuellen Erfahrungen des Patienten erarbeitet werden (Meyer & Hautzinger, 2013). Im Anschluss werden Sofortmaßnahmen überlegt und im Krisenplan notiert. Die Frühwarnsymptome sind sozusagen die Hinweise, bei deren Vorliegen die Maßnahmen des Krisenplans greifen.
Beispiele für typische Frühwarnsymptome:

- veränderter Schlaf
- veränderte Lebensgewohnheiten
- verändertes Konsumverhalten
- verändertes Sozialverhalten (Kontakte)
- veränderte Tagesstruktur
- Konzentrationsstörungen, Veränderungen im Denken

Viele Patienten haben den Eindruck, dass sich Hypomanien und Manien in kürzester Zeit entwickeln und sie kaum Möglichkeiten zum Gegensteuern haben. Eine detaillierte Analyse zeigt jedoch häufig, dass sich die ersten Vorboten von Manien früher zeigen, vor allem durch ein gesteigertes Interesse, vermehrte Pläne oder Aktivitäten (Meyer & Hautzinger, 2013). Bei Veränderungen in der Stimmung (gehoben oder gereizt) ist hingegen häufig schon eine gewisse Schwelle zum tatsächlichen Vorliegen von Krankheitssymptomen erreicht. Die Patienten müssen daher ermutigt werden, auf frühe Anzeichen einer Veränderung zu achten, auch wenn diese als sehr angenehm erlebt werden.

(7) Erstellen eines Krisenplans

Im Anschluss wird mit den Patienten ein Krisenplan erarbeitet, der konkrete Schritte enthält, falls in Zukunft Frühwarnsymptome wahrgenommen werden. Der Handlungsplan wird in gesunden Zeiten erstellt und bestenfalls werden die Angehörigen miteinbezogen. Es wird festgehalten, was im Falle einer sich anbahnenden erneuten Krise bzw. bei Frühwarnsymptomen unternommen werden soll und wer kontaktiert wird.
Der Krisenplan sollte die folgenden Punkte enthalten:

- Was sind die individuellen Frühwarnsymptome?
- Wer wird informiert/an wen kann der Patient sich wenden?
- Arzt-/Therapeutenkontakte mit konkreten Adressen und Telefonnummern
- hilfreiche Bewältigungsstrategien und eventuell Bedarfsmedikation

(8) Überlegungen zu Notfallmaßnahmen

Für viele Patienten kann es sich außerdem lohnen, das zukünftige Vorgehen bei akuten Notfällen zu besprechen. Dies ist der Fall, wenn sich eine Krise zuspitzt und der Patient (möglicherweise auch gegen seinen Willen) behandelt werden muss, z. B. bei akuter Suizidalität oder Selbst- und Fremdgefährdung bei einer Manie. Die Patienten sollten ermutigt werden, sich prospektiv Gedanken darüber zu machen, wie sie behandelt werden wollen, wenn sie im Rahmen einer manischen Symptomatik keine Krankheitseinsicht mehr haben, aber behandelt werden müssen. Der Unterschied vom Notfall- zum Krisenplan liegt im Zeitpunkt, wann der Plan greift. Der Krisenplan dient dem zeitnahen Reagieren bei Frühwarnsymptomen, wohingegen der Notfallplan Maßnahmen festhält, die dafür sorgen, dass im akuten Notfall allen Beteiligten das Vorgehen klar ist und weniger Hilflosigkeit und Chaos herrscht. Diese Überlegungen sollten unbedingt den Angehörigen, Betreuern und den Therapeuten mitgeteilt bzw. vorgelegt werden.

Patientenverfügung

Patienten mit einer psychischen Erkrankung können eine Patientenverfügung erstellen. Es kann beispielsweise festgehalten werden, ob er die Behandlung mit einem bestimmten Medikament generell ablehnt bzw. bevorzugt oder nur in einer bestimmten Klinik behandelt werden möchte. Auf der Website des Bundesministeriums für Justiz steht: »In der Patientenverfügung kann man vorab über das Ob und Wie medizinischer Maßnahmen entscheiden. Wer nicht möchte, dass andere über die medizinische Behandlung entscheiden, wenn man selbst dazu nicht mehr in der Lage ist, kann durch eine Patientenverfügung festlegen, ob bei konkret beschriebenen Krankheitszuständen bestimmte medizinische Maßnahmen gewünscht oder nicht gewünscht sind. Dank einer fraktionsübergreifend unterstützten Initiative ist die Patientenverfügung seit September 2009 gesetzlich verankert.«
Eine Patientenverfügung muss schriftlich verfasst sein und kann jederzeit widerrufen oder abgeändert werden. Die Verfügung ist verpflichtend, d. h. die Ärztin oder der Arzt muss eine derart verbindliche Patientenverfügung beachten, auch wenn keine Vertreterin oder kein Vertreter bestellt ist. Eine Garantie, dass jeder Punkt der Patientenverfügung erfüllt werden kann, gibt es jedoch nicht. Manchmal erlauben die Umstände dies einfach nicht. Im Fall der Eigen- oder Fremdgefährdung kann keine Patientenverfügung mehr greifen. Deshalb ist es zwar empfehlenswert, Patienten zu ermutigen, sich im Voraus mit ihren Angehörigen Gedanken über Behandlungswünsche zu machen. Das Erstellen einer expliziten Patientenverfügung ist aber nicht unbedingt notwendig und sollte daher auch nicht empfohlen werden, wenn der Patient dies nicht ausdrücklich wünscht.

13.4 Hinweise zu den Arbeitsmaterialien

AB 92 / Wie kann ich mich vor Rückfällen schützen? bietet Patienten einen Überblick über die wichtigsten Maßnahmen zum Schutz vor Rezidiven.

INFO 19 / Informationen zur medikamentösen Rückfallprophylaxe bei der Bipolaren Störung richtet sich als Informationsblatt an Patienten. Ziel ist, den Nutzen der medikamentösen Behandlung zur Rückfallprophylaxe bei der Bipolaren Störung zu verdeutlichen.

AB 93 / Risiken und Nebenwirkungen von Alkohol und Drogen informiert Patienten über die Problematik von Alkohol- und Drogenkonsum bei Bipolaren Erkrankungen und soll als Anregung dienen, den Konsum in Bezug auf kurz- und langfristige Folgen kritisch zu hinterfragen.

AB 94 / Anleitung: Erarbeitung eines Life-Charts richtet sich an Patienten und Therapeuten und beschreibt die Technik des retrospektiven Life-Charts. Es enthält Instruktionen und Hilfen zur Bearbeitung.

AB 95 / Life-Chart (nach Leverich & Post, 1998) ist ein Instrument für Patienten, um den Krankheits- und Therapieverlauf möglichst detailliert zu erfassen. Es können fünf Jahre retrospektiv erfasst werden, bei längerer Krankheit müssen mehrere Dokumente genutzt werden.

AB 96 / Auswertung Life-Chart: Was kann ich aus meinem bisherigen Krankheitsverlauf lernen? wird nach der Erstellung eines Life-Charts genutzt, um bisherige Auslöser für Krankheitsphasen identifizieren zu können. Ziel ist es herauszufinden, welche Faktoren sich bisher negativ auf die Erkrankung ausgewirkt haben, um diese in Zukunft möglicherweise vermeiden zu können bzw. therapeutisch den Umgang zu verbessern. (Angelehnt an Schaub et al., 2004)

INFO 20 / Was ist überhaupt normal? richtet sich als Informationsblatt an Patienten und Therapeuten. Es werden Merkmale dargestellt, die die innere Mitte (gesunde Phase nach der Remission) auszeichnen und normale Stimmungsschwankungen von Krankheitssymptomen abgrenzen.

INFO 21 / Hinweise zur Erarbeitung der Unterschiede zwischen normalen und bipolaren Stimmungsschwankungen vermittelt dem Therapeuten einige Hinweise, wie man Patienten bei der Differenzierung ihrer Gefühle, Denk- und Verhaltensmuster in den verschiedenen Phasen unterstützen kann.

AB 97 / Wie bin ich? ist ein Arbeitsblatt für Patienten, welches anregt Gefühle, Denk- und Verhaltensmuster in den verschiedenen Phasen zu differenzieren und ein Gefühl dafür zu bekommen, was »normal« bzw. was »krank« ist (angelehnt an Meyer & Hautzinger, 2013).

AB 98 / Zwei Seiten der Medaille ist ein weiteres Tool für Patienten, um sich mit der Bipolaren Störung auseinanderzusetzen. Die Patienten werden gebeten, die positiven und negativen Seiten der (Hypo-)Manie, der Depression und der gesunden Phase zu erarbeiten.

INFO 22 / Krankheitseinsicht fördern: Positive und negative Seiten der Manie erarbeiten vermittelt dem Therapeuten typische Vor- und Nachteile der Erkrankungsphasen bei der Bipolaren Störung. Es soll als Ideensammlung dienen, um den Patienten im geleiteten Entdecken Impulse geben zu können.

AB 99 / Kosten-Nutzen-Analyse: Wie ich mich bisher in der Manie verhalten habe dient der Reflexion der Patienten zu bisherigen Verhaltensweisen in manischen Phasen und hinterfragt diese auf ihren langfristigen Nutzen im Umgang mit der Erkrankung. Es sollte eingesetzt werden, wenn Patienten bisher sehr dysfunktionale Bewältigungsstrategien im Umgang mit der Symptomatik hatten.

AB 100 / Kosten-Nutzen-Analyse: Wie ich mich bisher in der Depression verhalten habe dient der Reflexion der Patienten zu bisherigen Verhaltensweisen in depressiven Phasen und hinterfragt diese auf ihren langfristigen Nutzen im Umgang mit der Erkrankung. Es sollte eingesetzt werden, wenn Patienten bisher sehr dysfunktionale Bewältigungsstrategien im Umgang mit der Symptomatik hatten.

AB 101 / Auswirkungen der Bipolaren Erkrankung auf mein Leben enthält gezielte Fragen zur Reflexion der Auswirkungen der Diagnose, um die Krankheitsverarbeitung und -akzeptanz der Patienten zu fördern. Es kann den Patienten ausgegeben werden oder vom Therapeuten als Diskussionsthema für das Gespräch mit Patienten genutzt werden.

AB 102 / Auswirkungen der Bipolaren Erkrankung auf mein soziales Leben enthält gezielte Fragen zur Reflexion der sozialen Auswirkungen der Störung, um die Krankheitsverarbeitung und -akzeptanz der Patienten zu fördern. Es kann den Patienten ausgegeben werden oder vom Therapeuten als Diskussionsthema für das Gespräch mit Patienten genutzt werden.

AB 103 / Anleitung: Einführung in das Stimmungstagebuch richtet sich an Therapeuten und stellt die Vorteile eines Stimmungsprotokolls dar, um diese mit dem Patienten anhand des geleiteten Entdeckens gezielt zu erarbeiten. Weiterhin gibt es Instruktionen zum Bearbeiten des Protokolls und Tipps zum Umgang mit Schwierigkeiten.

AB 104 / Stimmungstagebuch ist ein Instrument zur monatlichen Beobachtung bipolarer Symptome. Ziel ist die Verbesserung der Selbstbeobachtung und -wahrnehmung.

AB 105 / Teufelskreis der Depression (nach Meyer & Hautzinger, 2013) kann als Einführung für das Thema Frühwarnsignale genutzt werden. Es kann erarbeitet werden, wie sich die Symptome der Depression langsam aufschaukeln. Daraus kann die Schlussfolgerung abgeleitet werden, dass es wichtig ist, frühzeitig zu reagieren.

AB 106 / Teufelskreis der Manie (nach Meyer & Hautzinger, 2013) kann als Einführung für das Thema Frühwarnsignale genutzt werden. Es kann erarbeitet werden, wie sich die Symptome der Hypomanie langsam aufschaukeln. Davon kann die Schlussfolgerung abgeleitet werden, dass es wichtig ist, frühzeitig zu reagieren.

AB 107 / Mein Alarmsystem leitet die Patienten an, sich über ihre individuellen Frühwarnsignale Gedanken zu machen, um diese in Zukunft zur Rückfallprophylaxe nutzen zu können.

AB 108 / Hinweise zur Erarbeitung eines Krisen- und Notfallplans richtet sich an Therapeuten und gibt Tipps und Hinweise, worauf bei der Erarbeitung eines Krisen- und Notfallplans geachtet werden sollte.

AB 109 / Krisenplan Depression ist eine Vorlage für Patienten, um sich einen individuellen Krisenplan zu erstellen und die persönlichen Punkte einzutragen.

AB 110 / Krisenplan Manie ist eine Vorlage für Patienten, um sich einen individuellen Krisenplan zu erstellen und die persönlichen Punkte einzutragen.

AB 111 / Krisenplan: Bewältigungsmöglichkeiten bei Frühwarnsymptomen dient dem Patienten und Therapeuten als Leitfaden. Es beschreibt, worauf bei der Erstellung eines Krisenplans geachtet werden sollte und gibt zahlreiche Ideen für Bewältigungsmöglichkeiten beim Vorliegen von Frühwarnsymptomen.

AB 112 / Notfallmaßnahmen richtet sich an Patienten und soll dazu anregen, dass sich die Patienten prospektiv Gedanken darüber machen, wie sie bei einer Zuspitzung der Symptomatik (z. B. Selbst- und Fremdgefährdung) behandelt werden möchten und wer sie im Notfall unterstützt.

AB 92 / Wie kann ich mich vor Rückfällen schützen?

P

Der beste Rückfallschutz ist die Kombination aus einer für Sie passenden medikamentösen Therapie und Maßnahmen, die Ihre Belastbarkeit im Alltag erhöhen.
Wir haben für Sie besten Tipps zusammengefasst, die helfen können, Rückfälle in der Zukunft zu vermeiden. Kreuzen Sie die Punkte an, die Sie bisher noch zu wenig berücksichtigt haben und worauf Sie in Zukunft in Ihrem Alltag besonders achten möchten. Ihr Therapeut / Ihre Therapeutin kann Ihnen dabei helfen, diese Ziele zu erreichen.

- ☐ regelmäßige Medikamenteneinnahme
- ☐ regelmäßige Termine beim Psychiater
- ☐ Selbstbeobachtung schulen und damit die Selbstwahrnehmung verbessern
- ☐ Frühwarnsignale beachten und frühzeitig zum Arzt gehen
- ☐ stabilen Tages- und Nachtrhythmus etablieren (bezüglich Schlafzeiten, Aktivitäten)
- ☐ den Alltag strukturieren, um eine gute Balance zwischen Aktivität und Erholung zu erreichen. Über- als auch Unterforderung vermeiden.
- ☐ positive Aktivitäten in den Alltag einbauen; Hobbies pflegen
- ☐ Selbstfürsorge betreiben (auf sich und die eigenen Bedürfnisse achten)
- ☐ täglich frische Luft und Tageslicht tanken
- ☐ regelmäßige Bewegung und Sport
- ☐ ausreichend Ruhezeiten einplanen
- ☐ Stressreduktion und Überforderung vermeiden
- ☐ Konflikte mit nahestehenden Personen klären
- ☐ Alkohol und Drogen meiden
- ☐ Pflegen von Freundschaften, Bekanntschaften (soziales Netzwerk gibt Stabilität)
- ☐ aktive Auseinandersetzung mit der Bipolaren Störung: zum Experten werden, Informationen einholen und sich mit dem eigenen Krankheitsverlauf beschäftigen
- ☐ Austausch mit anderen über die Erkrankung, z. B. über Selbsthilfegruppen, Internetforen

INFO 19/

P

Informationen zur medikamentösen Rückfallprophylaxe bei der Bipolaren Störung

Depressionen und Manien sind Erkrankungen, die wiederkehren können. Die medikamentöse Phasenprophylaxe ist daher bei der Bipolaren Erkrankung der Hauptbestandteil der Therapie, um erneute Krankheitsphasen zu verhindern. Es kommen die sogenannten stimmungsstabilisierenden Medikamente zum Einsatz: Lithium, Neuroleptika, Valproat, Carbamazepin oder Lamotrigin. Zudem ist es manchmal notwendig, eine antidepressive oder schlafsichernde Medikation einzusetzen. Im Folgenden finden Sie einige Informationen zur Wirkung von Psychopharmaka und warum deren regelmäßige Einnahme so wichtig ist, um Rückfällen vorzubeugen.

Vorbeugende Wirkung der Medikamente (Stimmungsstabilisierung):

- schützen vor Rückfällen und helfen, dauerhaft gesund zu bleiben, da sie die neurobiologischen Prozesse und den Hirnstoffwechsel, der bei der Bipolaren Störung im Ungleichgewicht ist, normalisieren
- helfen dabei, die psychische Stabilität zu erlangen und aufrecht zu erhalten
- erhöhen die Belastbarkeit, wodurch Krisen leichter zu bewältigen sind

Beruhigende Wirkung:

- besserer Schlaf
- Erleichterung und Entspannung
- Milderung der Angst
- Reduktion von Unruhe

Einige Medikamente haben auch eine zusätzlich antipsychotische Wirkung (Neuroleptika):

- Verringerung des psychotischen Erlebens (z. B. Wahn)
- bessere Konzentration
- Normalisierung der Denkabläufe
- Wiedergewinnung eines einheitlichen Ich-Gefühls

Umgang mit Nebenwirkungen:

- Nebenwirkungen treten zu Beginn der Medikamenteneinnahme verstärkt auf, lassen jedoch normalerweise in den ersten Wochen wieder nach.
- Falls Sie dauerhafte Nebenwirkungen haben, sollten Sie gemeinsam mit Ihrem Arzt überlegen, ob Sie diese aufgrund der guten Wirkung in Kauf nehmen können. Bringt das Medikament jedoch mehr Nebenwirkungen mit sich, als es nutzt, kann der Arzt ein anderes Medikament einsetzen oder die Dosierung ändern.
- Besprechen Sie bitte alle Nebenwirkungen mit Ihrem Arzt. Manchmal liegen bestimmte Beschwerden vor, die man zunächst auf die Einnahme des Medikaments zurückführt, dabei liegt eine andere Erkrankung vor oder die Bipolare Störung selbst führt zu den Symptomen (z. B. Konzentrationsprobleme).
- Viele Nebenwirkungen kann man selbst oder mit Hilfe von anderen Medikamenten reduzieren.

Es bedeutet meist viel Aufwand und benötigt Geduld, das richtige Medikament zu finden. Lassen Sie sich Zeit: Es ist wichtig, dass Sie ein Medikament finden, mit dem Sie lange (evtl. für immer) zufrieden leben können.

AB 93/

P

Risiken und Nebenwirkungen von Alkohol und Drogen

Bipolar erkrankte Personen haben ein höheres Risiko einer Alkohol- oder Drogenabhängigkeit. Studien zeigen, dass ca. 30 Prozent der Betroffenen Alkohol oder Drogen in einem schädlichen Rahmen konsumieren. Die Substanzen dienen vielen bipolaren Patienten eine Art »Selbstmedikation«, um Ängste, Reizbarkeit, Niedergeschlagenheit oder auch Schlafstörungen und Grübeleien in den Griff zu bekommen. Die Kontrolle über den Konsum kann allerdings rasch verloren gehen, was letztlich mehr Probleme schafft. Außerdem spielen Alkohol- oder Drogenmissbrauch beim Ausbruch der Bipolaren Erkrankung und bei späteren Rückfällen eine wichtige Rolle.

Allgemeine Risiken von Alkohol- und Drogenkonsum:

- Risiko der körperlichen und psychischen Abhängigkeit
- gesundheitliche Beeinträchtigungen, z. B. Leber, Galle und andere Organe, Beeinträchtigungen des Herz-Kreislaufsystems
- Familien- und Partnerschaftsprobleme
- berufliche Schwierigkeiten bis hin zum Verlust des Arbeitsplatzes
- Verlust der geistigen Leistungsfähigkeit (Konzentration, Gedächtnis)
- Verlust der Impulskontrolle, vermehrte Aggressivität

Bei der Bipolaren Erkrankung haben Alkohol und Drogen jedoch noch besonders schwerwiegende Konsequenzen:

- Viele Patienten neigen während manischer Phasen zu vermehrtem Konsum, wodurch sich die sozialen und beruflichen Risiken noch dramatischer auswirken. Es kommt zu einer zusätzlichen Enthemmung und Reduktion der Selbststeuerung.
- Es besteht eine Interaktion von Alkohol oder Drogen mit Medikamenten. Dies gilt nicht nur für die Zeit der Eindosierung oder Umstellungsphase.
- Alkohol und Drogen verändern den Stoffwechsel und das Zusammenspiel der Botenstoffe im Gehirn. Da der Hirnstoffwechsel bei der Bipolaren Störung Dysregulationen aufweist und hochsensibel ist (Vulnerabilität), sollten jegliche psychotrope Substanzen als weiterer Störfaktor vermieden werden.
- Jeglicher Substanzkonsum (ob beruhigende oder aktivierende Wirkung) verändert die Dauer und Qualität von Schlaf, was wiederum den Tag-Nacht-Rhythmus stören kann. Veränderungen im Biorhythmus der betreffenden Person stehen in Zusammenhang mit affektiven Symptomen und können zu Rückfällen führen.

Welche Erfahrungen haben Sie mit Alkohol und Drogen? Denken Sie dabei an die kurzfristigen und langfristigen Folgen.

....

....

....

....

AB 94/

P

Anleitung: Erarbeitung eines Life-Charts

Die Life-Chart-Methode wird bipolaren Patienten empfohlen, da sie helfen kann, Rückfälle zu verhindern. Es werden rückblickend manische und depressive Episoden, wichtige Lebensereignisse, Krankenhausaufenthalte und die bisherige Medikation grafisch dargestellt. Diese Informationen über den Krankheitsverlauf werden gesammelt, um Risikofaktoren, die als Auslöser für Phasen wirken, zu identifizieren und in Zukunft entsprechend gegensteuern zu können. Außerdem kann mit Hilfe des Life-Charts betrachtet werden, wie einzelne Medikamente bei Ihnen wirken und welche Medikamente für Sie langfristig gesehen optimal sind.

Der Überblick über Ihren bisherigen Krankheits- und Therapieverlauf ist nicht leicht aus dem Gedächtnis zu rekonstruieren. Es ist manchmal wie ein Puzzle, welches man nach und nach ergänzt.

Hilfestellungen für die Erstellung des retrospektiven Life-Charts:

- Nutzen Sie alte Kalender oder andere Aufzeichnungen.
- Fragen Sie Angehörige und Freunde, diese erinnern möglicherweise weitere Details.
- Versuchen Sie sich an gesellschaftliche, politische oder sportliche Ereignisse in der Vergangenheit zu erinnern. Oder denken Sie an wichtige Daten im entsprechenden Jahr (z. B. Geburtstage, Feiertage, Urlaube, sonstige Lebensereignisse). Nutzen Sie diese Ereignisse als Anker und überlegen Sie im Anschluss, wie es Ihnen zu dieser Zeit ging.
- Sie können alte Fotos anschauen, um sich an Ereignisse und Krankheitsepisoden zu erinnern.
- Fragen Sie Ihren Arzt, ob er Ihnen beim Rückblick des Therapieverlaufs (Medikamente und Klinikaufenthalte) helfen kann.

Versuchen Sie möglichst alle Episoden, Medikamente und Lebensereignisse zu erinnern. Bei einem langen Krankheitsverlauf ist es leider nicht immer möglich, den genauen zeitlichen Verlauf zu rekonstruieren. Versuchen Sie es so gut wie möglich und markieren Sie (z. B. mit einer gestrichelten Linie), wenn Informationen unklar bleiben. Arbeiten Sie mit einem Bleistift, um Korrekturen vornehmen zu können. Auch komorbide Symptome (z. B. Schlafstörungen, Alkoholmissbrauch, Ängste, Suizidversuch) sollten sie notieren.

Es ist leichter, mit dem aktuellen Jahr zu beginnen, um sich im Anschluss nach und nach (rückwärts) zu erinnern. Im Anschluss kann man im Überblick versuchen, die Lücken zu vervollständigen.

Denken Sie daran, das Life-Chart zu ihrem nächsten Arzttermin mitzunehmen, um den Verlauf der medikamentösen Behandlung (was hat genutzt, was nicht) mit Ihrem behandelnden Psychiater zu besprechen.

AB 95/

Life-Chart

P

Versuchen Sie Ihren bisherigen Lebens- und Krankheitsverlauf zu skizzieren. Pro Seite werden jeweils zwei Jahre abgebildet. Für jeden Monat können Sie Ihr Befinden bestimmen und zu einer Linie verbinden. Wenn die Stimmung »normal« war, Sie sich in einer gesunden Phasen befanden, markieren Sie für die entsprechenden Monate die Mittellinie. Stimmungsschwankungen können Sie als Kurve nach oben (manisch) bzw. unten (depressiv) einzeichnen.

		Jahr:												Jahr:											
		1	2	3	4	5	6	7	8	9	10	11	12	1	2	3	4	5	6	7	8	9	10	11	12
Manie	schwer																								
	mittel																								
	leicht																								
Gesunde Mitte																									
Depression	leicht																								
	mittel																								
	schwer																								
Medikation/ Behandlung (z. B. Klinikaufenthalt)																									
Lebensereignisse/ Lebensumstände																									
Besondere Symptome																									

AB 96

Auswertung Life-Chart: Was kann ich aus meinem bisherigen Krankheitsverlauf lernen?

Es ist wichtig herauszufinden, was Ihre persönlichen Risikofaktoren für die Auslösung einer Depression oder Manie sind. Betrachten Sie Ihr persönliches Life-Chart in Bezug auf die Auslöser für Ihre bisherigen Krankheitsphasen und ordnen Sie diese den unten stehenden Kategorien zu. Im Anschluss sollten Sie mit Hilfe Ihres Therapeuten überlegen, ob und wie Sie in Zukunft diese Faktoren vermeiden oder in ihrer Wirkung abmildern können.

Depression	**Manie**
Negative Lebensereignisse:	Negative Lebensereignisse:
Positive Lebensereignisse:	Positive Lebensereignisse:
Zwischenmenschliche Probleme oder Einsamkeit:	Zwischenmenschliche Probleme oder Einsamkeit:
Stresserleben:	Stresserleben:
Änderungen in der Medikation:	Änderungen in der Medikation:
Körperliche Erkrankungen:	Körperliche Erkrankungen:
Jahreszeitenwechsel:	Jahreszeitenwechsel:
Alkohol-/Drogengebrauch:	Alkohol-/Drogengebrauch:
Veränderungen im Tag-Nacht-Rhythmus:	Veränderungen im Tag-Nacht-Rhythmus:
Sonstige Auslöser:	Sonstige Auslöser:

INFO 20/

Was ist überhaupt normal?

Das Leben zwischen den Polen der Depression und Manie birgt die Gefahr, das Gefühl dafür zu verlieren, was überhaupt normal, krank, gut oder schlecht ist. Ist das Gefühl der Freude normal oder laufe ich Gefahr, hypoman zu werden? Bin ich müde, weil die Arbeit heute anstrengend war oder ist die Erschöpfung der Beginn einer depressiven Antriebslosigkeit? Mit dieser Schwierigkeit sind viele bipolare Patienten konfrontiert. Das Einordnen von Verhalten und Denkmustern in »normales« und »nicht normales« Erleben ist jedoch elementar für eine entspannte Lebensführung nach Abklingen von akuten Krankheitsepisoden. Ihnen selbst und Ihren Angehörigen wird es deutlich mehr Sicherheit, Lebensqualität und Entlastung geben, wenn Sie Krankheitssymptome und Frühwarnsymptome von normalem Erleben unterscheiden können.

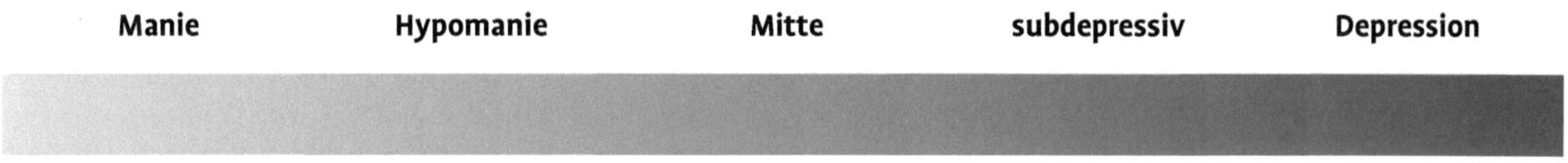

Wie kann die »innere Mitte« definiert werden?

- Die Mitte ist ein sicherer, ausgeglichener Zustand, es wird deutlich weniger Energie verbraucht als z. B. während der Hypomanie.
- Man ist mehr bei sich, kann schöne und gute, aber auch negative Dinge wahrnehmen, ohne ins Extrem zu fallen.
- Man unterliegt weniger Fehleinschätzungen bezüglich seiner Energie, Fähigkeiten und Möglichkeiten.
- Man fühlt sich weniger getrieben und angespannt.

Achtung: Stimmungsschwankungen gibt es auch in gesunden Zeiten! Die Mitte ist nicht ein Leben auf einer Nulllinie, es gibt gute und schlechte Tage, allerdings sind diese weniger stark ausgeprägt. Es bleibt die Fähigkeit zur Selbststeuerung bestehen (angelehnt an Bock & Koesler, 2005).

Kennzeichen von »normalen« Stimmungsschwankungen:

- Sie sind meistens an Auslöser gekoppelt. Das können äußere Faktoren sein (z. B. Kritik vom Chef) oder innere Prozesse (z. B. traurige Erinnerung, hormonelle Schwankungen).
- Die Stärke des Gefühls oder des Befindens passt zum auslösenden Ereignis.
- Das Gefühl nimmt nach einer angemessenen Zeit ab (je nach auslösendem Ereignis). D. h., wenn die Belastung abnimmt, stabilisiert sich die Stimmung wieder.
- Normale Stimmungsschwankungen bringen nicht ein ganzes Paket anderer Symptome mit sich. Bei einer beginnenden Depression ist man nicht nur schlechter Stimmung, sondern bemerkt meist eine schlechtere Konzentration, Schwierigkeiten Entscheidungen zu treffen, Rückzugstendenzen oder weniger Appetit. Bei einer Manie ist man nicht nur gut gelaunt, sondern bemerkt z. B. schnelleres Denken oder Reden und ein verringertes Schlaf- und Ruhebedürfnis.

INFO 21/

T

Hinweise zur Erarbeitung der Unterschiede zwischen normalen und bipolaren Stimmungsschwankungen

Auf AB 97 »Wie bin ich?« werden die Patienten angeregt, eine genaue Differenzierung ihrer Gefühle, Denk- und Verhaltensmuster in den verschiedenen Phasen vorzunehmen. Beachten Sie folgende Hinweise, um diese Übung mit den Patienten erfolgreich durchzuführen:

- Es fällt vielen Patienten leichter, zunächst die Beschreibungen der Depression und Manie zu erstellen und danach die Merkmale der gesunden Phasen zu sammeln. Bei Bedarf kann das Arbeitsblatt um den Mischzustand erweitert werden.
- Es sollte darauf geachtet werden, dass Patienten die gesunden Merkmale nicht nur als »nicht-manisch« oder »nicht-depressiv« definieren. Es sollte möglichst spezifisch erfasst werden, wie der Patient im gesunden Zustand denkt, fühlt und handelt.
- Falls dem Patienten nicht klar ist, was unter »gesund« oder »euthym« zu verstehen ist, kann das Thema der inneren Mitte (INFO 20 »Was ist überhaupt normal?«) aufgegriffen werden. Das Befinden und Verhalten in der gesunden, stabilen Phase ist oft durch eine Balance gekennzeichnet, es bleibt ein Gleichgewicht, auch wenn es normale Schwankungen gibt. Sie sollten als Therapeut versuchen, den Patienten zu helfen, die gesunden Phasen möglichst konkret zu beschreiben, z. B. statt »normales Essen«: »3 ausreichende Mahlzeiten am Tag«. Oder statt »normaler Schlaf«: »durchschnittlich 8 Stunden Schlaf pro Nacht«.

Umgang mit möglichen Schwierigkeiten:

- Bei manchen Patienten kommt bei diesem Thema viel Frustration auf, da sie das Gefühl haben, gar nicht mehr zu wissen, wie sie »normalerweise« sind. Nach dem Erleben zahlreicher Krankheitsphasen kann dieses Gefühl für sich selbst und das eigene Ich tatsächlich verloren gehen. Es kann jedoch durch aktive Beschäftigung mit symptomatischen und gesunden Phasen wieder aufgebaut werden.
- Patienten können angeleitet werden, sich im Alltag mit Hilfe des Stimmungsprotokolls zu beobachten, um die Unterschiede zwischen normalem Befinden und Symptomen zu protokollieren und damit bewusster zu erleben.

Hilfreiche Fragen zur Erarbeitung des Befindens in gesunden Zeiten:

Wie werden Sie von anderen beschrieben?

Was sind Alltagsgewohnheiten, Vorlieben?

Wie würden Sie Ihre Persönlichkeit beschreiben?

AB 97/

Wie bin ich?

	… wenn ich depressiv bin?	… wenn ich gesund bin?	… wenn ich (hypo-)manisch bin?
Aktivitäten: Was tue ich? Wieviel Energie habe ich?			
Wie verhalte ich mich anderen gegenüber?			
Wie fühle ich mich? Welche Gefühle sind da?			
Wie ist mein Denken? Wie ist die Konzentration?			
Welche Gedanken habe ich in Bezug auf mich?			
Welche Gedanken habe ich in Bezug auf meine Umwelt?			
Wie denke ich über die Zukunft?			
Wie gehe ich mit Problemen um?			
Wie ist mein Körpergefühl? Wie schlafe ich?			

AB 98 /

Zwei Seiten der Medaille

Sowohl die (Hypo-)Manie, die Depression als auch der gesunde Zustand haben positive und negative Seiten zugleich. Überlegen Sie bitte auf diesem Arbeitsblatt, welche kurz- und langfristigen Vor- und Nachteile Sie in Bezug auf die einzelnen Phasen Ihrer bipolaren Erkrankung sehen. Was ist bzw. war angenehm, was nicht? Was verbinden Sie mit diesen Phasen?

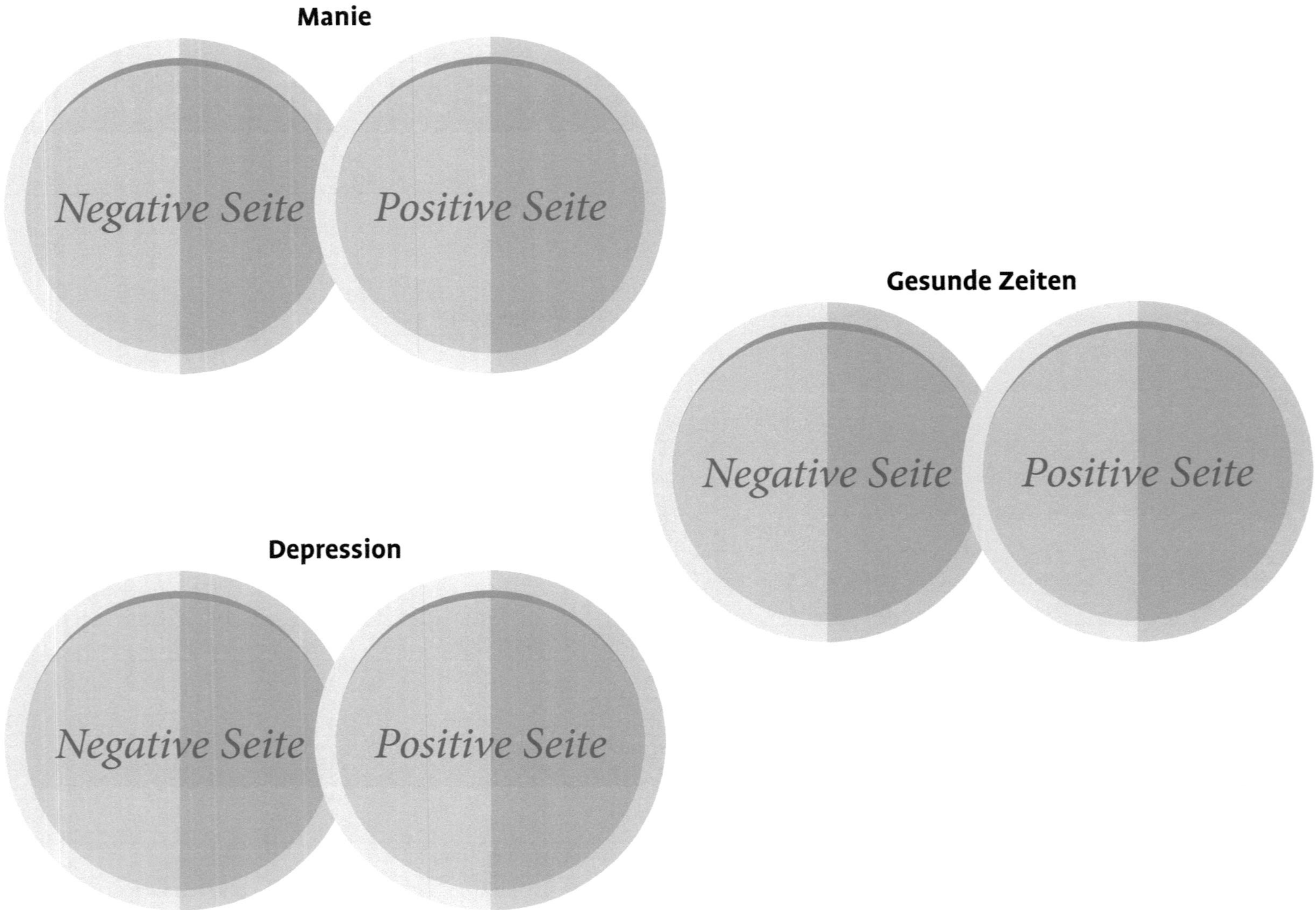

INFO 22/

T

Krankheitseinsicht fördern: positive und negative Seiten der Krankheitsphasen

Vor- und Nachteile der Manie

Viele bipolare Patienten haben eine ambivalente Einstellung zur Manie. Insbesondere Patienten mit der Diagnose Bipolar Typ-II, die nur Hypomanien aufweisen, kosten diesen euphorisierenden energievollen Zustand gerne aus und nehmen negative Konsequenzen in Kauf. In der Therapie sollten gemeinsam mit dem Patienten die kurz- und langfristigen Gefahren und Nachteile der Manie erarbeitet werden (s. AB 98 »Zwei Seiten der Medaille«). Ziel ist das Bewusstwerden der Risiken von Hypomanien und damit eine Verbesserung der Motivation, in der Zukunft entsprechend gegenzusteuern und sich behandeln zu lassen. Dabei sollten Moralpredigten vermieden werden. Um die Compliance der Patienten zu stärken, sollten auch die angenehmen Seiten der Manie anerkannt und ausführlich besprochen werden.
Für manche Patienten fühlt sich die Hypomanie so authentisch und gut an, dass die euthyme Phase nach der Remission monoton, langweilig und viel zu anstrengend wirkt. Wenn Patienten bewusst oder unbewusst den Gefühlszustand und den Energielevel der Hypomanie anstreben, werden sie möglicherweise nie eine langfristige Stabilität erreichen. Das Ausleben einer Hypomanie führt zwangsläufig zu einer zunehmenden Instabilität und die meisten Patienten wechseln danach in eine Depression, die sehr quälend erlebt wird.
Für den unwiderstehlichen Sog einer Manie darf der Therapeut durchaus Verständnis zeigen. Jedoch sollten in einem nächsten Schritt durch offene, aber gezielte Fragen die negativen Seiten der Manie erarbeitet werden. Dabei können die negativen Folgen von (Hypo-)Manien auf den Krankheitsverlauf, das soziale Umfeld und die Lebensführung des Patienten exploriert werden. Im Folgenden finden Sie einige typische Beispiele von Patienten, die Ihnen als Anregung dienen sollen. Es empfiehlt sich jedoch, die Punkte individuell mit dem Patienten zu erarbeiten und ihn durch geleitetes Entdecken selbst darauf kommen zu lassen.

Angenehme Seiten der Manie

- gesteigertes Selbstbewusstsein
- Ideenreichtum
- Kreativität
- lebendiges Gefühl
- Gefühl, voller Energie zu sein
- gute Stimmung
- keine Ängste
- Schüchternheit kann abgelegt werden
- Endlich nicht (sub-)depressiv sein!

Risiken/Gefahren/Nachteile der Manie

- anwachsende Erschöpfung
- abnehmender Kontakt zu sich selbst
- drohender Kontrollverlust
- Gefahr, dass depressiver Zustand folgt (die meisten Patienten wechseln nach einer Manie in eine Depression!)
- Scham- und Schuldgefühle nach Abklingen der Manie
- Man ist zwar sehr aktiv, aber eventuell nicht wirklich effektiv (sich verzetteln etc.).
- Risikoverhalten (z. B. schnelles Autofahren, viel Alkohol, Drogen)
- wichtige Beziehungen werden sehr belastet (Verletzungen/Kränkungen)
- viel Geld geht verloren oder sogar drohende Verschuldung durch maßlose Einkäufe
- peinliches oder rücksichtsloses Verhalten, für welches man sich später schämt
- Gefahr, dass man Dinge tut, die man später bereut
- Man umgibt sich mit Leuten, die einem nicht gut tun (und wird sie dann womöglich nicht so leicht los).

T

Krankheitseinsicht fördern: positive und negative Seiten der Krankheitsphasen

- Auf Dauer wird mit steigender Anzahl der Erkrankungsphasen die Gefahr einer Chronifizierung höher bzw. es kommt immer häufiger zu Rückfällen.
- Hypomanien können sich zu ausgeprägten Manien steigern, wenn man sich nicht bremst.

Vor- und Nachteile der Depression (sekundärer Krankheitsgewinn)

Bei manchen Patienten kommt es zu einem anderen Fallstrick der Erkrankung: Sie waren möglicherweise so lange depressiv und die melancholische Stimmung ist ein vertrautes Gefühl, dass sie sich mit einem subdepressiven Zustand geradezu »wohl- oder zumindest vertraut fühlen«. Andere Patienten halten sich mehr oder weniger bewusst in einer subdepressiven Lage, aus Angst vor einer Manie. Oder es liegt ein sekundärer Krankheitsgewinn vor, der vorsichtig mit dem Patienten hinterfragt und reflektiert werden sollte. Um Widerstand zu vermeiden, sollte dem Patienten verdeutlicht werden, dass eine depressive Entwicklung keine freie Entscheidung ist, jedoch manchmal positive Gegebenheiten mit sich bringt, die die Depression aufrechterhalten können.
Hierbei sollte der Blick darauf gerichtet werden, wie das Umfeld mit der betroffenen Person umgeht und welche Themen dadurch möglicherweise vermieden werden, weil sie überfordern oder überlasten (»Wovor schützt die Depression?«).

Sekundärer Krankheitsgewinn bei der Depression

- Angehörige nehmen Rücksicht, Patient wird geschont/in Ruhe gelassen
- Erleben von Zuwendung und Fürsorge durch andere
- Mitgefühl erhalten
- Vermeidung von unangenehmen Tätigkeiten/Entbindung von Alltagspflichten
- Krankmeldung, oder finanzielle Vorteile durch Rentenbezüge o. a.

Positive Seiten der Krankheit – Erkenntnisse nutzen

Falls bei einem Patienten ein offensichtlicher Vorteil durch die Erkrankung erkennbar ist, sollte gemeinsam überlegt werden, wie der Patient seine Bedürfnisse auf anderem Weg erfüllen kann. Es kann überlegt werden, wie er gewisse Wünsche und positive Seiten der Manie sozusagen »in den Alltag retten kann« (z. B. Schüchternheit überwinden). Zudem kann überlegt werden, welche Lebensveränderungen erfolgen müssen, um der Depression nicht mehr weiteren Nährboden zu geben (z. B. Einsamkeit überwinden und Zuneigung auf anderen Wegen erhalten).

AB 99 / P

Kosten-Nutzen-Analyse: Wie ich mich bisher in der Manie verhalten habe

Es ist nicht einfach, den verführerischen Sog einer Manie zu erkennen und ihm zu widerstehen – man fühlt sich ja so gut und überhaupt nicht behandlungsbedürftig! Vielleicht haben Sie allerdings in einer Manie auch viel Porzellan zerschlagen und die fatalen Auswirkungen auf Ihr Leben und Ihr Umfeld im Nachhinein schmerzhaft zu spüren bekommen.

Mit Hilfe dieses Arbeitsblatts können Sie die Auswirkungen Ihrer bisherigen Reaktionen und Verhaltensweisen bei einer beginnenden Hypomanie/Manie einschätzen. Das Ziel ist, dass Sie in einer erneuten hypomanen oder manischen Phase besser wissen, welche Verhaltensweisen nützlich sind und welche langfristig problematisch sind.

Wie haben Sie sich bisher verhalten, als Sie erste Symptome der Hypomanie oder Manie bemerkt haben (z. B. Medikamente abgesetzt, Alkohol getrunken, der Familie oder dem Partner aus dem Weg gegangen)?

Verhaltensweise:		
	Positive Auswirkungen?	Negative Auswirkungen?
kurzfristig		
langfristig		

Verhaltensweise:		
	Positive Auswirkungen?	Negative Auswirkungen?
kurzfristig		
langfristig		

Verhaltensweise:		
	Positive Auswirkungen?	Negative Auswirkungen?
kurzfristig		
langfristig		

Verhaltensweise:		
	Positive Auswirkungen?	Negative Auswirkungen?
kurzfristig		
langfristig		

AB 100 /

P

Kosten-Nutzen-Analyse: Wie ich mich bisher in der Depression verhalten habe

Der Leidensdruck in einer Depression ist hoch und Sie haben sicherlich schon viele Dinge ausprobiert, um der depressiven Entwicklung etwas entgegenzusetzen.
Mit Hilfe dieses Arbeitsblatts können Sie die Auswirkungen Ihrer bisherigen Reaktionen und Verhaltensweisen bei einer beginnenden Depression einschätzen. Das Ziel ist, dass Sie in einer erneuten depressiven Phase besser wissen, welche Verhaltensweisen nützlich sind und welche langfristig problematisch sind.
Wie haben Sie sich bisher verhalten, als Sie erste depressive Symptome bemerkt haben (z. B. Verabredungen abgesagt, lange im Bett liegen geblieben)?

Verhaltensweise:		
	Positive Auswirkungen?	Negative Auswirkungen?
kurzfristig		
langfristig		

Verhaltensweise:		
	Positive Auswirkungen?	Negative Auswirkungen?
kurzfristig		
langfristig		

Verhaltensweise:		
	Positive Auswirkungen?	Negative Auswirkungen?
kurzfristig		
langfristig		

Verhaltensweise:		
	Positive Auswirkungen?	Negative Auswirkungen?
kurzfristig		
langfristig		

AB 101/

P

Auswirkungen der Bipolaren Erkrankung auf mein Leben

Im Folgenden finden Sie einige Denkanstöße für eine aktive Auseinandersetzung mit der Bipolaren Erkrankung. Besprechen Sie Ihre Überlegungen mit Ihrem Therapeuten.

Welche negativen Auswirkungen hat die Erkrankung auf mein Leben?

Welche positiven Veränderungen haben sich durch die Diagnose ergeben?

Kann ich aus der Depression etwas lernen? Was habe ich erlebt, welche Erkenntnisse kann ich für mein zukünftiges Leben nutzen?

Auswirkungen der Bipolaren Erkrankung auf mein Leben

Kann ich aus der (Hypo-)Manie etwas lernen? Haben sich Gefühle, Bedürfnisse, Verhaltensweisen gezeigt, die ich sonst nicht spüren oder ausleben kann?

Kenne ich Schuld- oder Schamgefühle, die mich noch heute aus der letzten oder einer früheren Phasen belasten? Wie kann ich damit umgehen bzw. sie loslassen?

AB 102

P

Auswirkungen der Bipolaren Erkrankung auf mein soziales Leben

Die Bipolare Erkrankung hat oft massive Auswirkungen auf das soziale Leben und die Beziehungen. Im Folgenden finden Sie einige typische Problemstellungen, die Sie mit Ihrem Therapeuten besprechen können.

Wie haben sich durch die Bipolare Störung meine Beziehungen verändert? Was wünsche ich mir (von anderen und von mir)?

Was habe ich früher über Depression und Manie gedacht, wie denke ich heute? Welches Vorurteil macht mir zu schaffen, was lässt mich kalt?

Was wissen andere über die Erkrankung? Wer soll es überhaupt erfahren?

Auswirkungen der Bipolaren Erkrankung auf mein soziales Leben

Wie wünsche ich mir den Umgang mit der Erkrankung?

Wie kann ich Freunden die Bipolare Erkrankung halbwegs verständlich machen?

Wer soll von der Diagnose wissen? Wie sehr öffne ich mich anderen gegenüber?

AB 103/

T

Anleitung: Einführung in das Stimmungstagebuch

Die Motivation der Patienten, ein Stimmungstagebuch zu führen, muss erfahrungsgemäß gezielt gestärkt werden. Deshalb empfiehlt es sich, die Vorteile einer differenzierten Selbstbeobachtung durch geleitetes Entdecken zu erarbeiten. Dabei können folgende Punkte zum Thema gemacht werden.

Vorteile einer differenzierten Selbstbeobachtung:

- Schulung der Selbstbeobachtung; »sich besser kennenlernen«, was wiederum zu einem verbesserten Selbstmanagement führt.
- Patienten lernen mit der Zeit, »normale« Stimmungsschwankungen von affektiven Symptomen zu differenzieren.
- Das Stimmungsprotokoll ermöglicht das Erkennen von Frühwarnsignalen, um Krankheitsphasen schneller und effektiver entgegenwirken zu können.
- Anhand der Aufzeichnungen können Zusammenhänge zwischen Aktivitäten bzw. Ereignissen im Alltag und der Stimmung erarbeitet werden.
- Es können Umstände identifiziert werden, die zum Auftreten von Symptomen führen oder die mit einer unregelmäßigen Medikamenteneinnahme zusammenhängen.
- Die Symptomatik kann leichter mit dem Arzt besprochen werden. Da Termine beim Psychiater meist nur einmal im Quartal stattfinden, kann ein Stimmungstagebuch helfen, die letzten drei Monate detaillierter nachzuverfolgen. Patienten vergessen verständlicherweise den Verlauf des eigenen Befindens, insbesondere über so eine lange Zeitspanne. Damit ist schließlich auch eine bessere Behandlung möglich, da der Psychiater auf Schwierigkeiten oder leichte Stimmungsschwankungen reagieren kann.
- Auch in der Psychotherapie kann ein Stimmungstagebuch helfen, sich zu Beginn der Sitzung einen schnellen Überblick über aktuellen Zustand und die letzte Woche zu verschaffen.

> **!** Es ist besonders wichtig, die Vorteile, den Sinn und Nutzen eines Stimmungsprotokolls mit den Patienten gemeinsam zu erarbeiten! Sie müssen verstehen, warum sie diesen Aufwand betreiben. Außerdem sollte das Bearbeiten wertgeschätzt werden: Nur wenn der Patient merkt, dass der Therapeut daran interessiert ist und das Tagebuch zu Beginn jeder Sitzung als Einstieg genutzt wird, wird er motiviert sein, die Symptomatik zu protokollieren.

Hilfestellungen für den Patienten

Der Therapeut sollte dem Patienten proaktiv Maßnahmen vorschlagen, die es ihm erleichtern, ein Stimmungstagebuch zu führen:

- Das Stimmungsprotokoll sollte bestenfalls an die Bedürfnisse und typischen (Frühwarn-)Symptome des Patienten angepasst sein. Sobald der Betroffene selbst Gestaltungsmöglichkeiten hat, steigt die Wahrscheinlichkeit, dass er sich verbindlich auf das Tagebuch einlässt.
- Erinnerungshilfen können eingesetzt werden, z. B. Handy-Wecker.
- Manche Patienten nutzen lieber elektronische Stimmungsprotokolle (z. B. Excel-Listen im Computer oder spezielle Apps für das Smartphone). Dies sollte auf jeden Fall unterstützt werden. Insbesondere bei jungen Patienten ist das Handy als ständiger Begleiter deutlich besser geeignet als das Stimmungstagebuch in Papierform. Manche Programme können automatische Auswertungen liefern, was ein weiterer Vorteil darstellt. Überlegen Sie gemeinsam mit Ihrem Patienten, welches Programm die Bedürfnisse am besten abbildet.
- Es sollte gemeinsam überlegt werden, wo das Stimmungsprotokoll aufbewahrt wird und wann es (täglich!) ausgefüllt werden kann (Beispiele: bei den Medikamenten; im Badezimmerschrank; auf dem Nachttisch). Das Ausfüllen des Tagebuchs kann z. B. an eine Tätigkeit gekoppelt werden, die sowieso jeden Tag durchgeführt wird, z. B. Zähneputzen.

Anleitung: Einführung in das Stimmungstagebuch

Umgang mit möglichen Schwierigkeiten

- **Frustration:** Manche Patienten demotiviert und frustriert die Vorstellung, nun »ein Leben lang« sich selbst beobachten zu müssen. Es sollte hier verdeutlicht werden, dass dies nicht der Fall sein muss. Die Technik soll die Fähigkeit zur Selbstbeobachtung und -wahrnehmung trainieren. Irgendwann wird es nicht mehr notwendig sein, ein explizites Tagebuch zu führen, weil der Patient ein gutes Gespür für sich erlangt hat. Möglicherweise kann man mit dem Patienten einen Zeitraum aushandeln, in dem er sich darauf einlassen möchte ein Tagebuch zu führen, um dann zu reflektieren, ob und wofür es hilfreich war.
- **Vermeidungsverhalten:** Es gibt Patienten, die das Führen eines Tagebuchs ablehnen, weil sie es vermeiden möchten, ständig mit dem eigenen Befinden konfrontiert zu sein. Beispielaussagen von Patienten: »Ich will nicht immer vor Augen geführt bekommen, dass ich krank bin!«, »Da sehe ich täglich, wie schlecht es mir geht, das frustriert mich noch mehr!« Sie haben Angst, dass der ständige Blick auf Krankheitssymptome das Leben vermiesen kann. Diese Bedenken und Ängste sollten ernstgenommen und validiert werden. Es können nochmals die Vorteile erarbeitet werden, indem der Patient selbst die Argumente aufführen soll (Pro-Kontra-Schema). Außerdem sollte das Tagebuch so angepasst und vereinfacht werden, dass eine höhere Bereitschaft beim Patienten vorliegt. Es kann beispielsweise versucht werden, die Aufmerksamkeit nicht auf das Befinden oder Gefühle zu richten, sondern auf Verhalten und Kognitionen, da diese auch kontrolliert werden können und eine affektive Symptomatik relativ valide anzeigen können.
- **Problemfokussierung**: Eine weitere Schwierigkeit kann darin bestehen, dass ein Patient sich durch ein Stimmungsprotokoll zu sehr mit sich und möglichen Symptomen beschäftigt. Meyer und Hautzinger (2013) haben dies als Überidentifikation mit der Bipolaren Störung beschrieben. Einige Patienten neigen dazu, jede kleine Änderung in ihrem Befinden oder Verhalten als krankhaft zu beurteilen. Manche beobachten sich äußerst ängstlich und schätzen jegliche Veränderungen als potenziell gefährlich ein. Dies schränkt die Lebensqualität natürlich enorm ein. Es sollte daher verstärkt die Differenzierung von normalen Stimmungsschwankungen und Symptomen mit dem Patienten erarbeitet werden. Falls sich der Patient durch das Stimmungsprotokoll zu sehr unter Stress fühlt, sodass er nur noch grübelt und sich Sorgen macht, einen Rückfall zu bekommen, kann es indiziert sein, zunächst vom Tagebuch abzusehen und stattdessen andere Themen therapeutisch anzugehen. Eine ständige Angst vor einer erneuten Manie und Depression kann motivieren, therapeutische Maßnahmen einzuhalten, ein Zuviel kann jedoch wiederum so viel Stress und Anspannung auslösen, dass Phasen vorprogrammiert sind. Dieser Zusammenhang kann mit dem Patienten erarbeitet werden. Im Anschluss sollte besprochen werden, welche Strategien ihm mehr Sicherheit geben können.

AB 104 / P

Stimmungstagebuch

Monat .... Jahr ....

		1	2	3	4	5	6	7	8	9	10	11	12	13	14	15	16	17	18	19	20	21	22	23	24	25	26	27	28	29	30	31
manisch	sehr stark																															
	stark																															
	mittel																															
	leicht																															
Stimmung ausgeglichen																																
depressiv	leicht																															
	mittel																															
	stark																															
	sehr stark																															
Antrieb	Markieren: ↑ – ↓																															
	Medikamente genommen?																															
	Schlaf (Std)?																															
	Besondere Ereignisse?																															

Protokollieren Sie täglich die Stimmung, den Antrieb, Schlaf, Medikamenteneinnahme und Besonderheiten am Tag. Damit erhalten Sie bald ein gutes Gefühl für sich und Ihre Symptomatik. Fügen Sie in die leeren Zeilen Symptome ein, die Sie gerne mitprotokollieren würden, weil sie bei Ihnen z. B. als typisches Frühwarnsymptom eine Rolle spielen (Alkohol-, Drogen-, Koffein-, Zigarettenkonsum, gereizte Stimmung, Tagesschwankungen, Essverhalten, körperliche Erkrankungen, Menstruation etc.).

AB 105 /

P

Teufelskreis der Depression

Eine Depression schleicht sich bei den meisten bipolar Betroffenen langsam in den Alltag ein. Aufgrund des Zusammenspiels der Veranlagung zur Bipolaren Störung und akuten Belastungen kann es zu ersten leichten depressiven Symptomen kommen. Einmal angestoßen, kann das der Beginn einer Abwärtsspirale sein. Der zunehmende Rückzug und die Antriebslosigkeit führen zu einer Inaktivität, die zu einer weiteren Zuspitzung der Depression führen kann, da Zufriedenheit und positive Erfolgserlebnisse im Alltag fehlen.

Betrachten Sie den Teufelskreis der Depression auf diesem Arbeitsblatt und überlegen, ob Sie in der Vergangenheit einen ähnlichen Prozess bei sich feststellen konnten!

Gibt es eine Möglichkeit den Teufelskreis der Depression zu unterbrechen? Falls ja, wo würden Sie ansetzen? An welchem Punkt würden sie versuche gegenzusteuern und vor allem wann?

Notieren Sie hier ihre Überlegungen:

Teufelskreis der Depression

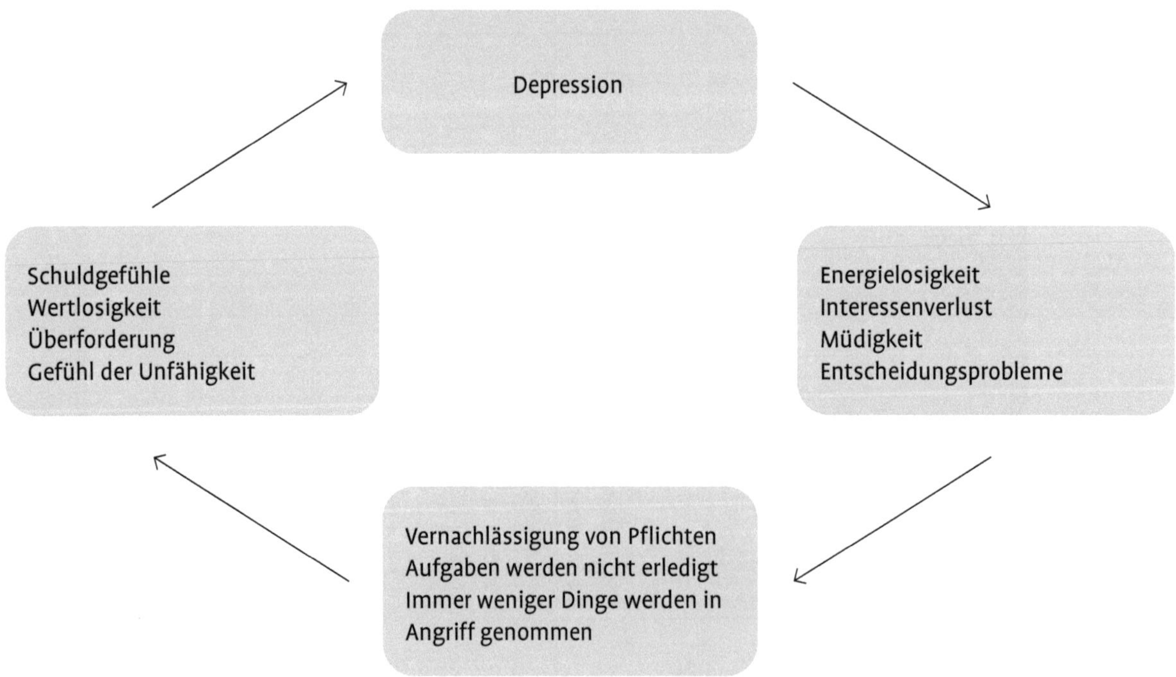

(Meyer & Hautzinger, 2013)

AB 106/

P

Teufelskreis der Manie

Auch wenn sich die Symptomatik einer Manie meist deutlich schneller aufbaut als die einer Depression, startet sie in der Regel nicht von Null auf Hundert. Der Mensch ist nicht sofort rund um die Uhr von der Manie eingenommen. Meist kommt es aufgrund erster manischer Symptome zu einem zu hohen Aktivitätsniveau, was dann eine weitere Symptomatik nach sich zieht. Die Manie wird durch Schlafmangel geradezu angeheizt.
Betrachten Sie den Teufelskreis der (Hypo-)Manie auf diesem Arbeitsblatt und überlegen, ob Sie in der Vergangenheit einen ähnlichen Prozess bei sich feststellen konnten.
Gibt es eine Möglichkeit den Teufelskreis der Manie zu unterbrechen? Falls ja, wo würden Sie ansetzen? An welchem Punkt würden Sie versuche gegenzusteuern und vor allem wann?

Notieren Sie hier ihre Überlegungen:

Teufelskreis der (Hypo-)Manie

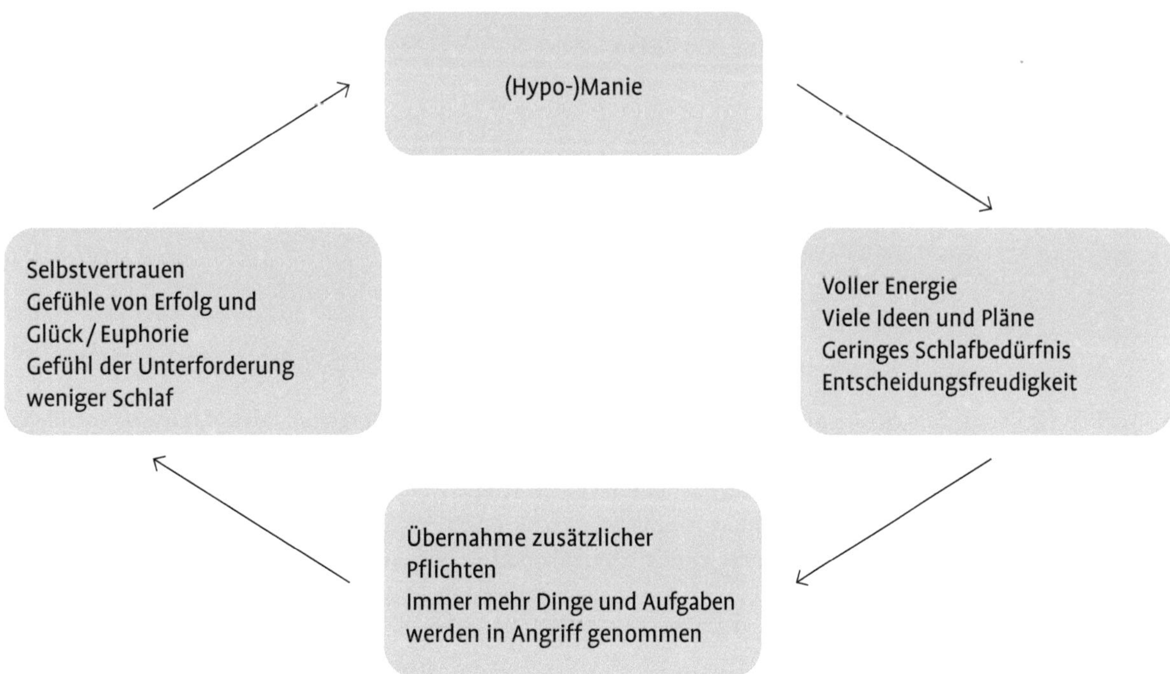

(Meyer & Hautzinger, 2013)

AB 107/

Mein Alarmsystem

Eine gute Rückfallprophylaxe benötigt ein Warnsystem, welches reagiert, wenn erste Symptome einer Depression oder Manie auftreten. Allerdings soll das Warnsystem nicht ständig Alarm schlagen, obwohl alles in Ordnung ist. Als bipolar erkrankte Person sollten Sie Ihr Leben möglichst normal führen können – müssen jedoch wachsamer bezüglich des eigenen Befinden sein. Um diese Balance zwischen Wachsamkeit und entspannter Lebensführung halten zu können, empfiehlt es sich, konkrete Frühwarnsignale zu identifizieren, sodass das Warnsystem nur dann anschlägt, wenn wirklich eine Krise droht. Nur dann kann man frühzeitig reagieren, um eine erneute Krankheitsphase abzuwenden oder abzumildern.

Überlegen Sie mit Hilfe der folgenden Fragen, welche Ihre individuellen Frühwarnsignale für die Depression und Manie sind!

Wie haben frühere Phasen begonnen?

Was waren damals die ersten Symptome, die Sie bemerkt haben?

Was hat sich bei der letzten Depression und der letzten (Hypo-)Manie als Erstes verändert?

Welche frühen Veränderungen hat Ihr soziales Umfeld wahrgenommen? Fragen Sie Menschen, die Sie gut kennen und frühere Phasen miterlebt haben!

- Denken Sie daran, dass es hier nicht um die allgemeinen Symptome der Depression oder Manie geht, sondern um die leichten Veränderungen, die sich allmählich (fast unbemerkt) einschleichen. Beschränken Sie sich auf drei bis vier wichtige Symptome, damit Ihr Warnsystem differenziert reagieren kann.
- Es empfiehlt sich, die Frühwarnsymptome möglichst konkret und verhaltensnah zu definieren. Ein diffuses »Gefühl« ist deutlich schlechter erkennbar als konkrete Verhaltensänderungen.

AB 107 / Mein Alarmsystem

P

Beispiele für die konkrete Definition von Frühwarnsignalen:

- Veränderungen des Schlafs: ...... Stunden pro Nacht weniger geschlafen
- Alkoholkonsum: mehr als ...... Bier/Wein/Likör pro Tag über ...... Tag
- Zigarettenkonsum: mehr als ...... Zigaretten pro Tag über ...... Tage
- Veränderung des Appetits und der Essgewohnheiten: Mahlzeiten ausgelassen ...... pro Tag über ...... Tage

Tragen Sie in der folgenden Tabelle Ihre persönlichen Frühwarnzeichen ein, auf die Sie in Zukunft besonders achten wollen, um Rückfälle frühzeitig zu vermeiden.

Frühwarnsignale	
Depression	**(Hypo-)Manie**
Beispiele: ► *Rückzug: ich gehe anderen Menschen aus dem Weg* ► *Lustlosigkeit* ► *Ich komme morgens nicht aus dem Bett*	*Beispiele:* ► *Gefühl, andere sind langsam und wollen einen bremsen* ► *Ich rede/telefoniere mehr* ► *Ich mache keine Mittagspause mehr*

INFO 23/

T

Hinweise zur Erarbeitung eines Krisen- und Notfallplans

Krisenplan

- Die Punkte des Krisenplans sollten sehr individuell, möglichst konkret und getrennt für Manie und Depression erarbeitet werden.
- Es sollten nicht zu viele Frühwarnsignale notiert werden, sondern nur die sehr frühen Veränderungen. Wenn Patienten die Maßnahmen ihres Krisenplans erst dann einsetzen, wenn schon zahlreiche Symptome vorhanden sind, kann es längst zu spät sein, um die Phase noch abfangen zu können.
- Da sich die Symptome und Bewältigungsstrategien in Depression und Manie sehr voneinander unterscheiden, sollten zwei Krisenpläne erstellt werden. Der Kontakt zum Arzt und der Vertrauensperson bleiben dabei gleich.
- Zudem kann es wichtig sein, den Krisenplan regelmäßig zu aktualisieren und anhand neuer Erfahrungen abzuändern.
- Es sollte mit dem Patienten besprochen werden, wo der Krisenplan aufbewahrt wird: Er muss leicht zugänglich sein und sollte nicht in Vergessenheit geraten. Andererseits möchten viele Patienten den Krisenplan nicht offen in der Wohnung aufhängen, da auch Besucher kommen können, die nichts von der Erkrankung wissen. Es gibt zahlreiche Möglichkeiten der Aufbewahrung: Manche Patienten tragen ihren Krisenplan stets im Portemonnaie bei sich, andere legen ihn zu ihren Medikamenten, andere hängen den Plan versteckt, aber sichtbar in die Wohnung (z. B. in die Innenseite des Küchen- oder Badezimmerschranks).
- Das Arbeitsblatt 108 bzw. 109 kann dem Patienten als Anleitung ausgegeben werden. Hier findet er eine Ideensammlung mit zahlreichen Bewältigungsmöglichkeiten. Den Patienten sollte dabei verdeutlicht werden, dass diese Strategien sofort eingesetzt werden müssen, um Phasen abfangen zu können. Außerdem sollten nur individuell wirksame Strategien auf dem persönlichen Krisenplan notiert werden.

Notfallplan

Der Unterschied vom Notfall- zum Krisenplan liegt im Zeitpunkt, wann der Plan greift. Der Krisenplan dient dem zeitnahen Reagieren bei Frühwarnsymptomen, wohingegen der Notfallplan Maßnahmen festhält, die dafür sorgen, dass im akuten Notfall allen Beteiligten das Vorgehen klar ist und weniger Hilflosigkeit und Chaos herrscht. Diese Überlegungen sollten unbedingt den Angehörigen, Betreuern und den Therapeuten mitgeteilt bzw. vorgelegt werden. Bei der Erarbeitung eines Notfallplans werden die Patienten ermutigt, sich prospektiv Gedanken darüber zu machen, wie sie behandelt werden wollen, wenn sie nicht mehr in der Lage sind, selbst eine rationale Entscheidung bezüglich der Therapie treffen zu können. Dies kann der Fall sein, wenn sie im Rahmen einer manischen Symptomatik keine Krankheitseinsicht mehr haben oder eine andere Krise eintritt, die zu Selbst- oder Fremdgefährdung führt. Im Falle einer Zwangseinweisung müssen meist die Angehörigen oder Betreuer für den Patienten entscheiden, sodass es auch diese Personengruppe enorm entlastet, wenn die Vorgehensweise im Voraus klar besprochen wurde.
Verdeutlichen Sie Ihrem Patienten, dass diese Absprachen zwar ähnlich funktionieren wie eine Patientenverfügung, dass sie jedoch nicht in jedem Fall rechtskräftig ist. Falls Patienten eine Patientenverfügung wünschen, können sie sich auf der DGBS-Homepage darüber informieren. Das Erstellen einer expliziten Patientenverfügung ist nicht unbedingt notwendig und sollte daher auch nicht empfohlen werden, wenn der Patient dies nicht ausdrücklich wünscht.

AB 108 /

Krisenplan: Bewältigungsmöglichkeiten bei Frühwarnsymptomen

Im Folgenden sind für Sie einige Punkte aufgeführt, die Sie bei der Erstellung eines Krisenplans beachten sollten. Lesen Sie zunächst diese Informationen und füllen sie dann den Krisenplan für Depression und Manie mit ihren individuellen Informationen aus.

Wenn Sie in Zukunft Frühwarnsymptome wahrnehmen, sollten Sie sich zunächst verstärkt beobachten und bestenfalls eine nahe Bezugsperson, zu der Sie Vertrauen haben, einbeziehen. Warten Sie nicht zu lange, um erste Gegenmaßnahmen einzuleiten. Die Zeitspanne, wie lange Sie sich mit erhöhter Wachsamkeit beobachten sollten, ist individuell sehr unterschiedlich. Sie müssen anhand Ihres bisherigen Krankheitsverlaufs überlegen, ob sie drei bis vier Tage abwarten, bis sie zum Arzt gehen, oder (insbesondere bei manischen Frühwarnsymptomen) nur ein bis zwei Tage. Bei einer depressiven Entwicklung bleibt oft etwas mehr Zeit, aber auch gilt: Je früher Sie handeln, desto schneller lässt sich der depressive Teufelskreis unterbrechen.

(1) Gehen Sie zum Ihrem Arzt!

Versuchen Sie telefonisch einen zeitnahen Termin zu vereinbaren. Falls Sie nicht sofort einen Termin bekommen, dürfen bzw. sollten Sie aufgrund der akuten Symptomatik bzw. der Frühwarnsignale auch ohne Termin zum Arzt gehen, allerdings müssen Sie sich dann auf eine längere Wartezeit einstellen. Notieren Sie sich die Adressen auf Ihrem Krisenplan, um ohne Hürden direkt Ihren Arzt oder Therapeuten erreichen zu können. Eine weitere Anlaufstelle ist die psychiatrische Klinik in Ihrer Nähe. Dort ist stets ein diensthabender Arzt anwesend (auch nachts und am Wochenende), den Sie telefonisch oder persönlich sprechen können.

Gemeinsam mit Ihrem Arzt können Sie sich überlegen, ob es bei ersten Frühwarnzeichen hilfreich sein kann, dass er Sie vorübergehend krankschreibt. Das hängt vor allem davon ab, ob die Arbeit eher gut tut und den Tag strukturiert oder Belastung und Stress darstellt. Außerdem können Sie mit Ihrem Arzt eine Veränderung der Medikation besprechen, die helfen kann, die anbahnende Symptomatik aufzuhalten.

(2) Sprechen Sie mit Ihrer Vertrauensperson!

Überlegen Sie sich, zu welcher Person Sie Vertrauen haben und mit wem Sie offen über Ihre Erkrankung sprechen können. Wer kennt Sie sehr gut? Auf wen können Sie sich jederzeit verlassen? Es sollte eine Person sein, zu der Sie regelmäßig Kontakt haben, die bestenfalls vor Ort ist, um im Notfall für Sie da sein zu können und entsprechende Hilfe organisieren kann. Wenn Sie mehrere Personen haben, die dafür in Frage kommen, umso besser – je mehr Leute auf Ihre Frühwarnsignale achten, umso zuverlässiger werden sie erkannt. Entscheidend ist jedoch, dass Sie von der Vertrauensperson Feedback über Symptome oder Veränderungen in Ihrem Verhalten annehmen bzw. akzeptieren können. Die Vertrauensperson hat die Aufgabe, als wichtiger Ansprechpartner auf Veränderungen und Frühwarnsignale zu achten. Außerdem können Sie um Feedback zur Symptomatik bitten und das weitere Vorgehen mit ihr besprechen. Die Vertrauensperson sollte Ihren Krisenplan kennen und bestenfalls schon bei der Erarbeitung miteinbezogen werden. Dies bedeutet sowohl für Sie als auch für Ihre Bezugsperson die Chance, aus früheren Erfahrungen zu lernen und Ihre Gesundheit zu stabilisieren.

Es können Vereinbarungen getroffen werden, wie die Vertrauenspersonen in einer beginnenden Phase helfen kann. Insbesondere aufgrund der nachlassenden Krankheitseinsicht in der Manie sollte im Voraus gemeinsam besprochen werden, wie bei wichtigen Entscheidungen vorgegangen werden soll (wie viel Geld wollen Sie zur Verfügung haben, wann darf die Vertrauensperson Sie in die Klinik bringen etc.). Nur durch vorherige Absprachen (die auch schriftlich erfolgen sollten) können Sie dafür sorgen, dass die richtigen Schritte eingeleitet werden, die in Ihrem Sinne sind.

Krisenplan: Bewältigungsmöglichkeiten bei Frühwarnsymptomen

(3) Individuelle Bewältigungsstrategien

Im Folgenden finden Sie eine Ideensammlung, welche Strategien Sie selbst anwenden können, wenn Sie erste Symptome einer Depression oder Hypomanie wahrnehmen. Überlegen Sie sich anhand Ihrer typischen Frühwarnsymptome und Ihrer bisherigen Erfahrungen, welche Strategien bei Ihnen persönlich hilfreich sein könnten und übertragen Sie die Strategien in Ihren Notfallplan.

Es gelten zwei Grundregeln:
- Aktivieren und Entlasten bei depressiven Symptomen!
- Überstimulation meiden und Ausbremsen bei manischen Symptomen!

Depression	(Hypo-)Manie
► unter Leute gehen, das Haus verlassen ► leichte Bewegung, spazieren gehen ► Sport ► Hobbys pflegen ► stimmungsaufhellende Musik hören ► jeden Tag an die frische Luft gehen ► Tageslicht (evtl. Tageslichtlampe im Winter) ► regelmäßige Tagesstruktur aufrechterhalten ► möglichst nicht am Tag hinlegen und schlafen ► positive Aktivitäten: Überlegen Sie, welche Tätigkeiten möglich sind und gut tun ► Kontakt zu anderen Menschen: Überlegen Sie sich, welche Personen Ihnen nun gut tun würden ► entspannende Aktivitäten durchführen, sich etwas gönnen ► Ansprüche runterschrauben ► unangenehme Pflichten wenn möglich absagen/verschieben, Aufgaben delegieren ► Personen, die nicht gut tun, wenn möglich meiden ► Grübeln und negative Gedanken durch Ablenkung reduzieren ► Tages- und Wochenplan erstellen, um aktiv zu bleiben und Überforderung zu vermeiden	► Spaziergang in ruhiger Umgebung ► nicht zu lange ausgehen ► Alkohol/Drogen vermeiden ► zu viele Reize von außen meiden (z. B. Spaziergänge in der Natur statt in der Fußgängerzone) ► sich vor großen Einkäufen schützen (EC-Karte zu Hause lassen, weniger Geld mitnehmen) ► Autoschlüssel abgeben ► ruhige Musik ► nicht alle Aufträge und Aufgaben an sich nehmen ► Pausen einhalten ► Schlaf sichern (Bedarfsmedikation, Ruhephasen einlegen) ► Aufschreiben von Gedanken, Ideen und Plänen, um sich zu bremsen ► Kontrolle der Impulsivität durch 24-Stunden-Regel (alle Entscheidungen müssen 24 Std überdacht werden) oder Abgeben der Geldkarte etc. (Absprache mit Angehörigen) ► Fokussieren auf bestimmte Tätigkeit (z. B. Puzzle) ► wenn möglich Entspannungsverfahren oder andere Maßnahmen, die zur Ruhe kommen lassen ► sich vor Außenreizen schützen, z. B. Telefonstecker ziehen/Handy ausmachen, um eine Ruhepause einzulegen ► sich die negativen Konsequenzen des eigenen Verhaltens vorstellen ► Lenkung der gesteigerten Aktivität in ungefährliche Bahnen ► Tages- und Wochenplan zur bewussten Drosselung und Strukturierung führen

AB 109/

P

Krisenplan Depression

Was kann ich tun, wenn ich erste Anzeichen einer Depression bemerke?

(1) **Frühwarnsignale** der Depression ernst nehmen! Intensivere Selbstbeobachtung in den nächsten Tagen!	Meine persönlichen Frühwarnsymptome:
(2) Mit einer **Vertrauensperson** sprechen	Name meiner Vertrauensperson:
(3) **Professionelle Hilfe** in Anspruch nehmen	Adressen und Telefonnummern: Psychiater: ------------------------------ ------------------------------ Hausarzt/Psychotherapeut: ------------------------------ ------------------------------
(4) **Bewältigungsmöglichkeiten**	Was ich selbst tun kann und was mir in dieser Situation helfen kann:

AB 110 /

P

Krisenplan Manie

*W*as kann ich tun, wenn ich erste Anzeichen einer (Hypo-)Manie bemerke?

(1) **Frühwarnsignale** der Depression ernst nehmen! Intensivere Selbstbeobachtung in den nächsten Tagen!	Meine persönlichen Frühwarnsymptome:
(2) Mit einer **Vertrauensperson** sprechen	Name meiner Vertrauensperson:
(3) **Professionelle Hilfe** in Anspruch nehmen	Adressen und Telefonnummern: Psychiater: ……………………………… ……………………………… Hausarzt/Psychotherapeut: ……………………………… ………………………………
(4) **Bewältigungsmöglichkeiten**	Was ich selbst tun kann und was mir in dieser Situation helfen kann:

AB 111/

Notfallmaßnahmen

Der Krisenplan soll Ihnen helfen, bei Frühwarnsignalen rechtzeitig und mit geeigneten Maßnahmen zu reagieren. Doch was tun, wenn sich die Krise zuspitzt? Wenn alles ganz schnell geht oder Sie zu lange gewartet haben? Die Krise kann sich schnell zu einem Notfall entwickeln. Bei akuter Suizidalität in der Depression, oder Selbst-/Fremdgefährdung bei manischen Symptomen müssen Sie und Ihre Angehörigen sofort handeln. Wenn Sie im Rahmen einer manischen Symptomatik keine Krankheitseinsicht haben, müssen womöglich andere für Sie handeln. Damit dies in Ihrem Sinne geschieht, sollten Sie sich in einer gesunden stabilen Phase überlegen, welches Vorgehen Sie wünschen und dies mit den betroffenen Personen besprechen.
Die folgenden Themen sollten Sie gemeinsam mit Ihrem Therapeuten, Arzt und Ihren wichtigsten Bezugspersonen vorbesprechen und schriftlich festhalten.

Wer kontaktiert den behandelnden Arzt und Therapeuten? Und wann?

In welche Klinik möchte ich gebracht werden, falls ein Krankenhausaufenthalt notwendig ist?

Gibt es Medikamente, die ich strikt ablehne?

Wie werden die normalen täglichen Aufgaben geregelt (z. B. Kinderbetreuung)?

Wer übernimmt im Krisenfall Verantwortung (z. B. Kontovollmacht)?

Wer kümmert sich um die Krankmeldung am Arbeitsplatz?

Wer soll informiert werden und wer nicht?

KAPITEL 14 /

Unterstützung des sozialen Umfelds der Patienten und Einbezug der Angehörigen in die Therapie

Julia Veeh

14.1 Die Rolle der Angehörigen in der Behandlung bipolarer Patienten

Das soziale Netzwerk ist eine wichtige Ressource für bipolar Erkrankte. Deshalb ist die Bearbeitung von Paardynamik, Konflikten und interpersonellen Schwierigkeiten ein wichtiger Bestandteil der Psychotherapie. Eine befriedigende Partnerschaft und ein guter Kontakt zu Familienmitgliedern ist eine günstige Voraussetzung zur Stimmungsstabilität. Wichtige Bezugspersonen sind außerdem ein elementarer Teil des therapeutischen Netzwerks eines Patienten, da sie z. B. Frühwarnsignale rechtzeitig erkennen (oft noch bevor die Patienten selbst die Veränderungen bemerken). Zudem können sie in der Manie inadäquates Verhalten spiegeln und behutsam bremsen, oder in der Depression Mut geben und zu Aktivitäten motivieren.

Deshalb sollte eine gute Psychotherapie mit bipolar Betroffenen nicht ohne den Einbezug der Angehörigen erfolgen. Voraussetzung dafür ist natürlich, dass der Einbezug der Angehörigen in Absprache mit dem Patienten erfolgt. Im Rahmen einer Einzeltherapie muss keine intensive Paar- oder Familientherapie im engeren Sinne durchgeführt werden. Aber es sollten regelmäßig Termine stattfinden, in denen die Bezugspersonen einbezogen werden. Neben der Psychoedukation für Angehörige (Wissen über die Bipolare Erkrankung und Behandlungsoptionen), sollte der Therapeut als Ansprechpartner für Fragen zur Verfügung zu stehen. Zudem kann aktiv daran gearbeitet werden, die Beziehung zwischen Patient und Angehörigen zu verbessern, indem z. B. die Kommunikationsstrategien (s. Kap. 11) gemeinsam besprochen und eingeübt werden und die Strategien der Rückfallprophylaxe (s. Kap. 13) in Absprachen mit den Angehörigen erstellt werden.

Des Weiteren kann es auch notwendig sein, den Angehörigen Unterstützung anzubieten, wenn diese sich mit der Erkrankung ihres Partners oder Familienmitglieds überfordert oder überlastet fühlen. Nur wenn die Angehörigen für sich selbst sorgen, können sie für den Betroffenen eine Stütze sein. Die Arbeitsblätter dieses Kapitels sollen es ermöglichen, mit den Angehörigen bipolar Erkrankter zu arbeiten. Dabei geht es um den Umgang mit der Symptomatik des Betroffenen, Möglichkeiten, wie sich Angehörige im Trialog einbringen können, aber auch den Umgang mit den Belastungen, die die Familie aufgrund einer Bipolaren Störung tragen muss.

Förderung des Trialogs und Schweigepflicht

Der Trialog in einer psychiatrischen Behandlung umfasst das gemeinsame Gespräch zwischen Patient, Angehörigen und dem Arzt/Therapeuten. Ein trialogisches Behandlungskonzept kann große Vorteile für die Genesung und den Stabilisierungsprozess eines bipolar Erkrankten mit sich bringen. Die Grundlage ist das Konzept des »shared decision-making«, also eine partizipative Entscheidungsfindung, bei der Behandler und Betroffene partnerschaftlich an der Genesung arbeiten. Dies erhöht nachweislich die Behandlungscompliance, die Lebensqualität, die Krankheitseinsicht und die Zufriedenheit sowohl auf Seiten der Betroffenen als auch der Therapeuten (Scheibler et al., 2005).

Der Trialog kann gefördert werden, indem die Angehörigen ermutigt werden, sich beim behandelnden Psychiater und Therapeuten zu melden und sich aktiv um Einbeziehung zu bemühen. Zudem sollte schon bei der Arztauswahl berücksichtigt werden, ob der entsprechende Psychiater bereit ist, trialogische Gespräche zu führen. Die Angehörigen können die Betroffenen zum Beispiel zu Arztterminen begleiten (wenn dies vom Patienten erwünscht ist).

Schweigepflicht und rechtliche Aspekte. Hierbei muss natürlich die Schweigepflicht beachtet werden. Ein Einbezug der Angehörigen in die Behandlung darf nur in Absprache mit dem Patienten erfolgen. Falls dieser nicht einverstanden ist, dürfen nur allgemeine Informationen zur Erkrankung und der optimalen Behandlung gegeben werden, ohne individuelle Angaben zum Betroffenen zu machen. Neben der Psychoedukation kann den Angehörigen schließlich der Austausch mit anderen Angehörigen bipolar Erkrankter und entsprechende Lektüre empfohlen werden.

Bezüglich rechtlicher Aspekte (z. B. Betreuung, Vollmachten, Zwangseinweisung) sollte den Angehörigen nahegelegt werden, sich juristisch beraten zu lassen. Das Rechtsberatungsgesetz bestimmt, dass ausschließlich Rechtsanwälte berufen sind, Rat in Rechtsfragen zu erteilen. Empfehlen Sie als Therapeut einen Anwalt für Sozial- und/oder Familien- und/oder Arbeitsrecht. Adressen können die Angehörigen bei der Anwaltskammer in deren Wohnregion erhalten.

14.2 Belastungen der Angehörigen

Angehörige bipolarer Patienten sind häufig sehr belastet durch die Situation mit dem Erkrankten, seinem Verhalten und die Folgeprobleme. Deshalb benötigen oftmals auch die Angehörigen selbst professionelle Hilfestellung, um einer körperlichen und psychischen Überlastung vorzubeugen oder diese zu reduzieren. Hier ist es oft nicht ausreichend, psychoedukativ vorzugehen. Wissen über die Bipolare Störung ist ein wichtiger Bestandteil, aber die Bezugspersonen benötigen auch Hilfestellungen im Umgang mit dem Erkrankten. Nur dann können sie langfristig Teil einer hilfreichen trialogischen Behandlung sein.
Die Gefühle und Belastungen der Angehörigen sollten daher proaktiv z. B. im Rahmen von Angehörigengesprächen thematisiert werden. Zudem können die Bezugspersonen zu Selbstfürsorge und einer angemessenen Abgrenzung dem Erkrankten gegenüber ermutigt werden. Eine Rollenklärung erfolgt bestenfalls im gemeinsamen Gespräch mit Angehörigen und Patient. Dabei sollte stets zwischen Verhaltensweisen während akuter Krisen und der Remission unterschieden werden. Die Patienten benötigen während akuter Phasen viel Unterstützung aus ihrem Umfeld. Die Verantwortungsübernahme der Angehörigen muss aber nach der Remission wieder schrittweise abgebaut werden, um die Selbstständigkeit der Patienten zu erhalten. Für das Maß von Unterstützung gibt es kein Patentrezept, es hängt stark vom Erkrankungsverlauf ab. Deshalb sollte dies gemeinsam mit dem Patienten und seinem sozialen Umfeld erarbeitet werden.
Die Arbeitsblätter aus diesem Kapitel geben Anregungen dazu. Im Folgenden finden Sie eine Auflistung von typischen Belastungen von Angehörigen bipolarer Patienten, die im Gespräch mit den Angehörigen thematisiert werden können.

Häufige Belastungsfaktoren und Risiken für die Angehörigen

Depressionen:

- Angehörige stoßen trotz ihrer Bemühungen auf passiven Widerstand (laufen ins Leere)
- Übertragung der Hoffnungslosigkeit
- Verführung zur Aufgabenübernahme und Entmündigung
- Gefühl der Entfremdung vom Erkrankten, Angst, ihn zu verlieren (auch: Angst vor Suizid)
- Ärger und Wut, vielleicht auch Neid, weil der andere so egozentrisch ist
- Schuldgefühle (Was habe ich falsch gemacht, gesagt …)
- Risiko, dass der Angehörige sich überfordert und über die eigenen Grenzen geht

Manien:

- Gefühle der Ohnmacht und Hilflosigkeit, weil der Erkrankte kaum oder gar nicht zu erreichen ist
- Distanzierung zum Selbstschutz nicht immer gut möglich, da auch das eigene Leben (z. B. die finanzielle Situation) vom Verhalten des Erkrankten abhängt
- Übertragung der Euphorie; Verführung, mitgerissen zu werden
- Gefühl, kontrollieren zu müssen bzw. als ständiger »Feuerlöscher« zu fungieren
- Gefühl der Entfremdung vom Erkrankten; »ihn kaum wiederzuerkennen«
- nachhaltige Schamgefühle durch das Verhalten des Erkrankten und dadurch kurz- oder langfristiger gesellschaftlicher Rückzug
- Kränkungserfahrungen
- Ärger, Wut und Neid, weil der andere einfach nach seinen Wünschen und Bedürfnissen geht
- Angst vor der Gereiztheit und Aggressivität des Erkrankten

Nach der Remission (in stabilen Zeiten):

- Angehörige befinden sich häufig in einem Zwiespalt zwischen der erforderlichen Distanzierung zum Selbstschutz und dem Verantwortungsgefühl zum Erkrankten. Die Abgrenzung ist notwendig, fällt vielen allerdings schwer.

- Gefühl der Stigmatisierung durch die Erkrankung, zunehmende soziale Isolation
- Folgeprobleme aufgrund akuter Phasen (z. B. finanziell aufgrund Verschuldung/Arbeitsplatzverlust; Verlust sozialer Kontakte)
- dauerhafte Schuldgefühle (etwas falsch oder zu wenig/zu viel gemacht zu haben), die verhindern, dass Angehörige auch an sich denken
- mangelnde Akzeptanz der Erkrankung und der Konsequenzen für das Leben des Betroffenen (»dagegen ankämpfen«)
- Anhäufung von Kränkungen und Verletzungen aus den akuten Krankheitsphasen
- ständige Angst vor einem Rückfall und dadurch dauerhaftes Beobachten von möglichen Frühwarnsymptomen beim Betroffenen
- Schwierigkeiten, die Verantwortung loszulassen und mit dem Erkrankten auf »Augenhöhe« eine Partnerschaft oder familiäre Beziehungen zu führen

14.3 Hinweise zu den Arbeitsmaterialien

In diesem Kapitel finden Sie folgende Arbeitsmaterialien:
AB 113 / Gefühle im Umgang mit meinem bipolaren Angehörigen richtet sich an Angehörige bipolarer Patienten und soll helfen, ihre Gefühle gegenüber dem Betroffenen bzw. der Erkrankung zu reflektieren und zu sortieren. Es soll eine bessere Verarbeitung dieser Emotionen (z. B. im Rahmen eines therapeutischen Gesprächs) ermöglichen.
AB 114 / Meine Rolle als helfender Angehöriger soll anhand des Vulnerabilitäts-Stress-Modells der Bipolaren Störung dazu anregen, dass sich der Angehörige Gedanken über seine Rolle als Bezugsperson im Helfersystem macht.
AB 115 / Angehörige zwischen Fürsorge und Selbstaufgabe richtet sich an Therapeuten und gibt ein Gedankenexperiment vor, um mit den Angehörigen zu erarbeiten, welches Maß an Fürsorge und Eigenverantwortlichkeit auf lange Sicht für ihn möglich ist.
INFO 23 / Wie können Angehörige zu einem gelingenden Trialog beitragen? stellt das Konzept der trialogischen Behandlung vor und gibt Tipps, wie dies im Alltag umgesetzt werden kann.
AB 116 / Der schmale Grat zwischen Fürsorge und Selbstaufgabe richtet sich an die Angehörigen und soll dazu anregen, eine mögliche Überfürsorge zu reflektieren und gegebenenfalls einzustellen.
AB 117 / Wie beeinflusst die Depression das Miteinander? soll den Angehörigen Denkanstöße geben, welche Verhaltensweisen sie als hilfreich im Umgang mit ihrem depressiven Angehörigen empfinden (und welche nicht). Es werden typische Symptome der Depression aufgezeigt, die einen massiven Einfluss auf das soziale Umfeld haben.
INFO 24 / Umgang mit einem depressiven Menschen gibt konkrete Tipps für Bezugspersonen zum Umgang mit einem depressiven Menschen.
INFO 25 / Umgang mit Suizidalität versucht klassische Mythen zum Thema Suizidalität aufzuklären und gibt Verhaltenstipps zum Umgang mit einer suizidalen Person.
AB 118 / Wie beeinflusst die Manie das tägliche Miteinander? soll den Angehörigen Denkanstöße geben, welche Verhaltensweisen sie als hilfreich im Umgang mit ihrem (hypo-)manischen Angehörigen empfinden (und welche nicht). Es werden Symptome der Manie aufgezeigt, unter denen das soziale Umfeld typischerweise besonders leidet.
INFO 26 / Umgang mit einem (hypo-)manischen Menschen stellt einen Leitfaden für Angehörige zum Umgang mit manischen Symptomen, Aggressivität/Gereiztheit und psychotischen Symptomen dar.
INFO 27 / Durchatmen – die Phase ist vorbei! ermutigt Angehörige, nach einer akuten Phase die Erfahrungen der Krise aufzuarbeiten, daraus zu lernen und für etwaige Rückfälle Absprachen zu treffen (Krisenplan etc.). Zudem werden Tipps gegeben, wie Frühwarnsymptome angesprochen werden können.
INFO 28 / Was können Sie für sich tun? richtet sich an die engen Bezugspersonen bipolarer Patienten und versucht deren Selbstfürsorge mit konkreten Tipps anzuregen.
AB 119 / Krisenplan eines Angehörigen soll Bezugspersonen eine Möglichkeit geben, einer Überlastung vorzubeugen, indem konkrete Maßnahmen zum Selbstschutz für eine Krise überlegt werden.
INFO 29 / Unterstützung für Angehörige ist ein Informationsblatt mit Adressen, Telefonnummern, Literatur etc., welches Angehörigen ausgehändigt werden kann.

AB 112/

A

Gefühle im Umgang mit meinem bipolaren Angehörigen

Im Folgenden sehen Sie verschiedene Gefühle, die viele Angehörige bipolar Erkrankter im Laufe der Zeit erleben. Überlegen Sie für sich, ob Sie diese Gefühle kennen, wie sehr Sie davon belastet sind und in welchen Situationen die Gefühle besonders stark sind. Notieren Sie Ihre jeweiligen Gedanken in den Zeilen darunter. Möglicherweise kennen Sie noch weitere Belastungen, notieren Sie diese in den freien Feldern. Es ist wichtig, dass Sie sich mit diesen Gefühlen auseinandersetzen. Nutzen Sie dafür Gespräche mit der Familie oder Freunden und/oder professionelle Hilfe, z. B. durch Selbsthilfe, Ärzte oder Psychotherapeuten.

WUT	ANGST	ÜBERFORDERUNG
....	....	....
....	....	....
....	....	....
SORGE	**SCHULDGEFÜHLE**	**SCHAM**
....	....	....
....	....	....
....	....	....
FRUSTRATION	**HILFLOSIGKEIT**	**OHNMACHT**
....	....	....
....	....	....
....	....	....
________________	**________________**	**________________**
....	....	....
....	....	....
....	....	....

AB 113/

A

Meine Rolle als helfender Angehöriger

Das Vulnerabilitäts-Stress-Modell setzt die Bedingungsfaktoren der Bipolaren Erkrankung miteinander in Zusammenhang und zeigt Einflussmöglichkeiten.

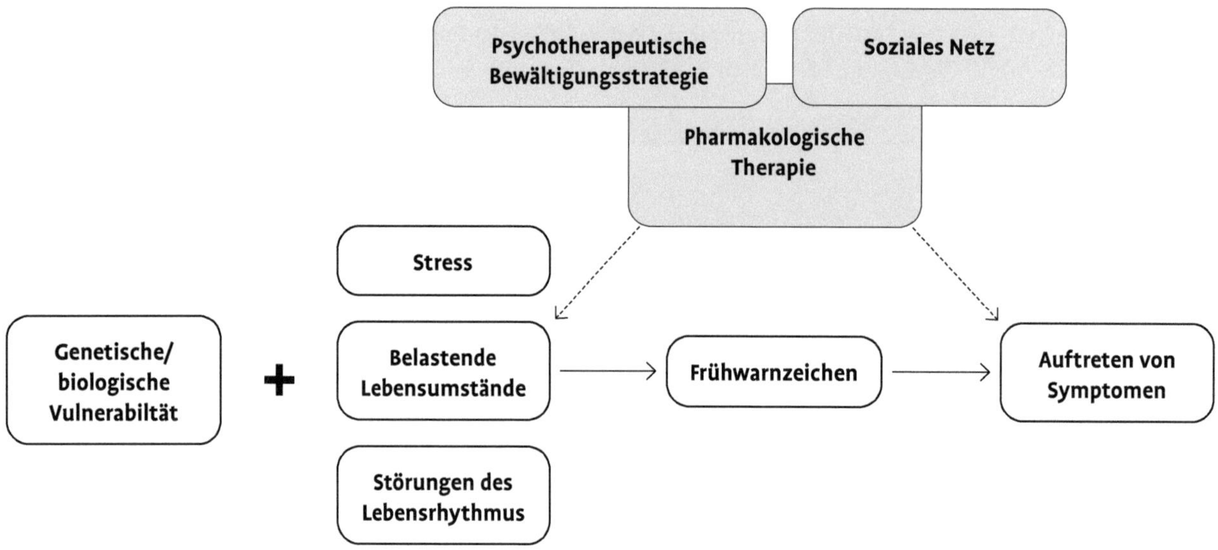

Anhand des Schaubildes sehen Sie, dass Sie als Teil des sozialen Netzwerks des Erkrankten ein wichtiger Baustein in der Behandlung sind. Die individuellen Bewältigungsstrategien des Patienten (bestenfalls unterstützt durch Psychotherapie und Selbsthilfe), die medikamentöse Behandlung und das soziale Netz des Patienten können den Verlauf der Erkrankung positiv beeinflussen. Dafür sollten die drei Komponenten bestenfalls eng miteinander verzahnt sein.

Allerdings sind Sie kein Arzt, keine Krankenschwester, kein Psychologe und auch kein Sozialarbeiter. Deshalb ist es wichtig, dass Sie sich Gedanken darüber machen, welche und wie viel Unterstützung Sie geben können und welche Rolle Sie dem Erkrankten gegenüber einnehmen wollen. Bestenfalls geschieht das in Absprache mit dem Betroffenen – überlegen Sie, in welchen Bereichen und wann Sie Unterstützung geben möchten.
Welche Rolle wollen Sie im Umgang mit Ihrem erkrankten Angehörigen einnehmen?

AB 114 /

Angehörige zwischen Fürsorge und Selbstaufgabe

Das folgende **Gedankenexperiment** (in Anlehnung an Wilms et al., 2005) kann genutzt werden, den Angehörigen eine neue Perspektive zu geben, wenn es darum geht, welche Rolle sie als Angehöriger eines bipolar Erkrankten einnehmen wollen. Dabei darf man als Therapeut im Gespräch anregen, dass sich Angehörige so verhalten dürfen, wie sie es als Partner/Eltern/Kinder auch ohne Erkrankung bzw. vor der Erkrankung gegenüber dem Betroffenen getan haben.

Angenommen, ein Mitglied Ihrer Familie oder Ihr Partner hat heftige Zahnschmerzen.

- Würden Sie denken, dass Sie daran schuld sind?
- Würden Sie selbst versuchen, Ihr Familienmitglied zu behandeln?
- Wie würden Sie versuchen, Ihrem Familienmitglied zu helfen?
- Welche Rolle würden Sie als Helfender einnehmen?
- Wie würden Sie sich fühlen, wenn Ihre Hilfeversuche nicht gleich die Schmerzen lindern?

Notizen:

INFO 24/

A **T**

Wie können Angehörige zu einem gelingenden Trialog beitragen?

Trialog = gemeinsames Gespräch zwischen Betroffenem, Angehörigen und Arzt bzw. Therapeut. Es geht um die aktive Beteiligung »auf Augenhöhe« des Patienten und der Angehörigen an Entscheidungsprozessen der Ärzte/Therapeuten.

Ziele im klinischen Alltag:

- eine Annäherung von Profis, Betroffenen und Angehörigen
- Förderung des Verständnisses für die individuellen Probleme
- voneinander lernen und damit die Behandlung effektiver machen
- Vermeidung von »aneinander vorbeiarbeiten«
- Ermöglichen von »shared decision«: gemeinsame Überlegungen und gemeinsame Therapieentscheidungen (z. B. bezüglich Medikamenten oder stationären Therapieoptionen)

Wie können Angehörige zum Trialog beitragen?

- Sie können versuchen, sich beim behandelnden Arzt zu melden und sich aktiv um Einbeziehung bemühen.
- Die Bereitschaft zum Trialog beim Behandler sollte man bestenfalls schon bei der Arztauswahl berücksichtigen.
- Sie können den Betroffenen zu Arztterminen begleiten (natürlich nur, wenn vom Patienten selbst erwünscht!).
- Sie können den Austausch mit anderen Angehörigen suchen.
- Sie sollten Gespräche mit dem Betroffenen führen.

AB 115/

A

Der schmale Grat zwischen Fürsorge und Selbstaufgabe

Viele Angehörige psychisch Erkrankter helfen bis zur Selbstaufgabe und gehen damit das Risiko ein, aufgrund der hohen Belastung sich selbst zu überfordern oder selbst zu erkranken (psychisch oder körperlich). Neben diesem Risiko, über die eigenen Grenzen zu gehen, ist Überfürsorglichkeit der Familie oder des Partners auch für den Betroffenen keine »wirkliche« Hilfe. Der Krankheitsverlauf wird negativ beeinflusst, wenn einem Patienten zu viel abgenommen wird. Überfürsorglichkeit löst Minderwertigkeits- und Schuldgefühle aus, außerdem kommt es zu einem zunehmenden Verlernen von eigenverantwortlichem Handeln.

Versuchen Sie deshalb stets, ein Miteinander auf Augenhöhe anzustreben! Verhalten Sie sich zu Ihrem Angehörigen möglichst so, wie Sie es auch vor der Erkrankung getan haben (oder wie Sie es zu einem gesunden Partner/Kind/Elternteil tun würden).

Hier einige Gedanken, die Sie sich im Alltag immer wieder bewusst machen sollten:

- Nur wenn es mir selbst gut geht, kann ich für den kranken Angehörigen da sein.
- Nur wenn ich auch an mich denke, fördere ich die Selbstständigkeit und Autonomie des Erkrankten.
- Wenn mein depressiver Angehöriger sieht, dass ich wegen ihm auf Vieles verzichte, bekommt er darüber noch mehr Schuldgefühle.
- Fördern heißt Fordern! Ich muss ihn/sie ausprobieren lassen und eigene Erfahrungen machen und daraus lernen lassen (oder auch nicht).
- Beistand heißt: nicht alles abnehmen, sondern nur so weit notwendig die Hand reichen.
- Ich kann das Gehen für meinen Angehörigen nicht übernehmen, ich kann für eine gewisse Zeit die Krücken stellen. Diese muss er aber auch wieder ablegen!

Formulieren Sie für sich einen individuellen Merksatz, der Ihnen hilft, die Balance zwischen Helfen und Selbstaufgabe zu halten. Notieren Sie sich diese Selbstinstruktion auf eine Karte und bringen Sie diese sichtbar in Ihrer Wohnung an.

....

....

....

....

....

AB 116/

Wie beeinflusst die Depression das Miteinander?

Depressive Patienten leiden unter zahlreichen Symptomen, die ihre Gefühle, die allgemeine Stimmung, Antrieb und Denken sehr verändern. Viele dieser Symptome haben direkten Einfluss auf den Kontakt mit anderen Personen: die Partnerschaft, Freundschaften oder das familiäre Miteinander.

Die folgenden Symptome empfinden viele Angehörige als schwierig. Ergänzen Sie Verhaltensweisen, die Sie im Kontakt mit Ihrem depressiven Angehörigen als sehr schwierig empfinden.

- Rückzugsverhalten, Apathie, Lethargie
- gemeinsame Aktivitäten finden weniger/nicht mehr statt
- viele Depressive können oder wollen nicht kommunizieren (oder sprechen sehr leise oder langsam)
- Sex und Nähe sind weniger wichtig oder werden gar nicht gesucht
- Depressive sind sehr verletzbar, kränkbar und fühlen sich leicht zurückgewiesen – man hat ständig das Gefühl, den anderen mit Samthandschuhen anfassen zu müssen

- ....
- ....
- ....

Überlegungen zum Umgang mit meinem depressiven Angehörigen

Welche Verhaltensweisen habe ich bisher als hilfreich erlebt?

....

....

....

....

Mit welchen Verhaltensweisen hatte ich bisher schlechte Erfahrungen?

....

....

....

....

INFO 25/

A

Umgang mit einem depressiven Menschen

Wenn eine nahestehende Person an einer Depression leidet, kann dies für das Umfeld emotional belastend und anstrengend sein. Es ist als Nichtbetroffener sehr schwer nachzuvollziehen, was in dem Erkrankten vorgeht. Deshalb ist der wichtigste Schritt im Umgang mit Depressionen, dass man sich über die Symptome, den Verlauf und die Behandlung informiert. Was Sie sonst noch tun können (oder besser nicht), soll im Folgenden kurz dargestellt werden.

Was einem depressiven Menschen NICHT hilft:

- Bagatellisieren, Schönreden
- Moralisieren
- Ratschläge geben
- Ausforschen, Analysieren, Bewerten (nach Gründen für die Verstimmung suchen, in der Vergangenheit wühlen)
- Aktionismus (häufige, wenig sinnvolle Unternehmungen)
- an den Willen appellieren

Diese Verhaltensweisen verstärken die Minderwertigkeitsgefühle der Betroffenen noch weiter und überfordern während der akuten Depression. Aufgrund der Symptome sind sie nicht zielführend und für den Depressiven schlichtweg nicht umsetzbar. Die momentane Hoffnungslosigkeit und Passivität sollte als Symptom der Krankheit verstanden werden, sie ist kein Zeichen für Willensschwäche.

- Stattdessen dürfen Sie Mut zusprechen und zum Durchhalten ermutigen. Sie können stellvertretend Hoffnung einnehmen, indem Sie z. B. an frühere bewältigte Phasen erinnern. Versuchen Sie den Blick der depressiven Person auf das Positive zu richten. Auch wenn das Leiden für Sie nicht nachvollziehbar ist, versuchen Sie Verständnis zu zeigen (»Ich kann nicht richtig verstehen, was du durchmachst, aber ich bin für dich da.«).
- Die Frage nach dem Befinden (»Wie geht es dir heute?«) kann wichtig sein, um Interesse am anderen auszudrücken. Viele Depressive können allerdings gar nicht sagen, wie es ihnen geht, weil sie sich gefühllos, gleichgültig und innerlich leer fühlen. Einige Depressive fühlen sich deshalb von dieser Frage überfordert. Versuchen Sie dies nicht persönlich zu nehmen und setzen Sie die betreffende Person nicht durch wiederholte Fragen nach ihrem Befinden unter Druck, da sie diese Frage möglicherweise einfach nicht beantworten kann. Stattdessen könnten Sie über Alltagsthemen und Aktivitäten sprechen.
- Viele Depressive haben massive Probleme, Entscheidungen zu treffen. Dies ist ein Symptom der Depression. Machen Sie sich stets bewusst, dass sich der andere *nicht* vor einer Verantwortung oder einer Entscheidung drückt. Viele Depressive fühlen sich selbst von alltäglichen Entscheidungen überfordert, weshalb es sich empfiehlt, einem depressiven Menschen nicht allzu viele Handlungsalternativen vorzugeben. Außerdem sollten weitreichende Entscheidungen so gut wie möglich aufgeschoben werden, damit der Betroffene sie im gesunden Zustand ohne depressiv gefärbtes Denken treffen kann.
- Klare Ansagen können hier die Kommunikation erleichtern.
  Beispiel: Statt: »Willst du etwas essen gehen? Auf was hast du Lust? Italienisch oder Asiatisch?«, lieber: »Ich würde gerne eine Pizza essen gehen und würde mich freuen, wenn du mitkommst.«
- Schließlich sollten Sie sich bewusst machen, dass während einer depressiven Phase ein sonst einfühlsamer Mensch sehr egozentrisch auf das eigene Leid fokussiert sein kann und dadurch teilnahmsloser und weniger empathisch sein kann. Auf der anderen Seite kann ein sonst humorvoller Mensch sehr verletzlich und leicht kränkbar sein kann. Dies ist Ausdruck der Symptomatik, die den eigentlichen Charakter der Person zeitweise überdeckt. Versuchen Sie auch dies als Ausdruck der Erkrankung zu sehen, um Rücksicht nehmen zu können.

INFO 26/

A

Umgang mit Suizidalität

Es gibt Hinweise darauf, dass bei bipolar Erkrankten das Risiko für einen Suizid im Vergleich zur Allgemeinbevölkerung deutlich erhöht ist. Depressive Symptome und ein schwerer Grad der Depression stellen die größten Risikofaktoren für Suizidalität dar. Bei bipolaren Patienten gehen zudem die »Mischzustände« mit einem hohen Suizidrisiko einher, da in einer gemischten Phase gleichzeitig oder schnell abwechselnd depressive und manische Symptome auftreten. Manische Episoden gehen zunächst nicht mit Suizidalität einher. Wenn die Patienten allerdings nach Abklingen der Manie die negativen Konsequenzen ihres manischen Verhaltens erkennen oder sich eine depressive Phase anschließt, muss Suizidalität im Auge behalten werden.
Es kursieren zahlreiche Mythen zu Suizidalität:

- Wer über Suizid spricht, tötet sich nicht.
- Suizide geschehen ohne Vorwarnung.
- Wer von sich aus über Suizid spricht, will nur Aufmerksamkeit oder Mitmenschen manipulieren.
- Einer Suizidandrohung nimmt man den Wind aus den Segeln, indem man den Kranken mutig konfrontiert (»Dann mach' es doch«).

Alle diese Mythen sind schlichtweg falsch und damit potenziell gefährlich für die Betroffenen!

! Nehmen Sie suizidale Äußerungen immer ernst!

Für viele Menschen ist Suizidalität ein Tabuthema und es löst große Verunsicherung und Ängste aus. Sie sollten jedoch keine Hemmungen haben, das Thema Suizidalität anzusprechen. Signalisieren Sie, dass Sie zuhören wollen und sich dafür Zeit nehmen. Fragen Sie aktiv nach Suizidgedanken, wenn es Ihrem Angehörigen sehr schlecht geht. Es ist ein Mythos, dass »darüber reden« jemanden erst auf die Idee bringen kann oder dass Menschen, die sich das Leben nehmen wollen, nicht darüber reden. Die meisten Betroffenen fühlen sich entlastet, wenn sie auf das Thema angesprochen werden. Tatsächlich sprechen die meisten suizidalen Menschen darüber, dass sie des Lebens überdrüssig seien, sich »nach Ruhe sehnen« oder ihr Leben »sinnlos« geworden sei.

Immer ernst nehmen!
Sie sollten den Betroffenen in seiner Hoffnungslosigkeit immer ernst nehmen, auch wenn es in der Vergangenheit schon häufig Suizidgedanken gegeben hat und es bisher immer gut gegangen ist. Es ist ein weiterer Mythos, dass Personen, die über Suizid reden, nur Hilfe wollen (Appell) und den Suizid nicht durchführen!

Verhaltensänderungen beobachten!
Wenn Sie an Ihrem depressiven Angehörigen plötzliche Verhaltensänderungen feststellen, sollten Sie aufmerksam werden. Häufig ziehen sich suizidale Menschen von anderen zurück, kommunizieren weniger und wirken »abwesend«. Andererseits beobachtet man manchmal, dass Menschen, die beschlossen haben, sich das Leben zu nehmen, plötzlich wie »erleichtert« wirken und schlagartig aufgeschlossener und kommunikativer sind als zuvor. Auch das Verschenken von Eigentum, das »Ordnen der eigenen Angelegenheiten« und andere ungewöhnliche Verhaltensweisen sollten Anlass geben, ein Gespräch zu suchen, in dem Suizidalität thematisiert wird.

Umgang mit einer suizidalen Person

Im Umgang mit einer nahestehenden Person, die lebensüberdrüssig (aber nicht akut suizidal) ist, sollten Sie darauf achten, die eigenen Gefühle mitzuteilen (z. B. Sorge). Sie sollten Verständnis dafür zeigen, dass sie sich völlig hoffnungslos fühlt, dürfen ihr aber auch mitteilen, was es für Sie bedeuten würde, wenn sie sich das Leben nähme. Sie können stellvertretend Hoffnung vermitteln. Erinnern Sie Ihren Angehörigen daran, dass die Hoffnungslosigkeit und Verzweiflung ein Symptom der Depression ist (den Blick aufs Leben sozusagen negativ verschleiert) und die Krankheitsphase vorübergehen wird. Ermutigen Sie ihn und sprechen Sie mit ihm über Dinge, die ihm gut tun und Hoffnung vermitteln. Sie können nachfragen, was ihn am Leben hält. Unterbrechen Sie Ihren Angehörigen, wenn er zu Selbstbeschuldigungen oder Verallgemeinerungen neigt. Helfen Sie ihm, Vorgänge und Personen konkreter und damit realistischer zu beschreiben bzw. zu erkennen. Sie können nachfragen, ob Sie etwas für ihn tun können und ihn bei der Suche nach professioneller Hilfe unterstützen bzw. zum Arzt/Therapeuten begleiten.

Auf sich selbst achten!

Mit dem Lebensüberdruss einer geliebten Person konfrontiert zu sein, kann große Angst machen und Gefühle der Hilflosigkeit und Ohnmacht auslösen. Es kann auch der Eindruck entstehen, erpresst zu werden, oder das Gefühl, bedroht und unter Druck gesetzt zu werden, was wiederum wütend werden lässt. Deshalb sollten auch Sie sich Hilfe suchen und mit Familie oder Freunden über Ihre Ängste sprechen. Falls das nicht möglich ist, scheuen sie sich nicht, professionelle Unterstützung anzunehmen (z. B. Telefonberatung der DGBS, Telefonseelsorge).

Akute Suizidalität

Bei akuter Gefahr sollten Sie den Betroffenen nicht mehr alleine lassen. Wenn sich Ihr Angehöriger nicht mehr von Suizidgedanken distanzieren kann, er Ihnen also nicht versichern kann, sich nichts anzutun, sollten Sie Hilfe aufsuchen. Sie sind kein Professioneller und können bzw. müssen nicht richtig einschätzen, ob wirklich Gefahr droht. Deshalb nehmen Sie lieber einmal mehr als nötig professionelle Hilfe in Anspruch. Sie können sich z. B. beim behandelnden Arzt/Therapeuten Ihres Angehörigen melden. Falls dieser nicht erreichbar ist, kontaktieren Sie die wohnortnahe psychiatrische Klinik, den sozialpsychiatrischen Dienst oder eine Beratungsstelle etc. In dringenden Fällen rufen Sie den Notarzt oder die Polizei.

Weitere Informationen und Hilfestellungen:

www.suizidprophylaxe.de
www.frnd.de

AB 117/

Wie beeinflusst die Manie das tägliche Miteinander?

Während hypomanischer Phasen bringen Betroffene viel Unruhe in das Zusammenleben, sie wirken völlig verändert. Schüchterne, ruhige oder zurückhaltende Personen sind plötzlich selbstbewusst, dominant und uneinsichtig. Ausgeglichene Personen sind zunehmend reizbar und aggressiv.

Die folgenden Manie-Symptome haben einen besonders belastenden Einfluss auf Angehörige:

- Schlafstörungen lassen auch Angehörige nicht zur Ruhe kommen
- erhöhte Aktivität
- erhöhtes Selbstvertrauen (bis zum Größenwahn) und Selbstzentriertheit
- wenig bis gar nicht zugänglich für andere Meinungen oder Kritik
- Probleme werden nicht ernst genommen
- erhöhte Reizbarkeit führt zu Konflikten

Der mangelnde Zugang zur Person verstärkt sich in einer ausgeprägten Manie noch weiter:

- Die Krankheitseinsicht fehlt völlig.
- Das Verhalten ist nicht vorhersehbar.
- Die Bedürfnisse der anderen werden nicht gesehen/interessieren nicht.
- soziale Stigmatisierung: soziale Normen werden vom Maniker nicht eingehalten (Schamgefühle)
- Aufgrund des Rededrangs kommt man selbst nicht zu Wort, ein normales Gespräch ist schwer möglich.
- Gereiztheit, Aggression etc. können Angst machen, da Hemmungen fallen.
- finanzielle Probleme durch zügellose Geldausgaben
- Aufgrund der Libidosteigerung kommt es zu aufdringlicher Sexualität oder zu Fremdgehen.

- ....
- ....
- ....

Überlegungen zum Umgang mit einem manischen Angehörigen

Welche Verhaltensweisen habe ich bisher als hilfreich erlebt?

....

....

....

Mit welchen Verhaltensweisen habe ich bisher schlechte Erfahrungen gemacht?

....

....

....

INFO 27/

A

Umgang mit einem (hypo-)manischen Menschen

Der Umgang mit manischen Phasen bei einer nahestehenden Person ist meist am schwierigsten für das soziale Umfeld. Leider gibt es keine Bedienungsanleitung für den Umgang mit einem Maniker. Die folgenden Tipps sollten Sie beachten, damit sich die Situation nicht verschlimmert. Erwarten Sie jedoch nicht, dass Sie durch Ihr Verhalten die manische Symptomatik Ihres Angehörigen beenden können.

- Versuchen Sie Ruhe zu bewahren und auszustrahlen. Das Stressniveau sollte nicht durch noch mehr Konflikte aufgeheizt werden (bei allen Beteiligten).
- Reizüberflutung sollte vermieden werden. Versuchen Sie eine ruhige Umgebung zu schaffen und Störreize, Ablenkungen und Irritationen zu reduzieren (z. B. Radio während Gesprächen ausschalten).
- Bleiben Sie freundlich und verständnisvoll. Signalisieren Sie Akzeptanz.
- Versuchen Sie gegenüber dem Betroffenen authentisch und zu ehrlich bleiben. Reden Sie ihm nicht nach dem Mund. Sie müssen die Ansichten eines Manikers nicht bestätigen, mit versuchter »Manipulation« wird er sich nicht beruhigen lassen.
- Während einer Manie ist nicht die passende Zeit für Grundsatzdiskussionen und große Veränderungen. Schieben Sie diese Themen auf, auch wenn sie während einer Manie sehr präsent sind.
- Erinnern Sie den Maniker an zuvor getroffene Absprachen. Wenn Probleme besprochen werden oder zuvor vereinbarte Absprachen nicht eingehalten werden, sollten Sie konsequent sein und klare Grenzen setzen.
- Versuchen Sie Bloßstellungen vor anderen Personen zu vermeiden: Sie können z. B. ein Zeichen vereinbaren, mit dem Sie der manischen Person in sozialen Situationen unangemessenes Verhalten unauffällig rückmelden.
- Akzeptieren Sie, dass Sie Ihr Familienmitglied in der Manie wenig oder gar nicht erreichen können.
- Wenn Sie es nicht mehr aushalten, gehen Sie auf Abstand und nehmen sich eine Pause vom Maniker!

Umgang mit Gereiztheit und Aggressivität

Wenn Ihr Angehöriger aufgrund der Manie sehr leicht reizbar und aggressiv wird, sollten sie dieses Verhalten nicht mit Gegenaggression beantworten. Lassen Sie sich nicht weiter auf Diskussionen ein und vermeiden Sie Rechtfertigungen. Jedes Argument, dass Sie nun bringen, wird eine neue Angriffsfläche sein. Schlagen Sie vor, das Gespräch später in Ruhe weiterzuführen, wenn sich alle beruhigt haben. Sie können auch versuchen, die Situation zu deeskalieren, indem Sie bewusst ein neues Thema vorschlagen oder z. B. erst mal einen Kaffee anbieten.

Bei starken Erregungszuständen und Aggressivität sollten Sie die Situation verlassen, der Person aus dem Weg gehen und das Gefahrenpotenzial für sich und den Betroffenen reduzieren. Versuchen Sie sich nicht provozieren zu lassen und provozieren Sie die aggressive Person nicht – notfalls müssen Sie Zugeständnisse machen. Versuchen Sie der aggressiven Person möglichst Kontrolle zu geben (z. B. über Entscheidungsmöglichkeiten) und vermeiden Sie Fragen, die nur mit Ja/Nein beantwortet werden können, damit sich die Person nicht bedrängt fühlt und die Aggression weiter steigt. Schützen Sie sich und holen sich Hilfe!

Umgang mit psychotischen Symptomen

Wenn ein Angehöriger Wahnideen hat und den Bezug zur Realität verliert, sollten Sie nicht versuchen, ihn vom Gegenteil zu überzeugen – das ist aufgrund der Symptomatik nicht möglich. Zeigen Sie Verständnis und Akzeptanz, versuchen Sie nicht die psychotische Ideen und Wahrnehmungen inhaltlich zu diskutieren, sondern fokussieren eher die Gefühle des Betroffenen (z. B. Angst, Bedrohungserleben). Lenken Sie das Gespräch auf neutrale Themen oder noch funktionierende Anteile des Erkrankten.

INFO 28/

A

Durchatmen – die Phase ist vorbei!

Nach einer Krankheitsphase sind Betroffene und ihre Angehörigen oft einfach nur froh und erleichtert, dass die Phase abgeklungen ist. Viele haben die Tendenz, möglichst schnell zum Alltag überzugehen. Man will endlich wieder zur Normalität zurückkehren. Allerdings ist es sehr wichtig, über die Erlebnisse in der zurückliegenden Phase zu sprechen und diese nicht unter den Teppich zu kehren.

Nach der akuten Phase über die Erfahrungen sprechen!

Verletzungen und Kränkungen sollten von beiden Seiten mitgeteilt und verarbeitet werden. Manchmal kommt es während der akuten Krankheitsphase auf beiden Seiten zu Verhaltensweisen, die verletzen und kränken. Manche akut kranke Patienten wollen sich z. B. vom Partner trennen oder den Kontakt zur Familie abbrechen, oder es kommt zu Aggressivität, Beleidigungen oder Fremdgehen. Auf der anderen Seite müssen Angehörige während akuter Phasen teilweise Schritte gehen, die Betroffene kränken können. Dies kann beispielsweise der Fall sein, wenn Angehörigen Grenzen setzen oder etwas gegen den Willen des Erkrankten entscheiden müssen (z. B. eine Zwangseinweisung in eine Klinik, um den Erkrankten vor sich selbst zu schützen).
Aber auch weniger traumatische Erfahrungen sollten besprochen werden, um diese loslassen zu können. Falls Ihr betroffener Angehöriger dazu nicht bereit ist, müssen Sie dies akzeptieren. Suchen Sie dann das Gespräch mit Familie, Freunden oder Professionellen, um Ihre Erfahrungen zu verarbeiten.

Aus der akuten Krankheitsphase lernen!

Die Auseinandersetzung mit der zurückliegenden Krankheitsphase kann zudem helfen, zukünftige Rückfälle frühzeitig zu erkennen, zu verhindern oder den Verlauf positiv zu beeinflussen. Lernen Sie gemeinsam aus den zurückliegenden Erfahrungen:

- Was ist gut gelaufen, was nicht?
- Was machen wir in Zukunft anders, falls es zu einer erneuten Episode kommt?

Vereinbaren Sie möglichst konkrete Maßnahmen für zukünftige Phasen und Rückfälle und halten Sie diese schriftlich (z. B. im Rahmen eines Krisenplans) fest.
Inhalte eines Krisenplans sollten sein:

- Frühwarnzeichen (Depression/Manie)
- konkrete Maßnahmen, wenn Frühwarnzeichen vorliegen
- Kontaktdaten (Arzt, Vertrauensperson), Notfallnummern, Bedarfsmedikation
- Wann geht der Betroffene in die Klinik? Und in welche? Wer soll ihn begleiten?

Diese Absprachen können womöglich keine Krisen verhindern, aber sie können die negativen Folgen abmildern. Zudem können sie in Zukunft Gefühlen der Hilflosigkeit entgegenwirken.

Durch einvernehmliches Unterschreiben wird der Krisenplan »verbindlich« (wenn natürlich auch NICHT als juristisches Dokument). Er kann vor allem Sie als Angehörige dabei unterstützen, zu Beginn einer neuen Krankheitsphase Einfluss auf den Betroffenen zu nehmen, denn er hat ja durch seine Unterschrift den verschiedenen Maßnahmen zugestimmt. Es können z. B. familieninterne Absprachen bezüglich finanzieller Themen getroffen werden (rechtzeitig EC-Karte und/oder Kreditkarte abgeben).

Außerdem können Sie sich über gesetzlich geregelte Betreuungsvollmachten informieren oder eine Vollmacht für den Bereich der Gesundheitsvorsorge gemeinschaftlich unterzeichnen.

Durchatmen – die Phase ist vorbei!

Dauerhafte Stabilität fördern, Selbstständigkeit bewahren!
Versuchen Sie nach der akuten Phase gemeinsam Vereinbarungen zu treffen, ob und wie Sie den Betroffenen im Alltag unterstützen (z. B. Tabletteneinnahme, Gedächtnisstützen, Arztbesuche, Therapeutensuche), um nach der Phase eine dauerhafte Stabilität zu erreichen.

Versuchen Sie gemeinsam, zu einem Miteinander auf Augenhöhe zurückfinden. Gegenseitiges Vertrauen und gegenseitig anerkannte Autonomie sollten angestrebt werden. Eine übermäßige Abnahme von Verantwortung und Tätigkeiten, überbehütetes Verhalten oder Kontrolle beeinflussen den Krankheitsverlauf bipolarer Patienten negativ. Versuchen Sie daher Ihr Bedürfnis nach Kontrolle und Misstrauen zu zügeln! Machen Sie sich immer wieder bewusst, dass Sie nur vorübergehend (z. B. während einer akuten Phase) »eine Krücke« (Hilfe) bieten können. Der Betroffene muss jedoch dauerhaft alleine gehen, um das Laufen nicht zu verlernen. Insbesondere in einer Partnerschaft sollten Sie sich immer möglichst so verhalten, wie Sie es auch als Partner eines gesunden Menschen tun würden. Eine Rollenaufteilung in *Patient vs. Betreuer* sollte vermieden werden, um den Betroffenen ein Gefühl von Selbstwirksamkeit und Eigenständigkeit zu bewahren.

Symptome ansprechen – wann und wie?
Viele Angehörige sind aus Angst vor einem Rückfall ständig auf der Hut nach Anzeichen für eine Depression oder (Hypo-)Manie bei ihrem erkrankten Angehörigen. Allerdings bedeutet nicht jeder Rückzug sofort eine Depression, nicht jeder Witz ist direkt ein Signal für eine manische Symptomatik. Trotzdem ist es wichtig, Frühwarnsignale wahrzunehmen, um entsprechend frühzeitig gegensteuern zu können. Auch hier könnte es eine Möglichkeit sein, in der stabilen gesunden Phase Vereinbarungen zu treffen, wann, wie, welche Symptome rückgemeldet werden.
Manche Patienten blocken komplett ab, wenn man sie mit Frühwarnsignalen konfrontiert, verdrängen diese und reagieren abwehrend, gereizt und womöglich verleugnend. Damit der Betroffene die von Ihnen wahrgenommenen Symptome annehmen kann, sollten Sie darauf achten,

- Symptome vorsichtig zu hinterfragen,
- Anklagen wie »Du bist schon wieder …« zu vermeiden,
- um Rückmeldung zu bitten, z. B. »Du wirkst heute aufgedreht – ist alles in Ordnung?«,
- eine Maßnahme vorzuschlagen, die (bestenfalls) vorher vereinbart wurde (z. B. »Lass uns heute nicht ausgehen, lass uns lieber einen ruhigen Abend verbringen«).

Machen Sie sich dabei immer bewusst, dass unpassendes Verhalten keine Absicht ist, sondern Ausdruck der Krankheit, um verständnisvoll bleiben zu können. Bei einer ausgeprägten Manie ist der Patient zudem nicht mehr zur Krankheitseinsicht in der Lage, weshalb Sie die Frühwarnsignale nicht zu spät ansprechen sollten.

INFO 29/

A

Was können Sie für sich tun?

Der Umgang mit einer psychisch erkrankten Person ist häufig kräftezehrend und mit vielen Sorgen, Stress und Überlastung im Alltag verbunden. Dies kann sich bei Angehörigen durch Schlafprobleme, Gefühle von Schlappheit und Erschöpfung, einer Einschränkung von Aktivitäten, sozialen Rückzug oder zunehmender Gereiztheit äußern.
Besonders während akuter Krankheitsphasen sollten Sie auf einen Ausgleich achten und Selbstfürsorge betreiben:

- Treffen Sie Freunde, gehen Sie Ihren Hobbys nach, unternehmen Sie etwas!
- Gönnen Sie sich öfter mal eine Pause!
- Lernen Sie eine Entspannungstechnik, z. B. Autogenes Training, Progressive Muskelrelaxation oder Yoga (CDs aus dem Handel oder VHS Kurs).
- Achten Sie auf gesunde Ernährung und genügend Bewegung im Alltag.
- Nehmen Sie sich eine Auszeit (z. B. räumliche Trennung vom Angehörigen, alleine in den Urlaub fahren oder zeitlich begrenzte Kontaktsperren).
- Suchen Sie sich Unterstützung: Wer kann Alltagstätigkeiten übernehmen, um Sie zu entlasten (z. B. Haushaltshilfe, Freunde um Hilfe bitten)?

Es kann auch wichtig sein, dass Sie an Ihrer Einstellung zu Ihrem erkrankten Angehörigen arbeiten, indem Sie mit Freunden oder professioneller Hilfe Gedanken und Gefühle besprechen, die Sie daran hindern, sich so zu verhalten, wie Sie es gerne würden oder es gut für Sie wäre.

- Versuchen Sie, irrationale Schuldgefühle zu erkennen und loszulassen.
- Erlauben Sie sich, an sich zu denken.
- Versuchen Sie Schamgefühle gegenüber Dritten zu überwinden. Trauen Sie auch anderen Personen zu, mit dem Erkrankten umzugehen.
- Es kann helfen, das soziale Umfeld einzuweihen und der sozialen Stigmatisierung entgegenzuwirken. Versuchen Sie über die Erkrankung zu reden, gehen Sie nicht in die soziale Isolation.
- Üben Sie sich darin, die Krankheit und die damit einhergehenden negativen Veränderungen zu akzeptieren.
- Werden Sie Experte über die Erkrankung.
- Denken Sie daran, sich abzugrenzen und rechtzeitig die »Notbremse« zu ziehen (z. B. Klinikaufenthalt).
- Bleiben Sie konsequent bei gemeinsam getroffenen Absprachen.
- Falls Sie das Gefühl haben, dass der Betroffene Ihre Unterstützung ausnutzt, versuchen Sie abzuwägen, ob der Kranke nicht anders *will* oder nicht anders *kann*. Versuchen Sie, Krankheitssymptome und Charakterschwächen zu unterscheiden. Hier kann auch das Gespräch mit dem behandelnden Arzt helfen.
- Denken Sie daran, trialogische Gespräche zu führen: Bemühen Sie sich aktiv um Einbeziehung beim behandelnden Arzt und begleiten Sie den Betroffenen zu Arztterminen (jedoch nur, wenn der Betroffene dies wünscht).
- Der Austausch mit anderen Angehörigen kann entlasten und hilfreich sein, z. B. über Selbsthilfegruppen, Internetforen (s. DGBS, BApK).

AB 118/

A

Krisenplan eines Angehörigen

Wie erkenne ich, dass ich überfordert bin und an meine Grenzen komme?

Wie kann ich Belastungen reduzieren? Was muss erledigt werden, was kann liegen bleiben?

Wer kann mir helfen?

Wen kann ich bei Notfällen/Krisen um Hilfe bitten?

Wie kann ich entspannen? Wie und wo kann ich Kraft tanken?

Mit wem kann ich über die Belastung reden?

INFO 30/

A

Unterstützung für Angehörige

Adressen:

- Deutsche Gesellschaft für Bipolare Störungen (DGBS): www.dgbs.de (Internetforum und Telefonberatung (0700 333 444 55))
- Telefonseelsorge: 0800/1110111 oder 0800/1110222 (gebührenfrei)
- Beratungsstellen der Diakonie/Caritas
- Angebot des Bundesverband der Angehörigen psychisch erkrankter Menschen (BApK): http://www.psychiatrie.de/bapk

Literaturtipps für Angehörige

BApK e.v. (2014). Mit psychischer Krankheit in der Familie leben. Rat und Hilfe für Angehörige. Bonn: Balance Buch + Medien.

Bock T. (2012). Achterbahn der Gefühle – Mit Manie und Depression leben. Bonn: Balance Buch + Medien Verlag.

Bremer F. & Hansen H. (2015). Angehörige sind Erfahrene – Ein Ermutigungsbuch. Paranusverlag.

Meyer, T.D. (2014). Mal himmelhoch, mal abgrundtief. Bipolare Störungen – Hilfen für Betroffene und Angehörige (2. Aufl.). Weinheim: Beltz.

Hammer M. & Plößl, I. (2012). Irre Verständlich – Menschen mit psychischer Erkrankung wirksam unterstützen. Köln: Psychiatrie-Verlag.

Reynolds, D. (2011). Der bipolare Spagat. Manisch-depressive Menschen verstehen. Stuttgart: Trias.

Wolkenstein, L. & Hautzinger, M. (2014). Umgang mit bipolaren Patienten. Köln: Psychiatrie-Verlag.

Übersicht Arbeitsblätter

Kapitel 2

Kapitel 3

Kapitel 5

Kapitel 6

Kapitel 7

Kapitel 8

Kapitel 9

Kapitel 10

Kapitel 11

Kapitel 12

Kapitel 13

Kapitel 14

Übersicht Informationsblätter

Kapitel 13

Kapitel 14

Literatur

Adler, C. M., DelBello, M. P. & Strakowski, S. M. (2006). Brain network dysfunction in bipolar disorder. CNS Spectrum, 11(4), 312–320.

Akiskal, H. S., Maser, J. D., Zeller, P. J., Endicott, J., Coryell, W., Keller, M., Warshaw, M., Clayton, P. & Goodwin, F. (1995). Switching from 'unipolar' to bipolar II. An 11-year prospective study of clinical and temperamental predictors in 559 patients. Archives of General Psychiatry, 52(2), 114–23.

Alda, M. (1997). Bipolar disorder: From families to genes. Canadian Journal of Psychiatry, 42(4), 378–387.

Anderssen-Reuster U., Meibert, U. & Meck, S. (2013). Psychotherapie und buddhistisches Geistestraining. Methoden einer achtsamen Bewusstseinskultur. Stuttgart: Schattauer.

Angst, J., Gamma, A., Benazzi, F., Ajdacic, V., Eich, D., & Rossler, W. (2003). Diagnostic issues in bipolar disorder. European Neuropsychopharmacology, 13(Suppl 2), S43–S50.

Angst, J., Sellaro, R., Stassen, H. H. & Gamma, A. (2005). Diagnostic conversion from depression to bipolar disorders: results of a long-term prospective study of hospital admissions. Journal of Affective Disorders, 84, 149–157.

American Psychiatric Association (1994, 2000). Diagnostic and statistical manual of mental disorders: DSM-IV (4th ed.) Washington (DC): American Psychiatric Publishing.

American Psychiatric Association (2013). Diagnostic and statistical manual of mental disorders: DSM-5 (5th ed.) Arlington, VA.: American Psychiatric Publishing.

Baethge, C., Baldessarini, R. J., Khalsa, H. M., Hennen, J., Salvatore, P., & Tohen, M. (2005). Substance abuse in first-episode bipolar I disorder: Indications for early intervention. American Journal of Psychiatry, 162(5), 1008–1010.

Baldessarini, R. J., Tondo, L., Baethge, C. J., Lepri, B. & Bratti, I. M. (2007). Effects of treatment latency on response to maintenance treatment in manic-depressive disorders. Bipolar Disorders, 9(4), 386–393.

Bauer, M., Heinz, A. & Whybrow, P. C. (2002).Thyroid hormones, serotonin and mood: Of synergy and significance in the adult brain. Molecular Psychiatry, 7(2), 140–156.

Bauer, M., Grof, P., Rasgon, N., Bschor, T., Glenn, T. & Whybrow, P. C. (2006). Temporal relation between sleep and mood in patients with bipolar disorder. Bipolar Disorder, 8 (2), 160–167.

Bauer, M., Juckel, G., Correll, C. U., Leopold, K. & Pfennig, A. (2008). Diagnosis and treatment in the early illness phase of bipolar disorders. European Archives of Psychiatry and Clinical Neuroscience, 258, 50–54.

Bauer, M., Goetz, T., Glenn, T. & Whybrow, P. C. (2008). The thyroid-brain interaction in thyroid disorders and mood disorders. Journal of Neuroendocrinology, 20(10), 1101–1114.

Baumann, B. & Bogerts, B. (2001). Neuroanatomical studies on bipolar disorder. British Journal of Psychiatry, (Suppl), 41, 142–147.

Bechdolf, A., Ratheesh, A., Wood, S. J., Tecic, T., Conus, P., Nelson, B., Cotton, S. M., Chanen, A. M., Amminger, G. P., Ruhrmann, S., Schultze-Lutter, F., Klosterkötter, J., Fusar Poli, P., Yung, A. R.,

Becker, M. H. *(1974).*The health belief model and sick role behavior. Health Education Monographs, 2, 409–419.

Bengesser, S. et al. (2013). Bipolar affektive Störung und Compliance. Fortschritte der Neurologie und Psychiatrie, 81 (7), 398–400.

Berk, M. & McGorry, P. D. (2012). Rationale and first results of developing at-risk (prodromal) criteria for BD. Current Pharmaceutical Design, 18(4), 358–375.

Berk, M. & Dodd, S. (2005). Are treatment emergent suicidality and decreased response to antidepressants in younger patients due to bipolar disorder being misdiagnosed as unipolar depression? Medical Hypotheses, 65 (1), 39–43.

Berk, M., Dodd, S., Callaly, P., Berk, L., Fitzgerald, P., deCastella, A. R., Filia, S., Filia, K., Tahtalian, S., Biffin, F., Kelin, K., Smith, M., Montgomery, W. & Kulkarni, J. (2007). History of illness prior to a diagnosis of bipolar disorder or schizoaffective disorder. Journal of Affective Disorders, 103,181–186.

Berking, M. (2008, 3. Aufl. 2015). Training emotionaler Kompetenzen. Heidelberg: Springer.

Bishop, S., Lau, M., Shapiro, S., Carlson, L., Anderson, N. D., Carmody, J. & Devins, G. (2004). Mindfulness: A proposed operational definition. Clinical Psychology: Science and Practice. 2004, 11, 230–241.

Blickhan, D. (2015). Positive Psychologie. Ein Handbuch für die Praxis. Paderborn: Junfermann.
Bock, T. (2012). Partizipation in klinischer und Sozialpsychiatrie – Impulse aus dem Trialog. In R. Rosenbrock & S. Hartung (Hrsg), Handbuch Partizipation und Gesundheit. Bern: Huber.
Bock, T. & Koesler, A. (2005). Bipolare Störungen. Manie und Depression verstehen und behandeln. Bonn: Psychiatrie-Verlag.
Brietzke, E., Mansur, R. B., Soczynska, J. K., Kapczinski, F., Bressan, R. A. & McIntyre, R. S. (2012). Towards a multifactorial approach for prediction of BD in at risk populations. Journal of Affective Disorders, 140, 82–91.
Caspar, F. (2002). Emotionen in der Verhaltenstherapie. Psychotherapie im Dialog, 2, 2–9.
Cerullo, M. A. & Strakowski, S. M. (2007). The prevalence and significance of substance use disorders in bipolar type I and II disorder. Substance Abuse Treatment, Prevention, Policy, 2, 29.
Chen, Y. W. & Dilsaver, S. C. (1995a). Comorbidity for obsessive-compulsive disorder in bipolar and unipolar disorders. Psychiatry Research, 59(1–2), 57–64.
Chen, Y. W. & Dilsaver, S. C. (1995b). Comorbidity of panic disorder in bipolar illness: Evidence from the Epidemiologic Catchment Area Survey. American Journal of Psychiatry, 152(2), 280–282.
Chiaroni, P., Hantouche, E. G., Gouvernet, J., Azorin, J. M. & Akiskal, H. S. (2005). The cyclothymic temperament in healthy controls and familially at risk individuals for mood disorder: Endophenotype for genetic studies? Journal of Affective Disorders, 85(1–2), 135–145.
Colombo, C., Benedetti, F., Barbini, B., Campori, E. & Smeraldi,E. (1999). Rate of switch from depression into mania after therapeutic sleep deprivation in bipolar depression. Psychiatry Research, 86(3), 267–270.
Conus, P., Ward, J., Hallam, K. T., Lucas, N., Macneil, C., McGorry, P. D. & Berk, M. (2008). The proximal prodrome to first episode mania: A new target for early intervention. Bipolar Disorders, 10(5), 555–565. doi: 10.1111/j.1399-5618.2008.00610.x
Cornblatt, B. A., Lencz, T., Smith, C. W., Correll, C. U., Auther, A. M. & Nakayama, E. (2003). The schizophrenia prodrome revisited: A neurodevelopmental perspective. Schizophrenia Bulletin, 29(4), 633–651.
Correll, C. U., Penzner, J. B., Frederickson, A. M., Richter, J. J., Auther, A. M., Smith, C. W., Kane, J. M. & Cornblatt, B. A. (2007a). Differentiation in the preonset phases of schizophrenia and mood disorders: evidence in support of a bipolar mania prodrome. Schizophrenia Bulletin, 33(3), 703–714.
Correll, C. U., Penzner, J. B., Lencz, T., Auther, A., Smith, C. W., Malhotra, A. K., Kane, J. M. & Cornblatt, B. A. (2007b). Early identification and high-risk strategies for BD. Bipolar Disorders, 9(4), 324–338.
Correll, C. U., Hauser, M., Auther, A. M. & Cornblatt, B. A. (2010). Research in people with psychosis risk syndrome: a review of the current evidence and future directions. Journal of Child Psychology and Psychiatry, 51(4), 390–431. doi: 10.1111/j.1469-7610.2010.02235.x
Crump, C., Sundquist, K., Winkleby, M. A. & Sundquist, J. (2013). Comorbidities and Mortality in Bipolar Disorder: A Swedish National Cohort Study JAMA Psychiatry, 70(9), 931–939.
Damasio, A. R. (2004). Descartes' Irrtum. Fühlen, Denken und das menschliche Gehirn. Berlin: List.
Damasio, A. R. (2005). Der Spinoza-Effekt. Wie Gefühle unser Leben bestimmen. Berlin: List.
Deckersbach, T., Hölzel, B. K., Eisner, L. R., Stange, J. P., Peckham, A. D., Dougherty, D. D., Rauch, S. L., Lazar, S. & Nierenberg, A. A. (2012). Mindfulness-based cognitive therapy for nonremitted patients with bipolar disorder. CNS Neuroscience & Therapeutics. 2012 Feb; 18(2): 133–141. doi: 10.1111/j.1755-5949.2011.00236.x. Epub 2011 Apr 2.
Deckersbach, T., Hölzel, B. K., Eisner, L., Lazar, S. W. & Nierenberg, A. (2015). Achtsamkeitsbasierte Kognitive Therapie bei Bipolaren Störungen: Das Therapiemanual. Stuttgart: Schattauer.
DGBS e. V. & DGPPN e. V. (2012). S3-Leitlinie zur Diagnostik und Therapie Bipolarer Störungen. Langversion 1.0
Domschke, K. & Reif, A. (2012). Behavioral genetics of affective and anxiety disorders. Current Topics in Behavior Neuroscience, 12, 463–502. doi: 10.1007/7854_2011_185
Doran, G. T. (1981). There's a S.M.A.R.T. way to write management's goals and objectives. Management Review (AMA FORUM), 70 (11), 35–36.
Døssing, M., Nilsson, K. K., Svejstrup, S. R., Sørensen, V. V., Straarup, K. N. & Hansen, T. B. (2015). Low self-compassion in patients with bipolar disorder. Comprehensive Psychiatry, Jul, 60, 53–58. doi: 10.1016/j.comppsych.2015.03.010. Epub 2015 Apr 14.

Doubrawa, R. (2006). Progressive Relaxation – neuere Forschungsergebnisse zur klinischen Wirksamkeit. Entspannungsverfahren, 23, 6–18.
D´Zurilla T.J & Goldfried, M. R. (1971). Problem Solving And Behavior Modification. Journal Of Abnormal Psychology, 78, 107–126.
Eifert, G. H. (2011). Akzeptanz- und Commitment-Therapie. Fortschritte der Psychotherapie. Band 45. Göttingen: Hogrefe.
Elhwuegi, A. S. (2004). Central monoamines and their role in major depression. Progress in Neuropsychopharmacology and Biological Psychiatry, 28(3), 435–451.
Elliott, R. & Watson, J. C. (2007). Praxishandbuch der Emotions-Fokussierten Therapie: Einführung in die prozess- und erlebnisorientierte Psychotherapie. München: CIP-Medien.
Evans, L., Akiskal, H. S., KeckJr, P. E., McElroy, S. L., Sadovnick, A. D., Remick, R. A. & Kelsoe, J. R. (2005). Familiality of temperament in bipolar disorder: Support for a genetic spectrum. Journal of Affective Disorders, 85,153–168.
Fava, G. (2016). Well-Being Therapy: Current Indications and Emerging Perspectives. Psychotherapy and Psychosomatics, 85, 136–145.
Fava, G., Rafanelli, C., Grandi, S., Conti, S. & Belluardo, P. (1998). Prevention of recurrent depression with cognitive behavioral therapy. Archives of General Psychiatry, 55, 816–821.
Fisher, R. & Ury, W. (1991). Das Harvard-Konzept. Frankfurt am Main: Campus.
Fliegel, S. & Kämmerer, A. (Hrsg.). (2007). Psychotherapeutische Schätze: 101 bewährte Übungen und Methoden für die Praxis (2. Aufl.). Tübingen: DGVT Deutsche Gesellschaft f. Verhaltenstherapie.
Flückiger, C. & Wüsten, G. (2008). Ressourcenaktivierung: Ein Manual für die Praxis. Bern: Huber.
Flückiger, C. & Grosse Holtforth, M. (2012). Ressourcenaktivierung und motivorientierte Beziehungsgestaltung: Bedürfnisbefriedigung in der Psychotherapie. In R. Frank (Hrsg.), Therapieziel Wohlbefinden. Ressourcen aktivieren in der Psychotherapie (S. 33–42). Heidelberg: Springer.
Frank, E. (2000). Interpersonal and social rhythm therapy: Managing the chaos of bipolar disorder. Biological Psychiatry, 48, 6, 593–604.
Frank, E. (2005). Treating Bipolar Disorder: A Clinician's Guide to Interpersonal and Social Rhythm Therapy. New York: The Guilford Press.
Frank, E., Swartz, H. & Boland, E. (2007). Interpersonal and social rhythm therapy: An intervention addressing rhythm dysregulation in bipolar disorder. Dialogues in Clinical Neuroscience, 9(3), 325–332.
Frank, R. (2011b). Wohlbefinden fördern. Positive Therapie in der Praxis (2. Aufl.). Stuttgart: Klett-Cotta.
Frank, R. (Hrsg.) (2011a). Therapieziel Wohlbefinden. Ressourcen aktivieren in der Psychotherapie. Heidelberg: Springer.
Fredrickson, B. L. (2001). The role of positive emotions in positive psychology: The broaden-and-build theory of positive emotions. American Psychologist, 56, 218–226.
Germer, C. (2015). Der achtsame Weg zum Selbstmitgefühl. Wie man sich von destruktiven Gedanken und Gefühlen befreit. Freiburg im Breisgau: Arbor.
Ghaemi, S. N., Hsu, D. J., Soldani, F. & Goodwin, F. K. (2003). Antidepressants in bipolar disorder: The case for caution. Bipolar Disorders, 5(6), 421–433.
Gilbert, P. (2010). Compassion focused therapy: The CBT distinctive features series. London, UK: Routledge.
Gilbert, P. & Tirch, D. (2009). Emotional memory, mindfulness and compassion. In F. Didonna (Ed.), Clinical handbook of mindfulness (pp. 99–110). New York: Springer.
Goodwin, G. K. & Jamison, K. R. (2007). Manic-Depressive Illness: Bipolar Disorders and Recurrent Depression. Oxford: Oxford University Press.
Gould, T. D. & Manji, H. K. (2002). The Wnt signaling pathway in bipolar disorder. Neuroscientist, 8(5), 497–511.
Grawe, K. (1998). Psychologische Therapie. Göttingen: Hogrefe.
Grawe, K. (2000). Psychologische Psychotherapie. Göttingen: Hogrefe.
Grawe, K. (2004). Neuropsychotherapie. Göttingen: Hogrefe.
Grawe, K., Donati, R. & Bernauer, F. (1994). Psychotherapie im Wandel. Von der Konfession zur Profession. Göttingen: Hogrefe.

Grawe, K. & Grawe-Gerber, M. (1999). Ressourcenaktivierung – ein primäres Wirkprinzip der Psychotherapie. Psychotherapeut, 44, 63–73.
Greenberg, L. S. (2011). Emotionsfokussierte Therapie. München: Ernst Reinhardt.
Grunze, A., Meisenzahl, E. & Grunze, H. (2013). Bildgebende Verfahren bei bipolaren Erkrankungen. Fortschritte der Neurologie, Psychiatrie, 81 Suppl 1, 17–21.
Häcker, H. & Stapf, K. H. (Hrsg.) (1998). Dorsch – Psychologisches Wörterbuch. Bern: Huber.
Haffner, P., Fiebig, J., Quinlivan, E., Sondergeld, L. M., Strasser, E., Adli, M., Moritz, S., Stamm, T. J. (eingereicht). Improving functional outcome in bipolar disorder: A pilot-study on metacognitive training.
Hafner, H., Maurer, K. & Loffler, W. (1995). Onset and early course of schizophrenia. In H. G. W. Hafner (Ed.), Search for the Causes of Schizophrenia. Vol. 3. (pp. 43–66). Berlin: Springer.
Hallahan, B., Newell, J., Soares, J. C., Brambilla, P., Strakowski, S. M., Fleck, D. E., Kieseppä, T., Altshuler, L. L., Fornito, A., Malhi, G. S., McIntosh, A. M., Yurgelun-Todd, D. A., Labar, K. S., Sharma, V., MacQueen, G. M., Murray, R. M. & McDonald, C. (2011). Structural magnetic resonance imaging in bipolar disorder: An international collaborative mega-analysis of individual adult patient data. Biological Psychiatry, 69(4), 326–335.
Harrison P. J. (2002). The neuropathology of primary mood disorder. Brain, 125(Pt 7), 1428–1449.
Hauser, M., Pfennig, A., Ozgürdal, S., Heinz, A., Bauer, M. & Juckel, G. (2007). Early recognition of BD. European Psychiatry, 22, 92–98.
Hayes, S. C. & Smith, S. (2007). In Abstand zur inneren Wortmaschine: Ein Selbsthilfe- und Therapiebegleitbuch auf der Grundlage der Akzeptanz- und Commitment-Therapie (ACT). Tübingen: DGVT-Verlag.
Heidenreich, T. & Michalak, J. (Hrsg.). (2013). Die »dritte Welle« der Verhaltenstherapie. Grundlagen und Praxis. Weinheim: Beltz.
Hirschfeld, R. M. & Vornik, L. A. (2004). Recognition and diagnosis of BD. Journal of Clinical Psychiatry, 65, Suppl 15, 5–9.
Howes, O. D. & Falkenberg, I. (2011). Early detection and intervention in bipolar affective disorder: Targeting the development of the disorder. Current Psychiatry Reports, 13, 493–499.
Huber, G. (2005). Psychiatrie: Lehrbuch für Studium und Weiterbildung. Stuttgart: Schattauer.
Hupfeld, J. & Ruffieux, N. (2011). Validierung einer deutschen Version der Self-Compassion Scale (SCS-D). Zeitschrift für Klinische Psychologie und Psychotherapie, 40 (2), 115–123.
ICD-10 (WHO, 2000). Hrsg. von H. Dilling, W. Mombour & M. H. Schmidt. ICD 10, Internationale Klassifikation psychischer Störungen, klinisch diagn. Leitlinien. Göttingen: Hogrefe.
Jacobi, F., Höfler, M., Strehle, J., Mack, S., Gerschler, A., Scholl, L., Busch, M. A., Maske, U., Hapke, U., Gaebel, W., Maier, W., Wagner, M., Zielasek, J. & Wittchen H.-U. (2014). Psychische Störungen in der Allgemeinbevölkerung: Studie zur Gesundheit Erwachsener in Deutschland und ihr Zusatzmodul Psychische Gesundheit (DEGS1-MH). Nervenarzt, 85, 77–87.
Jelinek, L., Hauschildt, M. & Moritz, S. (2015). Metakognitives Training bei Depression (D-MKT). Weinheim: Beltz.
Johnson, S. L., McKenzie, G. & McMurrich, S. (2008). Ruminative Responses to Negative and Positive Affect Among Students Diagnosed with Bipolar Disorder and Major Depressive Disorder. Cognitive Therapy and Research, 32(5), 702–713. http://doi.org/10.1007/s10608-007-9158-6
Juckel, G., Hegerl, U., Mavrogiorgou, P., Gallinat, J., Mager, T., Tigges, P., Dresel, S., Schröter, A., Stotz, G., Meller, I., Greil, W. & Möller, H. J. (2000). Clinical and biological findings in a case with 48-hour bipolar ultrarapid cycling before and during valproate treatment. Journal of Clinical Psychiatry, 61(8), 585–593.
Kabat-Zinn, J. (2013). Gesund durch Meditation. Das große Buch der Selbstheilung. München: Knaur MensSana.
Kabat-Zinn, J. (1999). Stressbewältigung durch die Praxis der Achtsamkeit. Freiburg im Breisgau: Arbor.
Kaluza, G. (2012). Gelassen und sicher im Stress. Heidelberg: Springer.
Kanfer, F. H., Reinecker, H. & Schmelzer, D. (2012). Selbstmanagement-Therapie. Ein Lehrbuch für die Klinische Praxis (4. Aufl.). Heidelberg: Springer.
Karege, F., Perret, G., Bondolfi, G., Schwald, M., Bertschy, G. & Aubry, J. M. (2002). Decreased serum brain-derived neurotrophic factor levels in major depressed patients. Psychiatry Research, 109(2), 143–148.
Kato, T. (2001) Molecular genetics of bipolar disorder. Neuroscience Research, 40(2), 105–113.

Khan, A., Faucett, J., Morrison, S. & Brown, W. A. (2013). Comparative mortality risk in adult patients with schizophrenia, depression, bipolar disorder, anxiety disorders, and attention-deficit/hyperactivity disorder participating in psychopharmacology clinical trials. JAMA Psychiatry, 70(10), 1091–1099.

Kieseppä, T., Partonen, T., Haukka, J., Kaprio, J. & Lönnqvist, J. (2004). High concordance of bipolar I disorder in a nationwide sample of twins. American Journal of Psychiatry, 161(10), 1814–1821.

Killingsworth, M. A. & Gilbert, D. T. (2010). A Wandering Mind Is an Unhappy Mind. Science 330, 6006, 932.

Kim, S., Yu, B. H., Lee, D. S. & Kim, J. H. (2012). Ruminative response in clinical patients with major depressive disorder, bipolar disorder, and anxiety disorders. Journal of affective disorders, 136(1), e77–e81.

Kirn, T., Echelmeyer, L. & Engberding, M. (2015). Imagination in der Verhaltenstherapie. Heidelberg: Springer.

Kochman, F. J., Hantouche, E. G., Ferrari, P., Lancrenon, S., Bayart, D. & Akiskal, H. S. (2005). Cyclothymic temperament as a prospective predictor of bipolarity and suicidality in children and adolescents with major depressive disorder. Journal of Affective Disorders, 85,181–189.

Kossak, H. C. (2013). Hypnose: Lehrbuch für Psychotherapeuten und Ärzte (5. Aufl.). Weinheim: Beltz.

Kuhl, J. (2001). Motivation und Persönlichkeit: Interaktion psychischer Systeme. Göttingen: Hogrefe.

Kuyken, W. et al. (2015). Effectiveness and cost-effectiveness of mindfulness-based cognitive therapy compared with maintenance antidepressant treatment in the prevention of depressive relapse or recurrence (PREVENT): A randomised controlled trial. Lancet, 386, 63–73.

Kuyken, W., Watkins, E., Holden, E., White, K., Taylor, R. S., Byford, S., Evans, A., Radford, S., Teasdale, J. D. & Dalgleish, T. (2010). How does mindfulness-based cognitive therapy work? Behavior Research and Therapy, 48(11), 1105–1112. doi: 10.1016/j.brat.2010.08.003. Epub 2010 Aug 13.

Leavis, L. & Uttley, L. (2015). Psychotherapeutic benefits of compassion-focused therapy: An early systematic review. Psychological Medicine, 45(5), 927–945.

Leopold, K., Ritter, P., Correll, C. U., Marx, C., Ozgürdal, S., Juckel, G., Bauer, M. & Pfennig, A. (2012). Risk constellations prior to the development of bipolar disorders: Rationale of a new risk assessment tool. Journal of Affective Disorders, 136, 1000–1010.

Leverich, G. S. & Post, R. M. (1998). Life Charting of affective disorders. CNS Spectrums, 3, 21–37.

Levine, P. A. (2011). Sprache ohne Worte: Wie unser Körper Trauma verarbeitet und in die innere Balance zurückführt. München: Kösel.

Linehan, M. M. (1993). Cognitive-behavioral treatment of personality disorder. New York: Guilford.

Linehan, M. M. (1996). Trainingsmanual zur Dialektisch-Behavioralen Therapie der Borderline-Persönlichkeitsstörung. München: CIP-Medien.

Lohmann, B. & Annies, S. (2012). Achtsamkeit in der Verhaltenstherapie. Köln: Dt. Ärzte-Verlag.

Lopez-Jaramillo, C., Lopera-Vasquez, J., Gallo, A., Ospina-Duque, J., Bell, V., Torrent, C., Martínez-Arán, A. & Vieta, E. (2010). Effects of recurrence on the cognitive performance of patients with BD: implications for relapse prevention and treatment adherence. Bipolar Disorders, 12, 557–567. doi: 10.1111/j.1399–5618.2010.00835.x

Lowens, I. (2010). Compassion Focused Therapy for People with Bipolar Disorder. International Journal of Cognitive Therapy: Vol. 3, Special Section: Compassion Focused Therapy, 172–185.

Maercker, A. & Krampen, G.(2009). Entspannungsverfahren. In J. Margraf & S. Schneider (Hrsg.), Lehrbuch der Verhaltenstherapie. Band 2: Störungen des Erwachsenenalters (3. Aufl.). Heidelberg: Springer.

Manji, H. K. & Lenox, R. H. (2000). Signaling: Cellular insights into the pathophysiology of bipolar disorder. Biological Psychiatry, 48(6), 518–530.

Manjii, H. K. & Lenox, R. H. (2000). The nature of bipolar disorder. Journal of Clinical Psychiatry, 61, Supp 13, 42–57.

Mann-Wrobel, M. C., Carreno, J. T. & Dickinson, D. (2011). Meta-analysis of neuropsychological functioning in euthymic bipolar disorder: An update and investigation of moderator variables. Bipolar Disorder, 13(4), 334–342.

Mansell, W. & Morrison, A. P. (2007). The Interpretation of, and Responses to, Changes in Internal States: An Integrative Cognitive Model of Mood Swings and Bipolar Disorders. Behavioural and Cognitive Psychotherapy, 35, 515–539.

Marangell, L. B. (2004). The importance of subsyndromal symptoms in bipolar disorder. Journal of Clinical Psychiatry, 65 Suppl 10, 24–27.

Martin, D. J. & Smith, D. J. (2013). Is there a clinical prodrome of bipolar disorder? A review of the evidence. Expert Review of Neurotherapeutics, 13(1), 89–98. doi: 10.1586/ern.12.149

Marx, A. (2013). Alle sollen siegen: Geschichten aus der Welt der Konfliktlösung. Stuttgart: Concadora Verlag.

Mathers, C., Fat, D. M., Boerma, J. T. & World Health Organization. (2008). The Global Burden of Disease: 2004, Update 2008. Geneva, Switzerland.

McGorry, P. D., Nelson, B., Amminger, G. P., Bechdolf, A., Francey, S. M., Berger, G., Riecher-Rössler, A., Klosterkötter, J., Ruhrmann, S., Schultze-Lutter, F., Nordentoft, M., Hickie, I., McGuire, P., Berk, M., Chen, E. Y., Keshavan, M. S. & Yung, A. R. (2009). Intervention in individuals at ultra high risk for psychosis: A review and future directions. Journal of Clinical Psychiatry, 70(9), 1206–1212.

Mendlowicz, M. V., Jean-Louis, G., Kelsoe, J. R. & Akiskal, H. S. (2005). A comparison of recovered bipolar patients, healthy relatives of bipolar probands, and normal controls using the short TEMPS-A. Journal of Affective Disorders, 85(1–2), 147–151.

Meyer, T. (2009). Bipolare Störungen. In J. Margraf & S. Schneider (Hrsg.), Lehrbuch der Verhaltenstherapie. Band 2: Störungen des Erwachsenenalters (3. Aufl.). Heidelberg: Springer.

Meyer, T. D. (2011). Bipolare Störungen. In M. Linden & M. Hautzinger (Hrsg.), Verhaltenstherapiemanual. Berlin. Springer.

Meyer, T. D. & Hautzinger, M. (2013). Bipolare Störungen: Kognitiv-verhaltenstherapeutisches Behandlungsmanual. Weinheim: Beltz.

Michalak, J., Heidenreich, T. & Williams, J. M. G. (2012). Achtsamkeit. Göttingen: Hogrefe.

Miklowitz, D. J. & Goldstein, M. J. (Eds.). (1997). Bipolar disorder. A family-focused treatment approach. New York: Guilford Press.

Miller, W. & Rollnick, S. (2004). Motivierende Gesprächsführung. Freiburg: Lambertus.

Miziou et al. (2015). Psychosocial treatment and interventions for bipolar disorder: A systematic review. Annals of General Psychiatry, 14, 19.

Moritz, S., Veckenstedt, R., Andreou, C., Bohn, F., Hottenrott, B., Leighton, L., Kother, U., Woodward, T. S., Treszl, A., Menon, M., Schneider, B. C., Pfueller, U. & Roesch-Ely, D., (2014). Sustained and »sleeper« effects of group metacognitive training for schizophrenia: A randomized clinical trial. JAMA psychiatry 71, 1103–1111.

Muller-Oerlinghausen, B., Berghofer, A. & Bauer, M. (2002). Bipolar disorder. Lancet, 359(9302), 241–247.

Murray, G. & Harvey, A. (2010). Circadian rhythms and sleep in bipolar disorder. Bipolar Disorder, 12(5), 459–472.

Neff, K. (2012). Selbstmitgefühl. München: Kailash.

Nierenberg, A. et al. (2005). Clinical and diagnostic implications of lifetime attention-deficit/hyperactivity disorder comorbidity in adults with bipolar disorder: Data from the first 1000 STEP-BD participants. Biological Psychiatry, 57(11), 1467–1473.

Olfson, M., Mechanic, D., Hansell, S. et al. (2000). Predicting medication noncompliance after hospital discharge among patients with schizophrenia. Psychiatric Services, 51, 216–222.

Ott, U. (2010). Meditation für Skeptiker: Ein Neurowissenschaftler erklärt den Weg zum Selbst. München: O. W. Barth.

Ozgürdal, S., van Haren, E., Hauser, M., Ströhle, A., Bauer, M., Assion, H. J. & Juckel, G. (2009). Early mood swings as symptoms of the bipolar prodrome: Preliminary results of a retrospective analysis. Psychopathology, 42, 337–342.

Pfennig, A., Correll, C. U., Leopold, K., Juckel, G. & Bauer, M. (2012a). Early recognition and intervention for bipolar disorders: State of research and perspectives. Nervenarzt, 83(7), 897–902. doi: 10.1007/s00115-012-3589-3

Pfennig, A. et al. (2012b). S3 guidelines on diagnostics and therapy of bipolar disorders: Development process and essential recommendations. Nervenarzt, 83 (5).

Pfennig, A., Bschor, T., Falkai, P. & Bauer, M. (2013). Clinical practice guideline: The diagnosis and treatment of bipolar disorder – recommendations from the current S3 guideline. Deutsches Ärzteblatt, 110(6), 92–100.

Potreck-Rose, F. (2009). Von der Freude, den Selbstwert zu stärken. Stuttgart: Klett-Cotta.

Premack, D. & Woodruff, G. (1978). Does the chimpanzee have a theory of mind? Behavioral and Brain Sciences, 1, 515–526.

Proudfoot, J., Doran, J., Manicavasagar, V. & Parker, G. (2011). The precipitants of manic/hypomanic episodes in the context of bipolar disorder: A review. Journal of Affective Disorders, 133, 3, 381–387.
Reddemann, L. (2013). Imagination als heilsame Kraft: Zur Behandlung von Traumafolgen mit ressourcenorientierten Verfahren (17. Aufl.). Stuttgart: Klett-Cotta.
Reichart, C. G. & Nolen, W. A. (2004). Earlier onset of bipolar disorder in children by antidepressants or stimulants? An hypothesis. Journal of Affective Disorders, 78(1), 81–84.
Risch, A. K. & Wilz, G. (2013). Ressourcentagebuch: Verbesserung der Emotionsregulation und der Ressourcenrealisierung durch therapeutisches Schreiben im Anschluss an eine Psychotherapie – eine Pilotstudie. Zeitschrift für Klinische Psychologie und Psychotherapie, 42(1), 1–13.
Roediger, E. (2011). Praxis der Schematherapie: Lehrbuch zu Grundlagen, Modell und Anwendung. Stuttgart: Schattauer.
Sachs, G. S. (2003). Unmet clinical needs in bipolar disorder. Journal of Clinical Psychopharmacology, 23(3 Suppl 1), S2–S8.
Schaub, A., Bernhard, B. & Gauck, L. (2004). Kognitiv-psychoedukative Therapie bei bipolaren Erkrankungen: Ein Therapiemanual. Göttingen: Hogrefe.
Scheibler, F., Schwantes, U., Kampmann, M. & Pfaff, H. (2005). Shared decision making. G+G Wissenschaft, 5, 1, S. 23–31.
Schildkraut, J. J. (1995). The catecholamine hypothesis of affective disorders: A review of supporting evidence. 1965. Journal of Neuropsychiatry and Clinical Neuroscience, 7(4), 524–533, discussion 523–524.
Schindler, L., Hahlweg K. & Revenstorf D. (2013). Partnerschaftsprobleme? So gelingt Ihre Beziehung – Handbuch für Paare. Heidelberg: Springer.
Schindler, L., Hahlweg K. & Revenstorf D. (1998). Partnerschaftsprobleme: Diagnose und Therapie: Therapiemanual. Heidelberg: Springer.
Schmidt, S. (2015). Vom Meditieren in der beschleunigten Leistungsgesellschaft. Kulturveränderung oder Konsumprodukt? Buddhismus aktuell, 2, 2015, 22–25.
Schulz von Thun, F. (2010). Miteinander reden. 1: Störungen und Klärungen: Allgemeine Psychologie der Kommunikation. Reinbek: Rowohlt.
Schulze, T. G. (2010). Genetic research into bipolar disorder: The need for a research framework that integrates sophisticated molecular biology and clinically informed phenotype characterization. Psychiatric Clinics of North America, 33(1), 67–82. doi: 10.1016/j.psc.2009.10.005.
Scott, J. (2011). Clinical parameters of circadian rhythms in affective disorders. European Neuropsychopharmacology, 21, Suppl 4, 671–675.
Scott, J., Colom, F. & Vieta, E. (2007). A meta-analysis of relapse rates with adjunctive psychological therapies compared to usual psychiatric treatment for bipolar disorders. International Journal of Neuropsychopharmacology, 10, 123–129.
Searson, R., Mansell, W., Lowens, I. & Tai, S. (2012). Effectively About Mood Swings (TEAMS): A case series of cognitive-behavioural therapy for bipolar disorders. Journal of Behavioral Therapy and Experimental Psychiatry, 43, 770–779.
Segal, Z. V., Williams, J. M. G. & Teasdale, J. (2008) Die Achtsamkeitsbasierte Kognitive Therapie der Depression: Ein neuer Ansatz zur Rückfallprävention. Tübingen: DGVT.
Segal, Z. V., Williams, J. M. G. & Teasdale, J. D. (2013). Mindfulness based-cognitive therapy for depression (2nd ed.). New York: Guilford.
Segal, Z. V., Bieling, P., Young, T., MacQueen, G., Cooke, R., Martin, L., Bloch, R. & Levitan, R. D. (2010). Antidepressant monotherapy vs sequential pharmacotherapy and mindfulness-based cognitive therapy, or placebo, for relapse prophylaxis in recurrent depression. Archives of General Psychiatry, 67, 1256–1264.
Seligman, M. (2011). Flourish. Wie Menschen aufblühen. Die Positive Psychologie des gelingenden Lebens. Kösel, München.
Shapiro, F. (2012). EMDR – Grundlagen und Praxis: Handbuch zur Behandlung traumatisierter Menschen (3. Aufl.). Paderborn: Junfermann.

Siegel, D. J. (2006). Wie wir wurden, die wir sind: Neurobiologische Grundlagen subjektiven Erlebens. Die Entwicklung des Menschen in Beziehungen. Paderborn: Junfermann.

Simon, N. M., Otto, M. W., Wisniewski, S. R., Fossey, M., Sagduyu, K., Frank, E., Sachs, G. S., Nierenberg, A. A., Thase, M. E. & Pollack, M. H. (2004). Anxiety disorder comorbidity in bipolar disorder patients: Data from the first 500 participants in the Systematic Treatment Enhancement Program for Bipolar Disorder (STEP-BD). American Journal of Psychiatry, 161(12), 2222–2229.

Singer, T. & Bolz, M. (2013). Mitgefühl. In Alltag und Forschung. eBook-Produktion: Satzweiss Print Web Software GmbH, Saarbrücken, Germany. eBook Copyright: Max Planck Society, Munich, Germany.

Sin, N. L. & Lyubomirsky, S. (2009). Enhancing well-being and alleviating depressive symptoms with positive psychology interventions: A practice-friendly meta-analysis. Journal of Clinical Psychology, 65, 467–487.

Skjelstad, D. V., Malt, U. F. & Holte, A. (2010). Symptoms and signs of the initial prodrome of bipolar disorder: A systematic review. Journal of Affective Disorders, 126, 1–13.

Stanton, H. E. (1996). Die Kraft der Phantasie aktiv nutzen: Innenbilder als Weg zur Lösung alltäglicher Probleme. München: Quintessenz.

Storch, M. & Kuhl, J. (2013). Die Kraft aus dem Selbst (2. Aufl.) Bern: Huber.

Strakowski, S. M., Adler, C. M., Almeida, J., Altshuler, L. L., Blumberg, H. P., Chang, K. D. & Townsend, J. D. (2012). The functional neuroanatomy of bipolar disorder: a consensus model. Bipolar Disorder, 14(4), 313–325.

Sylvia, L. G., Dupuy, J. M., Ostacher, M. J., Cowperthwait, C. M., Hay, A. C., Sachs, G. S. & Perlis, R. H. (2012). Sleep disturbance in euthymic bipolar patients. Journal of Psychopharmacology, 26(8), 1108–1112.

Tensdale, J. D. (1988). Cognitive vulnerability to persistent depression. Cognition and Emotion, 2, 247–274.

Treuer, T. & Tohen, M. (2010). Predicting the course and outcome of bipolar disorder: A review. European Psychiatry, 25(6), 328–33. doi: 10.1016/j.eurpsy.2009.11.012

van den Brink, E. & Koster, F. (2013). Mitfühlend leben. Mit Selbst-Mitgefühl und Achtsamkeit die seelische Gesundheit stärken: Mindfulness-Based Compassionate Living – MBCL. München: Kösel.

Wagner-Link, A. (1997). Verhaltenstraining zur Stressbewältigung. München: Verlag J. Pfeiffer.

Watzlawick, P. (2009). Anleitung zum Unglücklichsein. München: Piper.

Weissman, M. M., Bland, R. C., Canino, G. J., Faravelli, C., Greenwald, S., Hwu, H. G., Joyce, P. R., Karam, E. G., Lee, C. K., Lellouch, J., Lepine, J. P., Newman, S. C., Rubio-Stipec, M., Wells, J. E.,

Wells, A. (2011). Metakognitive Therapie bei Angststörungen und Depression. Weinheim: Beltz.

Wengenroth, M. (2012). Therapie-Tools Akzeptanz- und Commitmenttherapie (ACT). Weinheim: Beltz.

Wessa, M., Kanske, P. & Linke, J. (2014). Bipolar disorder: A neural network perspective on a disorder of emotion and motivation. Restorative Neurology and Neuroscience, 32(1), 51–62.

Wickramaratne, P. J., Wittchen, H. & Yeh, E. K. (1996). Cross-national epidemiology of major depression and bipolar disorder. JAMA, 276, 4, 293–299.

Williams, M. & Kabat-Zinn, J. (2013). Achtsamkeit. Ihre Wurzeln, ihre Früchte. Freiburg im Breisgau: Arbor.

Wilms, H., Bull, N., Wittmund, B. & Angermeyer, M. C. (2005). Hilfen für Partner psychisch Kranker. Ein Gruppenmanual für Angehörige chronisch psychisch kranker Menschen. Bonn: Psychiatrie Verlag.

Young, J. E., Klosko, J. S. & Weishaar, M. E. (2005). Schematherapie. Ein praxisorientiertes Handbuch. Paderborn: Junfermann.

Yung, A. R. & McGorry, P. D. (1996). The prodromal phase of first-episode psychosis: Past and current conceptualizations. Schizophrenia Bulletin, 22(2), 353–370.

Zeschel, E., Correll, C. U., Haussleiter, I. S., Krüger-Özgürdal, S., Leopold, K., Pfennig, A., Bechdolf, A., Bauer, M. & Juckel, G. (2013). The bipolar disorder prodrome revisited: Is there a symptomatic pattern? Journal of Affective Disorders, 151(2), 551–60. doi: 10.1016/j.jad.2013.06.043

Zeschel, E., Bingmann, T., Bechdolf, A., Krüger-Oezguerdal, S., Correll, C. U., Leopold, K., Pfennig, A., Bauer, M. & Juckel, G. (2015). Temperament and prodromal symptoms prior to first manic/hypomanic episodes: results from a pilot study. Journal of Affective Disorders, 173, 39–44. doi: 10.1016/j.jad.2014.10.031

Autorenverzeichnis

Dr. med. **Thomas Aubel**
Klinik für Psychiatrie, Psychotherapie, Psychosomatik und Suchtmedizin
Kliniken Essen-Mitte
Akademisches Lehrkrankenhaus der Universität Duisburg/Essen
Evang. Huyssens Stiftung/Knappschaft GmbH
Henricistr. 92
45136 Essen

Prof. Dr. med. Dr. rer. nat. **Michael Bauer**
Klinik und Poliklinik für Psychiatrie und Psychotherapie
Universitätsklinikum Carl Gustav Carus
Fetscherstraße 74
01307 Dresden

Dipl.-Psych. **Jana Fiebig**
Klinik für Psychiatrie und Psychotherapie
Charité – Universitätsmedizin Berlin
Campus Charité Mitte
Charitéplatz 1
10117 Berlin

Cand. med. **Paula Haffner**
Klinik für Psychiatrie und Psychotherapie
Charité – Universitätsmedizin Berlin
Campus Charité Mitte
Charitéplatz 1
10117 Berlin

Dr. med. **Ida S. Haußleiter**
Klinik für Psychiatrie, Psychotherapie und Präventivmedizin
LWL-Universitätsklinikums Bochum der Ruhr-Universität Bochum
Alexandrinenstr. 1–3
44791 Bochum

Dipl.-Psych. **Gesa Janssen-Schauer**
Klinik für Psychiatrie, Psychotherapie, Psychosomatik und Suchtmedizin
Kliniken Essen-Mitte
Akademisches Lehrkrankenhaus der Universität Duisburg/Essen
Evang. Huyssens Stiftung/Knappschaft GmbH
Henricistr. 92
45136 Essen

Dr. **Lena Jelinek**
Universitätsklinikum Hamburg-Eppendorf
Klinik für Psychiatrie u. Psychotherapie
Martinistr. 52
20246 Hamburg

Prof. Dr. med. **Georg Juckel**
Klinik für Psychiatrie, Psychotherapie und Präventivmedizin
LWL-Universitätsklinikums Bochum der Ruhr-Universität Bochum
Alexandrinenstr. 1–3
44791 Bochum

Dr. med. **Paraskevi Mavrogiorgou**
Klinik für Psychiatrie, Psychotherapie und Präventivmedizin
LWL-Universitätsklinikums Bochum der Ruhr-Universität Bochum
Alexandrinenstr. 1–3
44791 Bochum

Dr. phil **Klara Meister**
Klinik für Psychiatrie, Psychotherapie und Präventivmedizin
LWL-Universitätsklinikums Bochum der Ruhr-Universität Bochum
Alexandrinenstr. 1–3
44791 Bochum

Prof. Dr. **Steffen Moritz**
Universitätsklinikum Hamburg-Eppendorf
Klinik für Psychiatrie und Psychotherapie
Martinistraße 52
20246 Hamburg

Prof. Dr. med. **Josef Priller**
Klinik für Psychiatrie und Psychotherapie
Charité – Universitätsmedizin Berlin
Campus Charité Mitte
Charitéplatz 1
10117 Berlin

Dipl.-Psych. **Esther Quinlivan**
Klinik für Psychiatrie und Psychotherapie
Charité – Universitätsmedizin Berlin
Campus Charité Mitte
Charitéplatz 1
10117 Berlin

Prof. Dr. med. **Andreas Reif**
Klinik für Psychiatrie, Psychosomatik und Psychotherapie
Zentrum für Psychische Gesundheit, Universitätsklinikum Frankfurt
Heinrich-Hoffmann-Str. 10
60528 Frankfurt am Main

Prof. Dr. med. **Martin Schäfer**
Klinik für Psychiatrie, Psychotherapie, Psychosomatik und Suchtmedizin
Kliniken Essen-Mitte
Akademisches Lehrkrankenhaus der Universität Duisburg/Essen
Evang. Huyssens Stiftung/Knappschaft GmbH
Henricistr. 92
45136 Essen

Dipl.-Psych. **Lene-Marie Sondergeld**
Klinik für Psychiatrie und Psychotherapie
Charité - Universitätsmedizin Berlin
Campus Charité Mitte
Charitéplatz 1
10117 Berlin

Dr. med. **Thomas Stamm**
Klinik für Psychiatrie und Psychotherapie
Charité - Universitätsmedizin Berlin
Campus Charité Mitte
Charitéplatz 1
10117 Berlin

Dr. **Julia Veeh**
Klinik für Psychiatrie, Psychosomatik und Psychotherapie
Zentrum für Psychische Gesundheit, Universitätsklinikum Frankfurt
Heinrich-Hoffmann-Str. 10
60528 Frankfurt am Main

Dr. med. **Eike Zeschel**
Klinik für Psychiatrie, Psychotherapie und Präventivmedizin
LWL-Universitätsklinikums Bochum der Ruhr-Universität Bochum
Alexandrinenstr. 1–3
44791 Bochum